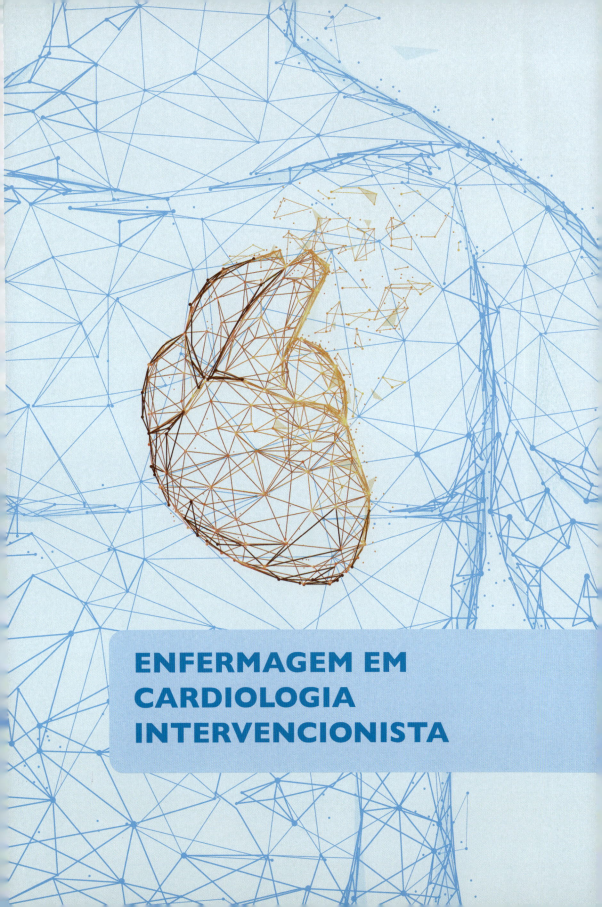

ENFERMAGEM EM CARDIOLOGIA INTERVENCIONISTA

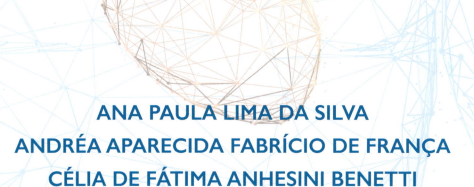

ANA PAULA LIMA DA SILVA

ANDRÉA APARECIDA FABRÍCIO DE FRANÇA

CÉLIA DE FÁTIMA ANHESINI BENETTI

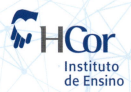

© 2019 TODOS OS DIREITOS RESERVADOS À EDITORA DOS EDITORES LTDA.

Produção editorial e capa: *Valor Editorial – Serviços Editoriais*
Ilustração: *Eduardo Borges*

Dados Internacionais de Catalogação na Publicação (CIP)
Angélica Ilacqua CRB-8/7057

Enfermagem em cardiologia intervencionista / editado por Ana Paula Lima da Silva, Célia de Fátima Anhesini Benetti, Andréa Aparecida Fabrício de França. -- São Paulo : Editora dos Editores, 2018.
280 p. : il.

Bibliografia
ISBN 985-85162-06-1

1. Enfermagem em cardiologia 2. Cardiologia I. Silva, Ana Paula Lima da II. Benetti, Célia de Fátima Anhesini III. França, Andréa Aparecida Fabrício de

18-2072   CDU 610.736

Índices para catálogo sistemático:

1. Enfermagem em cardiologia 610.736

RESERVADOS TODOS OS DIREITOS DE CONTEÚDO DESTA PRODUÇÃO.
NENHUMA PARTE DESTA OBRA PODERÁ SER REPRODUZIDA ATRAVÉS DE QUALQUER MÉTODO, NEM SER DISTRIBUÍDA E/OU ARMAZENADA EM SEU TODO OU EM PARTES POR MEIOS ELETRÔNICOS SEM PERMISSÃO EXPRESSA DA EDITORA DOS EDITORES LTDA, DE ACORDO COM A LEI Nº 9610, DE 19/02/1998.

> Este livro foi criteriosamente selecionado e aprovado por um Editor científico da área em que se inclui. A *Editora dos Editores* assume o compromisso de delegar a decisão da publicação de seus livros a professores e formadores de opinião com notório saber em suas respectivas áreas de atuação profissional e acadêmica, sem a interferência de seus controladores e gestores, cujo objetivo é lhe entregar o melhor conteúdo para sua formação e atualização profissional.
>
> *Desejamos-lhe uma boa leitura!*

EDITORA DOS EDITORES
Rua Marquês de Itu, 408 – sala 104 – São Paulo/SP
CEP 01223-000
Rua Visconde de Pirajá, 547 – sala 1.121 – Rio de Janeiro/RJ
CEP 22410-900

+55 11 2538-3117
contato@editoradoseditores.com.br
www.editoradoseditores.com.br

EDITORAS

ANA PAULA LIMA DA SILVA

Enfermeira do Serviço de Hemodinâmica do Hospital do Coração (HCor). Mestre em Enfermagem pelo Programa de Saúde do Adulto da Escola de Enfermagem da Universidade de São Paulo (EE-USP). Especialização em Enfermagem em Cardiologia da Escola Paulista de Enfermagem da Universidade Federal de São Paulo (EPE-UNIFESP). Especialização em Pesquisa Clínica da Escola Paulista de Medicina da UNIFESP. Enfermeira pela Universidade Camilo Castelo Branco.

ANDRÉA APARECIDA FABRÍCIO DE FRANÇA

Enfermeira do Serviço de Hemodinâmica do Hospital do Coração (HCor). Pós--graduação em Enfermagem em Cardiologia e Hemodinâmica pela Universidade Nove de Julho. Pós-graduação em Enfermagem Clínica Médica pela Universidade Federal de São Paulo (UNIFESP). Graduação em Enfermagem pela Universidade Nove de Julho.

CÉLIA DE FÁTIMA ANHESINI BENETTI

Gerente de Enfermagem da Hemodinâmica do Hospital do Coração de São Paulo (HCor). Pós-graduação em Gestão Executiva em Saúde pela Fundação Getúlio Vargas (FGV). Pós-graduação em Administração Hospitalar pela Associação de Ensino da Academia Militar de São Paulo. Graduação em Enfermagem pela Pontifícia Universidade Católica de São Paulo (PUC/SP).

COLABORADORES

ADELIA BERGWERK

Médica Chefe do Serviço de Anestesia do Hospital do Coração (HCor).

ADRIANA FÁTIMA DUTRA

Enfermeira do Hospital do Coração (HCor). Pós-graduação em Cardiologia pela Universidade Federal de São Paulo (UNIFESP). Graduação em Enfermagem pela Faculdade Santa Marcelina (FASM).

ALEXANDRE ANTONIO CUNHA ABIZAID

Cardiologista Intervencionista do Hospital do Coração (HCor). Professor Livre-docente pela Universidade de São Paulo (USP). Mestre e Doutor pela Escola Paulista de Medicina da Universidade Federal de São Paulo (EPM-Unifesp). Diretor Técnico do Serviço de Cardiologia Invasiva do Instituto Dante Pazzanese de Cardiologia (IDPC).

ANDRÉ LUIZ PERES NICOLA

Enfermeiro Coordenador da Educação Permanente do Hospital do Coração (HCor). Pós-graduado em Enfermagem em Cardiologia pela Real e Benemérita Sociedade Portuguesa de Beneficência do Hospital São Joaquim. Especialista em Enfermagem Cardiovascular pela Sociedade Brasileira de Enfermagem Cardiovascular (SOBENC). Pós-graduado em Formação de Docentes para o Ensino Profissional em Enfermagem pela Faculdade de Educação São Luís (FESL). Pós-graduação em Educação Permanente pela Faculdade Albert Einstein de São Paulo (FAESP). Graduado em Enfermagem pelas Faculdades Adamantinenses Integradas (FAI).

CAETANO NIGRO NETO

Coordenador da Seção Médica de Anestesia do Instituto Dante Pazzanese de Cardiologia (IDPC). Especialização em Anestesia pela Faculdade de Medicina da Universidade de São Paulo (FMUSP). Especialização em Anestesia Cardiovascular pelo IDPC. Graduação em Medicina pela Universidade Federal do Estado do Rio de Janeiro (UFRJ).

CARLOS AUGUSTO CARDOSO PEDRA

Doutor em Ciências pela Faculdade de Medicina da Universidade de São Paulo (FMUSP). *Fellow* do The Society for Cardiovascular Angiography and Internventions FSCAI/*Fellow* do American College Cardiology ACC. Chefe da Seção Médica de Intervenção em Cardiopatias Congênitas do Instituto Dante Pazzanese de Cardiologia (IDPC). Especialização em Pediatria pela Universidade de São Paulo (USP). Aperfeiçoamento em Terapia Intensiva em Cardiologia Pediátrica pelo Instituto do Coração da Universidade de São Paulo (InCor-USP). Especialização em Cardiologia Pediátrica e Cardiologia Invasiva Pediátrica pelo IDPC. Especialização em Cardiologia Intervencionista e Aperfeiçoamento em Ecocardiografia Pediátrica e em Terapia Intensiva Cardíaca Pediátrica pelo The Hospital For Sick Children University of Toronto - Canadá. Graduação em Medicina pela Faculdade de Ciências Médicas da Santa Casa de São Paulo (FCMSCSP).

CAROLINA PADRÃO AMORIN MARINELLI

Coordenadora de Programa de Cuidados Clínico do Hospital do Coração (HCor). MBA Executivo em Saúde pela Fundação Getúlio Vargas (FGV). Enfermeira Graduada em Enfermagem pela Faculdade de Ciências da Saúde do Hospital Albert Einstein.

CÁSSIA REGINA VANCINI CAMPANHARO

Professora Adjunta do Departamento de Enfermagem Clínica e Cirúrgica da Escola Paulista de Enfermagem da Universidade Federal de São Paulo (EPE-UNIFESP). Doutora em Ciências pela UNIFESP. Especialista em Enfermagem em Emergência pela EPE-UNIFESP.

CLAÚDIA MARIA RODRIGUES ALVES

Doutora em Cardiologia. Coordenadora do Serviço de Hemodinâmica do Hospital São Paulo (HSP). Cardiologista Intervencionista do Hospital do Coração (HCor).

DIMYTRI ALEXANDRE DE ALVIM SIQUEIRA

Cardiologista Intervencionista do Hospital do Coração (HCor). Chefe da Seção Médica de Intervenção em Valvopatias Adquiridas do Instituto Dante Pazzanese de Cardiologia (IDPC). Doutror em Medicina, Tecnologia e Intervenção em Cardiologia pelo Instituto Dante Pazzanese de Cardiologia/Univesidade de São Paulo (IDPC/USP).

ELI FARIA EVARISTO

Neurologista Clínico do Hospital do Coração (HCor). Doutorado em Neurologia pela Faculdade de Medicina da Universidade de São Paulo (FMUSP). Residência Médica em Neurologia pelo Hospital das Clínicas da FMUSP. Graduado em Medicina pela FMUSP.

ERICA MAYUMI GUSKUMA

Enfermeira Assistencial do Hospital São Paulo (HSP). Especialista em Urgência e Emergência pela Escola Paulista de Enfermagem da Universidade Federal de São Paulo (EPE-UNIFESP).

EVELYN CRISTINA TORRETTA MENEZES

Farmacêutica Clínica na Unidade Coronariana e pelo Programa de Cuidados Clínicos IAM/IC do Hospital do Coração (HCor). Especialista em Farmacologia e Toxicologia Clínica pelo Instituto Racine. Especialista em Prática Clínica Farmacêutica em Unidade Intensiva pelo Instituto Racine. Graduada em Farmácia e Bioquímica pela Universidade Nove de Julho.

GUILHERME BARRETO GAMEIRO SILVA

Diretor Técnico e Gestor Clínico do Serviço de Hemodinâmica e Cardiologia Intervencionista do Instituto de Neurologia e Cardiologia de Curitiba (INC). Pós-graduando no Curso de Doutorado pelo Instituto Dante Pazzanese de Cardiologia/Univesidade de São Paulo (IDPC/USP). Especialista em Cardiologia. Especialista em Hemodinâmica e Cardiologia Intervencionista.

GUSTAVO COULON PERIM

Cardiologista Intervencionista do Hospital do Coração (HCor). Título de Especialista em Cardiologia pela Sociedade Brasileira de Cardiologia (SBC). *Fellow* do University Hospitals Cleveland Medical Center.

JANAINA CARDOSO NUNES

Farmacêutica Clínica da Nefrologia e pelo Programa de Cuidados Clínicos IAM/IC/Idoso Bem Cuidado do Hospital do Coração (HCor). Especialista em Farmacologia e Toxicologia Clínica pelo Instituto Racine. Graduada em Farmacologia e Bioquímica pela Universidade Paulista (Unip).

JOÃO MIGUEL DE ALMEIDA SILVA

Neurocirurgião pelo Hospital Central da Santa Casa de São Paulo. Neurointervencionista pelo Hospital das Clínicas da Faculdade de Medicina da Universidade de São Paulo (FMUSP). Neurointervencionista do Hospital Sancta Maggiore e do Hospital Samaritano.

JOSÉ CÉSAR RIBEIRO

Gerente Administrativo e Assistencial do Hospital do Coração (HCor). Enfermeiro Especialista em Unidade de Terapia Intensiva. Coordenador do Grupo de Emergência/TRR. Instrutor do Curso em Suporte Básico de Vida do HCor. Membro do Comitê de Ética em Pesquisa (CEP) do HCor e da Comissão Assistencial de Tromboembolismo Venoso.

JOSE DE RIBAMAR COSTA JUNIOR

Post-Doctoral Research Fellowship em Imagem e Fisiologia Intravascular pela Cardiovascular Research Foundation e Columbia University. Doutor em Ciência, com Área de Concentração em Medicina, Tecnologia e Intervenção em Cardiologia pelo Instituto Dante Pazzanese de Cardiologia/Univesidade de São Paulo (IDPC/USP). Chefe da Seção Médica de Intervenção em Coronária do Serviço de Cardiologia Intervencionista do IDPC. Especialização em Cardiologia Clínica do Hospital do Coração (HCor). Especialização em Cardiologia Intervencionista do Hcor e do IDPC. Graduação em Medicina pela Universidade Federal do Maranhão (UFMA).

JOSÉ EDUARDO DE SOUSA

Gestor Médico da Hemodinâmica e Cardiologia Intervencionista do Hospital do Coração (HCor). Doutor em Cardiologia pela Universidade de São Paulo (USP). Especialização em Cardiologia Pediátrica pela Harvard Medical School. Graduação em Medicina pela Universidade Federal de Pernambuco (UFPE).

JOSÉ GUILHERME MENDES PEREIRA CALDAS

Diretor do Serviço de Neurorradiologia Intervencionista do Instituto de Radiologia do Hospital das Clínicas da Faculdade de Medicina da Universidade de São Paulo (InRad - FMUSP). Coordenador Médico Radiologia Vascular Intervencionista do Hospital Sírio Libanês (HSL).

LILIAN APARECIDA SOUSA

Enfermeira da Educação Permanente do Hospital do Coração (HCor). Graduada em Enfermagem com Pós-graduações em Terapia Intensiva Adulta Docência para Profissionais da Área da Saúde (Técnico e Superior). MBA em Gestão de Pessoas das Organizações de Saúde. Aluna do Curso de Enfermagem em Educação Permanente no Albert Einstein Instituto de Ensino e Pesquisa.

LUCIANA ALVES LOPES

Graduada em Administração Hospitalar pela Faculdades Metropolitanas Unidas (FMU). Curso de Extensão em Qualidade e Segurança do Paciente pelo Hospital Albert Einstein. Analista Administrativa pelo Escritório de Valor no Hospital do Coração (HCor).

MADALENA MONTERISI NUNES

Coordenadora de Qualidade do Hospital do Coração (HCor). Especialização em Controle de infecção Hospitalar pelo Centro Universitário São Camilo. Especialização em Formação de Docentes para o Ensino Profissional em Enfermagem pela Faculdade de Educação São Luís. Graduação em Enfermagem e Obstetrícia pela Universidade de Guarulhos.

MANUEL NICOLAS CANO

Cardiologista Intervencionista pela Sociedade Brasileira Hemodinâmica. Doutror em Medicina, Tecnologia e Intervenção em Cardiologia Instituto Dante Pazzanese de Cardiologia/Univesidade de São Paulo (IDPC/USP). Chefe do Serviço de Hemodinâmica – Eq. Paulo Chaccur do Hospital do Coração (HCor).

MANUEL PEREIRA MARQUES GOMES JUNIOR

Cardiologista Intervencionista Hospital do Coração (HCor). Doutorando em Ciências pela Universidade de São Paulo (USP). Residência Médica pela Casa de Saúde Santa Marcelina. Graduação em Medicina pela Universidade Federal de Pernambuco (UFPE).

MARCELO ALVES GONÇALVES

Médico Chefe do Serviço de Anestesia pelo Hospital do Coração (HCor). Especialização em Anestesiologia Cardiovascular pelo Instituto Dante Pazzanese de Cardiologia (IDPC).

MARCELO DA SILVA RIBEIRO

Especialização em Hemodinâmica em Cardiopatias Congênitas pelo Instituto Dante Pazzanese de Cardiologia (IDPC). Residência Médica em Pediatria pelo Hospital das Clínicas da Universidade Federal de Minas Gerais (UFMG). Especialização em Cardiologia Pediátrica (*latu sensu*) pelo Instituto do Coração do Hospital das Clínicas do Hospital das Clínicas da Faculdade de Medicina da Universidade de São Paulo (InCor-HCFMUSP). Graduação em Medicina pela UFMG.

MICHELLE DE NARDI SAAD

Coordenadora Multidisciplinar de Práticas Assistenciais pelo Hospital do Coração (HCor). Professional Coach Certification pela Sociedade Latino Americana de Coaching. MBA Executivo em Administração e Gestão em Saúde pela Fundação Getúlio Vargas (FGV). Bacharelado em Enfermagem pelo Centro Universitário Nove de Julho.

PRISCILA FERNANDES BARROS

Enfermeira Assistencial da Unidade de Terapia Intensiva do Hospital de Transplantes Euryclides de Jesus Zerbini (HTEJZ). Especialista em Urgência e Emergência pela Escola Paulista de Enfermagem da Universidade Federal de São Paulo (EPE-UNIFESP).

RENATA BACCARO MADEU

Farmacêutica Clínica Especialista nos Programas de Cuidados Clínicos IAM/IC do Hospital do Coração (HCor). Especialista em Farmácia Clínica e Hospitalar pelo Instituto Racine. Graduada em Farmacologia e Bioquímica pela Universidade de Guarulhos.

RICARDO PERESSONI FARACO

Cardiologista Intervencionista do Hospital do Coração (HCor). Especialização em Hemodinâmica/Cardiologia Intervencionista pelo Instituto do Coração do Hospital das Clínicas do Hospital das Clínicas da Faculdade de Medicina da Universidade de São Paulo (InCor-HCFMUSP). Especialização em Ecocardiografia pela Universidade Estadual de Campinas (UNICAMP). Residência Médica em Clínica Médica e Cardiologia pela UNICAMP. Graduação em Medicina pela Universidade Federal do Rio de Janeiro (UFRJ).

RODRIGO DE MOURA JOAQUIM

Cardiologista Intervencionista do Hospital do Coração (HCor). Cardiologista do Instituto Dante Pazzanese de Cardiologia (IDPC). Médico do Setor de Emergência do Hospital Universitário da Universidade Federal de Santa Catarina (UFSC). Residência em Clínica Médica pelo Hospital Regional de São José - CS. Residência em Cardiologia e Cardiologia Invasiva pelo IDPC. Graduação em Medicina pela Universidade do Sul de Santa Catarina (Unisul).

RODRIGO NIECKEL DA COSTA

Doutor em Ciência, com Área de Concentração em Medicina, Tecnologia e Intervenção em Cardiologia pelo Instituto Dante Pazzanese de Cardiologia/Univesidade de São Paulo (IDPC/USP). Especialização em Pediatria pela Universidade Federal de Pelotas (UFPEL). Especialização em Cardiologia Pediátrica pela Santa Casa de Misericórdia de Porto Alegre. Especialização em Hemodinâmica Pediátrica pela Santa Casa de Misericórdia de Porto Alegre. Especialização em Cardiologia Invasiva Diagnóstico e Terapêutica de Cardiopatias Congênitas pelo IDPC. Graduação em Medicina pela UFPEL.

SABRINA BERNARDEZ PEREIRA

Coordenadora dos Protocolos Gerenciados do Hospital do Coração (HCor). Doutorado em Ciências Cardiovasculares pela Universidade Federal Fluminense (UFF). Coordenadora dos Protocolos Institucionais do HCor. Mestre em Ciências Cardiovasculares pela UFF. *Fellow* em Insuficiência Cardíaca pelo Hospital Procardíaco. Graduação em Medicina pela UFF.

SIOMARA TAVARES FERNANDES YAMAGUTI

Enfermeira Gerente de Processos Assistenciais do Hospital do Coração (HCor). Doutoranda em Enfermagem pela Escola de Enfermagem da Universidade de São Paulo (EE-USP). Mestre em Ciências da Saúde EE-USP. Especialização em Ciência da Melhoria – IHI em andamento. Pós-graduada em Enfermagem em Cuidados Intensivos pela EE-USP. Especialização Enfermagem em Cardiologia pela Universidade Federal de São Paulo (UNIFESP). Pós-graduada em Formação de Docentes para o Ensino Profissional em Enfermagem pela Faculdade de Educação São Luís (FESL). Graduada em Enfermagem pelas Faculdades Adamantinenses Integradas (FAI).

SEMEIA DE OLIVEIRA CORRAL

Gerente de Qualidade e Melhores Práticas Assistenciais do Hospital do Coração (HCor). Doutora em Ciências da Saúde Programa de Medicina da Pontifícia Universidade Católica do Rio Grande do Sul (PUCRS). Curso em Modelagem de Processos e Gestão da Qualidade em Harvard University - Cambridge/Massachusetts. Mestre em Engenharia Biomédica PUCRS. MBA em Gestão estratégica (FARS/POA). Especialista em Administração do Serviço de Enfermagem (IHACS/POA). Especialista em Enfermagem do Trabalho pela Pontifícia Universidade Católica do Paraná (PUCPR). Graduação em Enfermagem e Licenciatura PUCPR.

TÂNIA CHAPINA

Enfermagem da Qualidade do Hospital do Coração (HCor). Especialista em Terapia Intensiva Adulto pela Universidade São Camilo. Especialista em Atendimento Pré-hospitalar pela Universidade Católica de Santos (Unisantos). Enfermeira graduada pela Universidade de Mogi das Cruzes (UMC).

THIAGO MARINHO FLORENTINO

Cardiologista Intervencionista do Hospital do Coração (HCor). Residência em Clínica Médica pela Santa Casa de São Paulo. Residência em Cardiologia e Cardiologia Invasiva pelo Instituto Dante Pazzanese de Cardiologia (IDPC). Médico Graduado pela Universidade Federal de Juiz de Fora (UFJF).

WAGNER VIEIRA PINTO

Supervisor de Técnicas Radiológicas pelo Instituto Dante Pazzanese de Cardiologia (IDPC). Líder em Radiologia - Hemodinâmica do Hospital do Coração (HCor).

AGRADECIMENTOS

Aos superintendentes, diretoria e às senhoras voluntárias da Associação Beneficente Síria e do Hospital do Coração (HCor), incansáveis no crescimento do hospital. Muito obrigada pelo apoio e pelas oportunidades.

Ao Prof. Dr. José Eduardo Moraes Rego Sousa, Chefe do Serviço de Hemodinâmica do HCor, pioneiro na Cardiologia Intervencionista, por ser um grande exemplo como pesquisador, incorporando as inovações à prática clínica.

Agradecemos à Gerente Executiva de Enfermagem Rita de Cássia Pires Coli, por nos apoiar e incentivar diante de tal desafio e à Gerente Assistencial de Enfermagem, Fumico Sonoda, que é um exemplo de amor a essa profissão.

Em especial, à Coordenadora do Instituto de Ensino do HCor, Norma Takei Mendes, que viabilizou esta obra a fim de que pudéssemos compartilhar nossa prática diária e pelo intenso trabalho de apoio.

Agradecemos a toda equipe multiprofissional do HCor pela oportunidade de aprendizado e, principalmente, por poder aplicar nossos conhecimentos, além de vivenciar tantas experiências.

Ao nosso grupo de trabalho, enfermeiros, técnicos de enfermagem, técnicos de radiologia, equipes médicas e a todos que contribuíram no conteúdo deste livro. Vivemos em constante aprendizado junto a nossa equipe: Muito obrigada a todos!

Aos pacientes, razão de nosso trabalho e empenho.

As nossas famílias, obrigada pela compreensão e paciência durante o período de dedicação a esta obra, sem vocês nada disso seria possível!

PREFÁCIO

O aprendizado da Enfermagem em Cardiologia Intervencionista é área de extrema relevância e fascínio aos profissionais de enfermagem, em sua prática clínica diária. A despeito disso, ainda são deficitárias as abordagens teóricas e práticas dedicadas a esse conhecimento durante os cursos de graduação em enfermagem e poucas as pós-graduações *lato sensu.*

Por ser uma área que necessita de profissionais altamente qualificados para oferecer assistência segura e de qualidade, o enfermeiro de hemodinâmica tem papel de suma importância, pois, além de desenvolver atividades gerenciais e de planejamento da assistência, atua no cuidado direto ao paciente de modo integral, no período pré, trans e pós-procedimento.

Nesse serviço é estudado o sistema cardiovascular do normal ao patológico e sempre que for necessário, são realizadas intervenções por meio de procedimentos complexos, de custo elevado, envolvendo equipamentos de alta tecnologia. Vale ressaltar que o laboratório de hemodinâmica vem também sendo utilizado por outras especialidades como a neurocirurgia e a cirurgia vascular com procedimentos minimamente invasivos, como por exemplo: embolizações de aneurismas cerebrais, implantes de *stents*, tratamento de aneurisma de aorta, entre outros. Todos esses procedimentos exigem atuação de uma equipe de enfermagem bem treinada, liderada pelo enfermeiro, para poder atender prontamente qualquer intercorrência.

São nesses ambientes e cenários intensos e complexos que sobressai a figura do profissional de enfermagem como fundamental e determinante para manutenção da qualidade e segurança do atendimento, bem como elo imprescindível para o acolhimento e humanização de práticas e processos assistenciais.

O livro de *Enfermagem em Cardiologia Intervencionista* foi construído de modo dedicado, com conhecimento teórico e prático sólidos de editoras enfermeiras e colaboradores médicos de referência na cardiologia brasileira, que vivenciam a prática dos procedimentos hemodinâmicos, como cerne de suas atividades profissionais, facilitando o ensino das destrezas manuais e habilidades comportamentais tão necessários nessa área.

A obra traz de forma objetiva, temas de relevância na área, estudos clínicos e aplicabilidade à prática diária da enfermagem e, certamente, será uma sólida ferramenta para a melhoria e aprimoramento do aprendizado e ensino.

Mais um passo na constante busca pela excelência da qualidade assistencial em cardiologia intervencionista. Com certeza esta obra será de grande valia nessa atividade desafiadora, que envolve não só a utilização de conhecimento clínico, mas também tecnologias avançadas, que evoluem a cada dia.

Rita de Cassia Pires Coli
Gerente Executiva de Enfermagem
do Hospital do Coração (HCor).

SUMÁRIO

1 Anatomia e Fisiologia Cardiovascular, 1
Adriana Fátima Dutra
André Luiz Peres Nicola
Lilian Aparecida Sousa
Siomara Tavares Fernandes Yamaguti
Ana Paula Lima da Silva

2 Doença da Artéria Coronária Crônica: Tipos de Abordagem, 21
Rodrigo de Moura Joaquim
Jose de Ribamar Costa Junior

3 Cardiopatia Congênita: Cateterismo Cardíaco e suas Peculiaridades na Criança, 37
Rodrigo Nieckel da Costa
Marcelo da Silva Ribeiro
Carlos Augusto Cardoso Pedra

4 Métodos Adjuntos de Imagem e Avaliação Funcional Invasiva, 71
Manuel Pereira Marques Gomes Junior
Wagner Vieira Pinto

5 Cateterismo Cardíaco, 101
Ana Paula Lima da Silva
Andréa Aparecida Fabrício de França
Ricardo Peressoni Faraco

6 Intervenção Coronária, 121

Jose de Ribamar Costa Junior

Guilherme Barreto Gameiro Silva

José Eduardo de Sousa

7 Farmacologia aplicada a Cardiologia Intervencionista, 147

Renata Baccaro Madeu

Janaina Cardoso Nunes

Evelyn Cristina Torretta Menezes

Gustavo Coulon Perim

Manuel Nicolas Cano

8 Inovações Tecnológicas: Sala Híbrida – Presente e o Futuro, 167

José César Ribeiro

Thiago Marinho Florentino

Alexandre Antonio Cunha Abizaid

9 Programa de Cuidados Clínicos: Infarto Agudo do Miocárdio, 181

Carolina Padrão Amorin Marinelli

Semeia de Oliveira Corral

10 Doenças Estruturais: TAVI e Mitraclip®, 197

Dimytri Alexandre de Alvim Siqueira

11 Tratamento Percutâneo das Doenças da Aorta, 213

Cláudia Maria Rodrigues Alves

Andréa Aparecida Fabrício de França

12 Angioplastia de Carótida, 231

José Guilherme Mendes Pereira Caldas

João Miguel de Almeida Silva

13 Acidente Vascular Cerebral Isquêmico, 247

Eli Faria Evaristo

Sabrina Bernardez Pereira

Luciana Alves Lopes

Michelle De Nardi Saad

14 Anestesia no Laboratório de Hemodinâmica, 259

Caetano Nigro Neto
Adelia Bergwerk
Marcelo Alves Gonçalves

15 Metas Internacionais de Segurança: Procedimento Seguro, 273

Madalena Monterisi Nunes
Tânia Chapina

16 Parada Cardiorrespiratória, 293

Priscila Fernandes Barros
Erica Mayumi Guskuma
Cássia Regina Vancini Campanharo

17 Gerenciamento de Enfermagem em Cardiologia Intervencionista, 307

Célia de Fátima Anhesini Benetti

18 SAE Aplicado aos Pacientes de Hemodinâmica, 321

Adriana de Fátima Dutra
André Luis Peres Nicola
Lilian Aparecida Sousa
Siomara Yamaguti

Índice Remissivo, 339

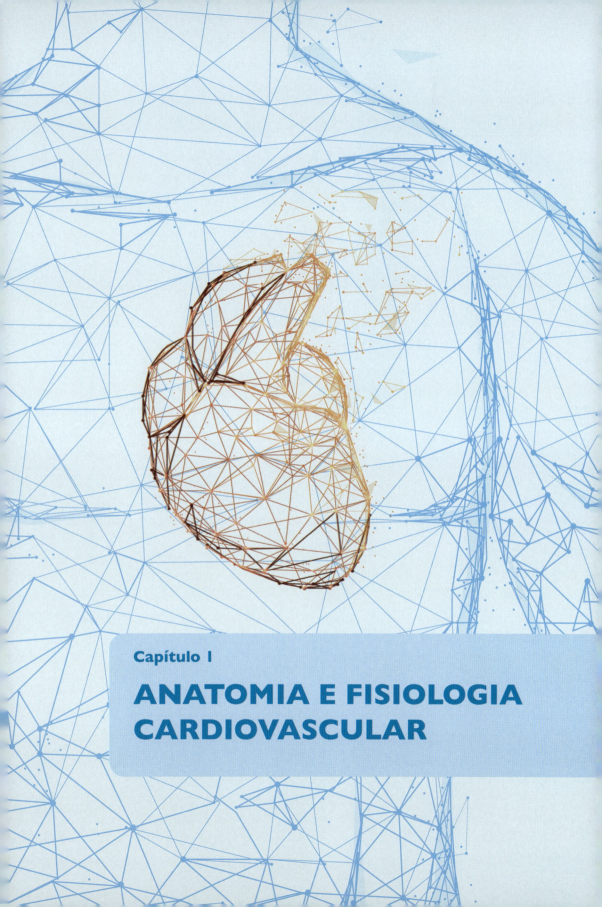

Capítulo 1

ANATOMIA E FISIOLOGIA CARDIOVASCULAR

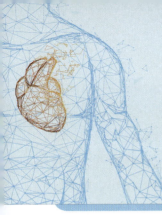

Capítulo 1
ANATOMIA E FISIOLOGIA CARDIOVASCULAR

Adriana Fátima Dutra
André Luiz Peres Nicola
Lilian Aparecida Sousa
Siomara Tavares Fernandes Yamaguti
Ana Paula Lima da Silva

INTRODUÇÃO

O sistema cardiovascular é formado pelos vasos sanguíneos, artérias, veias, capilares e pelo coração. É responsável pela circulação do sangue, isso é, transporta os nutrientes e oxigênio por todo o corpo, além de remover gás carbônico e metabólitos. As estruturas do corpo humano estão separadas em níveis: químico tecidual, celular, órgão, sistema e organismo.

CORAÇÃO

O coração é um órgão muscular, oco, tem forma de cone e funciona de modo similar a duas bombas, contrátil e propulsora. O órgão realiza dois movimentos básicos: sístole (contração) e diástole (relaxamento), de acordo com a despolarização e repolarização de suas cargas elétricas intra e extracelulares, estimuladas por íons como: sódio, potássio, magnésio, cálcio. São conduzidas por um sistema nervoso próprio, capaz de produzir automaticamente seus estímulos elétricos, iniciados por células especializadas que formam o nódulo sinoatrial, localizado na parede posterior do átrio direito. Sua divisão é conhecida como ápice, base e mais três faces: esternocostal, diafragmática e pulmonar. A base é formada pelos átrios direito e esquerdo. As veias cavas superior e inferior e as veias pulmonares penetram no coração pela base. É também a porção posterior do coração em posição anatômica. O ápice é contralateral a base e tem formato arredondado, formada pela parte inferolateral do ventrículo esquerdo e onde ocorre o batimento apical.[1]

Quanto às cavidades do coração, são subdivididas em quatro câmaras: átrios e ventrículos localizados à direita e à esquerda. O átrio direito se comunica com o ventrículo direito por meio do óstio atrioventricular direito, no qual existe uma estrutura direcionadora do fluxo, a valva atrioventricular direita (tricúspide).[2]

O mesmo ocorre à esquerda, por meio do óstio atrioventricular esquerdo, cuja comunicação de fluxo é por meio da valva atrioventricular esquerda (mitral). As cavidades direitas são separadas das esquerdas pelos septos interatrial e interventricular. A câmara esquerda (ventrículo) proporciona a força necessária para o sangue circular por todos os tecidos do corpo. Sua função é vital porque, para sobreviver, os tecidos necessitam receber continuamente oxigênio e nutrientes. O coração adulto normalmente bombeia em torno de 5 litros de sangue por minuto durante toda vida, em média o órgão tem entre 13 e 15 cm altura, 9 cm de largura e 6 cm de espessura. Nos homens, pesa entre 280 e 340 g e nas mulheres entre 230 e 280 g.[3]

O coração permanece apoiado sobre o diafragma, perto da linha média da cavidade torácica, região denominada mediastino e entre os revestimentos dos pulmões (pleuras). Cerca de 2/3 de massa cardíaca ficam à esquerda da linha média do corpo. Sendo que uma das extremidades do coração é o ápice, dirigida para frente, para baixo e a esquerda e, no nível do quinto espaço intercostal. A porção mais larga do coração, oposta ao ápice, é a base, dirigida para trás, para cima e para a direita. Fica próxima aos vasos mais largos e sua parte superior ao nível da segunda costela e está voltada para o pulmão direito e se estende da superfície inferior à base; a borda esquerda, também chamada borda pulmonar, fica voltada para o pulmão esquerdo, estendendo-se da base ao ápice. Como limite superior se encontra os grandes vasos do coração e posteriormente a traqueia, o esôfago e a artéria aorta descendente.[2,3]

Sua função se dá pelo sangue que entra pelo átrio direito sem oxigênio, por meio da veia cava superior que recebe sangue da parte superior do coração e a cava inferior dos órgãos inferiores. Logo, o sangue sai do átrio direito e vai para o ventrículo direito que, imediatamente bombeia o sangue para o tronco pulmonar, ramifica em artérias pulmonares (direita e esquerda), até chegar aos vasos capilares que irrigam os pulmões. Após a oxigenação do sangue, o retorno ao átrio esquerdo ocorre pelas veias pulmonares, segue para o ventrículo esquerdo bombeando sangue rico em oxigênio para aorta ascendente e, consequentemente, para todo o organismo.[2,3]

Em repouso, o coração bate de 60 a 100 bpm (batimentos por minuto), em adultos e adolescentes sob condições fisiologicamente normais.[4]

TECIDO CARDÍACO

O pericárdio é uma membrana fibroserosa em forma de bolsa, que recobre e protege o coração e raízes dos grandes vasos. Possui duas membranas: uma composta por tecido fibroso, ou seja, pericárdio fibroso e a membrana interna, chamada de pericárdio seroso e formada por duas lâminas (parietal e visceral). Esta possui um líquido seroso que preenche o espaço entre as duas lâminas, lubrificando o coração e evitando o atrito em cada batimento. Assemelha-se a uma túnica, que repousa sobre o diafragma e se prende a ele.[2]

O miocárdio é a camada mais espessa do coração, sendo formado por fibras musculares e tecido conjuntivo fibroso, responsável pela sustentação da musculatura cardíaca. Esse tipo de músculo permite que o coração se contraia e, portanto, impulsione sangue ou o force para o interior dos vasos sanguíneos.

A camada interna do coração é chamada de endocárdio, composta por tecido conjuntivo e epitelial, é responsável pela cobertura interna das paredes atriais e ventriculares. A superfície lisa e brilhante permite que o sangue corra facilmente sobre ela. O endocárdio também reveste as valvas e é contínuo com o revestimento dos vasos sanguíneos que entram e saem do coração (Figura 1.1).[5]

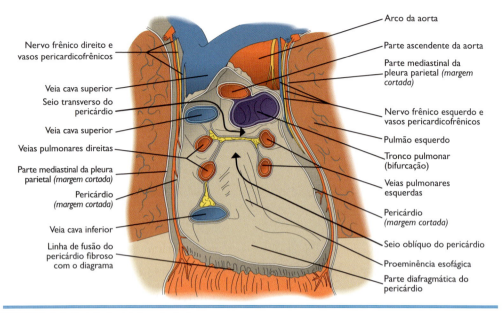

FIGURA 1.1. Pericárdio (vista anterior).
Adaptado de: NETTER FH. Atlas de Anatomia Humana. 5.ed. Rio de Janeiro, Elsevier, 2011.

CICLO CARDÍACO

Denominado ciclo cardíaco, os eventos que ocorrem desde o início de um batimento cardíaco até o seguinte acontecem em duas fases: sístole e diástole, ou seja, contração e relaxamento. O ciclo cardíaco é dividido em 5 etapas, sendo elas: diástole atrial e ventricular, sístole atrial, contração ventricular isovolumétrica, ejeção ventricular e relaxamento ventricular.[2,6]

Na diástole atrial e ventricular, o ciclo cardíaco se inicia quando a bomba cardíaca (átrios e ventrículos) está relaxando. Na sequência, os átrios se enchem com sangue proveniente das veias cavas (tanto superior, quanto inferior), e, posteriormente, ocorre o enchimento dos ventrículos, gerando a contração. Quando os ventrículos relaxam, as válvulas atrioventriculares se abrem e o fluxo passa dos átrios para os ventrículos.[2,6]

Cerca de 80% do enchimento ventricular ocorre de forma passiva, durante o relaxamento ventricular. A sístole atrial, portanto, é responsável por apenas 20% do enchimento dos ventrículos.[2,6]

A contração ventricular isovolumétrica ocorre enquanto os átrios se contraem, a onda de despolarização se move lentamente por meio do nó AV até o ápice do coração. A sístole ventricular tem seu início no ápice e conduz o sangue na direção da base do coração.[2,6]

O fluxo sanguíneo propicia o fechamento das valvas atrioventriculares, que impedem o refluxo para os átrios. Nessa fase, as valvas atrioventriculares se encontram fechadas, o sangue fica represado; mesmo assim, os ventrículos continuam a se contrair. Enquanto os ventrículos iniciam a contração, os átrios repolarizam e relaxam.[2,6]

Com relação à ejeção ventricular, quando os ventrículos se contraem, eles geram pressão suficiente para abrir as valvas semilunares e o sangue é conduzido para as artérias. Ao final da contração ventricular, essas cavidades voltam a relaxar, a pressão ventricular diminui a níveis inferiores aos das artérias, e o sangue começa a refluir para o coração. Quando as valvas semilunares se fecham, os ventrículos tornam-se câmaras isoladas. As valvas AV permanecem fechadas à pressão ventricular, que, embora menor, ainda é superior à pressão dos átrios. Quando a pressão ventricular é menor que a dos átrios, as valvas AV se abrem.[2,6]

O volume sanguíneo varia entre 4 e 5 litros, cerca de 80% se encontra nas veias, no coração direito e nos vasos da pequena circulação. Devido à sua grande elasticidade e capacidade, o sistema de baixa pressão atua como reservatório de sangue, que pode ser usado mediante constrição das veias. Com funções cardíacas e pulmonares normais, a pressão venosa central (2 a 8 mmHg ou 3 a 11 cmH_2O) é uma boa variável para medir o volume sanguíneo.[2,6]

DÉBITO CARDÍACO

O débito cardíaco (DC) pode ser obtido por meio do cálculo de multiplicação da frequência cardíaca (bpm) pelo volume sistólico. Quando há o aumento da frequência e/ou do volume sistólico, haverá também a elevação do débito cardíaco.[2,4]

O débito cardíaco se distribui pelos órgãos dispostos paralelamente na circulação sistêmica. A perfusão das artérias coronárias do músculo cardíaco não deve cair, pois o distúrbio da função cardíaca comprometerá toda a circulação sistêmica. Os rins recebem de 20 a 25% do DC. Todo DC flui por meio da circulação pulmonar, pois se encontra em série com a circulação sistêmica. Por meio do tronco pulmonar e das duas artérias pulmonares, o sangue pobre em oxigênio alcança os pulmões, onde é oxigenado. A drenagem de todo o fluxo ocorre pelas veias pulmonares para retorno ao átrio esquerdo.[2,4]

A resistência na circulação pulmonar é apenas uma fração da resistência periférica total na circulação sistêmica, de modo que o coração direito precisa produzir uma pressão média bem menor do que o esquerdo. A maior resistência na circulação sistêmica é oferecida pelas pequenas artérias e arteríolas, por isso, são denominadas vasos de resistência.[2,4]

SISTEMA E REGULAÇÃO

O coração é um músculo estriado, de contração involuntária e seu funcionamento acontece por meio de dois sistemas: simpático/parassimpático e sistema intrínseco. O simpático e parassimpático são inerentes ao sistema nervoso autônomo e o intrínseco da lei de Starling.

O mecanismo Starling é a capacidade intrínseca do coração de se adaptar às variações do retorno venoso. Quanto maior for o estiramento do músculo durante o enchimento cardíaco, maior será à força de contração e a quantidade de sangue bombeado pelo corpo.

No sistema autônomo, o bombeamento cardíaco depende dos complexos simpático e parassimpático. A liberação de noradrenalina e de catecolaminas no coração modifica o DC e as resistências periféricas, por alterar a força de contração das fibras do miocárdio e a frequência cardíaca. No sistema autônomo simpático há predomínio da ação excitatória, aumentando a frequência cardíaca, a força de contração e a excitabilidade e, consequentemente, a quantidade de sangue bombeado. Já o sistema parassimpático tem predomínio inibitório sobre

AS CÂMARAS CARDÍACAS

o sistema cardiovascular, diminuindo a frequência cardíaca, a força de contração e a quantidade de sangue bombeado.[2,7]

AS CÂMARAS CARDÍACAS

As câmaras cardíacas são divididas em: átrios (câmaras superiores) recebem o sangue e os ventrículos (câmaras inferiores) bombeiam o sangue para fora do coração. Os átrios possuem paredes finas e entre eles existe uma parede divisória chamada de septo interatrial, onde se localiza uma depressão denominada de fossa oval, isso é decorrente do forame oval que é espontaneamente fechado após o nascimento. Já os ventrículos são separados pelo septo interventricular.[5,8]

O átrio direito forma a borda direita do coração, tem a parede posterior de tecido liso e a parede anterior de tecido rugoso devido à presença de cristas musculares, chamados músculos pectinados (Figura 1.2). Recebe sangue rico em dióxido de carbono (venoso) da veia cava superior, veia cava inferior e seio coronário. A veia cava superior recebe o sangue proveniente da cabeça e parte superior do corpo, já a cava inferior recebe sangue das extremidades (órgãos e estruturas abaixo do coração) do corpo e por último, seio coronário que recebe o sangue que nutriu o miocárdio conduzindo-o ao átrio direito. O ventrículo direito recebe sangue do átrio direito e o bombeia para o pulmão (circulação pulmonar) (Figura 1.3).[5,8]

O átrio esquerdo é uma cavidade de parede fina, com paredes posteriores e anteriores lisas, que recebe o sangue já oxigenado por meio de quatro veias pulmonares. O sangue passa do átrio esquerdo para o ventrículo esquerdo, por meio da valva mitral, que tem apenas duas cúspides. O ventrículo esquerdo forma o ápice do coração e recebe sangue oxigenado do átrio esquerdo e o bombeia para o corpo (circulação sistêmica). A parede ventricular esquerda é mais espessa que a do ventrículo direito. Essa diferença se deve à maior força necessária para bombear sangue para a circulação sistêmica (Figura 1.4).[5,8]

Enfermagem em Cardiologia Intervencionista

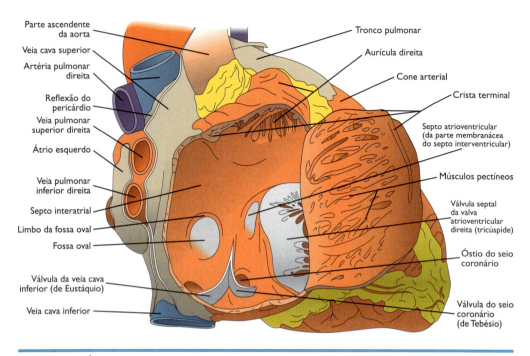

FIGURA 1.2. Átrio direito (vista lateral direita).
Adaptado de: NETTER FH. Atlas de Anatomia Humana. 5.ed. Rio de Janeiro, Elsevier, 2011.

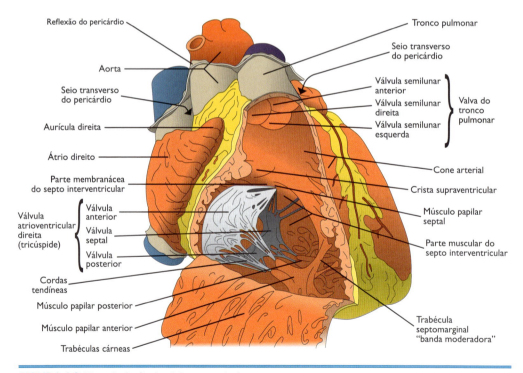

FIGURA 1.3. Ventrículo direito (vista anterior).
Adaptado de: NETTER FH. Atlas de Anatomia Humana. 5.ed. Rio de Janeiro, Elsevier, 2011.

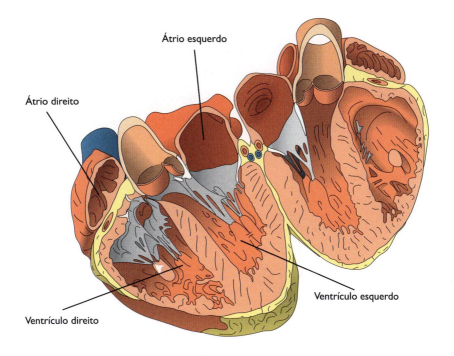

FIGURA 1.4. Átrios e ventrículos direitos e esquedos.
Adaptado de: NETTER FH. Atlas de Anatomia Humana. 5.ed. Rio de Janeiro, Elsevier, 2011.

VALVAS CARDÍACAS

O aparelho valvar é constituído por quatro valvas: pulmonar, tricúspide, aórtica e mitral. Trata-se de um conjunto de estruturas que torna possível a abertura e o fechamento dos canais de comunicação entre as câmaras e as grandes artérias do coração. Determinam o sentido do fluxo de sangue no coração, ou seja, dos átrios para os ventrículos, ventrículos para a aorta e artérias pulmonares. A abertura e o fechamento das valvas são determinados pela pressão. São constituídas por anel fibroso, cúspides, cordas tendíneas e músculos papilares.[5,9,10]

O anel fibroso é responsável pela sustentação das cúspides que são membranas de tecido conjuntivo ligadas ao anel fibroso e às demais cúspides.

As cordas tendíneas são filamentos de tecido conjuntivo que prendem as cúspides aos músculos papilares, responsáveis por evitar sua inversão durante a sístole.[5,9,10]

Valvas mitral e tricúspide (atrioventriculares): são valvas de entrada, que se fecham quando os ventrículos se contraem, e o sangue empurra as cúspides para cima em direção aos átrios. Com o fechamento dessas valvas há o impedimento do fluxo retrogrado dos ventrículos para os átrios. À medida que as cúspides se fecham, as cordas tendíneas são esticadas quando empurradas completamente no sentido dos átrios.

Mitral: possui duas cúspides (anterior e posterior) e localiza-se entre o átrio e o ventrículo esquerdo (Figura 1.5).[5,9,10]

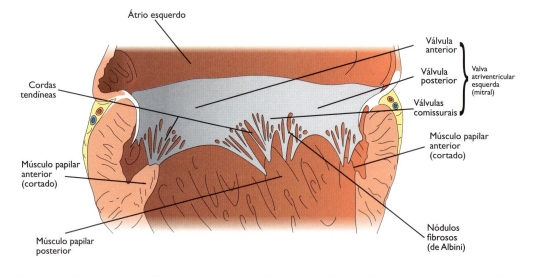

FIGURA 1.5. Válvula atrioventricular esquerda ou mitral.
Adaptado de: NETTER FH. Atlas de Anatomia Humana. 5.ed. Rio de Janeiro, Elsevier, 2011.

Tricúspide: localizada entre o átrio e o ventrículo direito, impede que o sangue retorne do ventrículo para o átrio direito. Essa valva é constituída por três lâminas membranáceas, esbranquiçadas e irregularmente triangulares (válvula anterior, posterior e septal), de base implantada nas bordas do óstio e o ápice dirigido para baixo e preso as paredes do ventrículo por intermédio dos músculos papilares: anterior, posterior e septal (Figura 1.6).[5,9,10]

As valvas pulmonar e aórtica (semilunares): a valva pulmonar se localiza entre o ventrículo direito e o tronco da artéria pulmonar. Já a valva aórtica está entre o ventrículo esquerdo e a aorta. Ambas são consideradas valvas de saída, por orientarem o fluxo do sangue dos ventrículos e por se fecharem quando a pressão no tronco da artéria pulmonar e aorta se tornam maior do que a pressão dos ventrículos.[5,9 10]

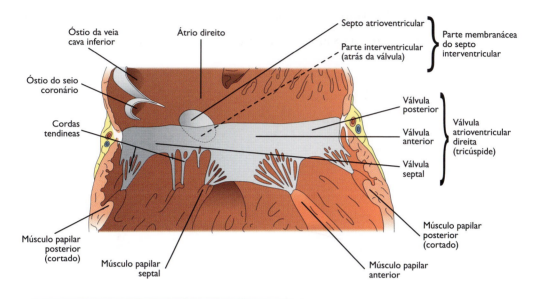

FIGURA 1.6. Válvula atrioventricular direita ou tricúspide.
Adaptado de: NETTER FH. Atlas de Anatomia Humana. 5.ed. Rio de Janeiro, Elsevier, 2011.

Pulmonar: a valva do tronco pulmonar também é constituída por pequenas lâminas, porém estão dispostas em concha, denominadas válvulas semilunares (anterior, esquerda e direita).[9,10]

Aórtica: do ventrículo esquerdo o sangue sai para a maior artéria do corpo, a aorta e o sangue também flui para as artérias coronárias. A partir da aorta ascendente, o sangue percorre pelo arco aórtico, aorta transversal e descendente (aorta torácica e aorta abdominal). Seus ramos conduzem sangue para todo o corpo (Figura 1.7).[5,9,10]

CORONÁRIAS

As artérias coronárias são responsáveis pela irrigação e oxigenação do coração, percorrem os sulcos da superfície cardíaca e recebem o nome de artérias coronárias epicárdicas.

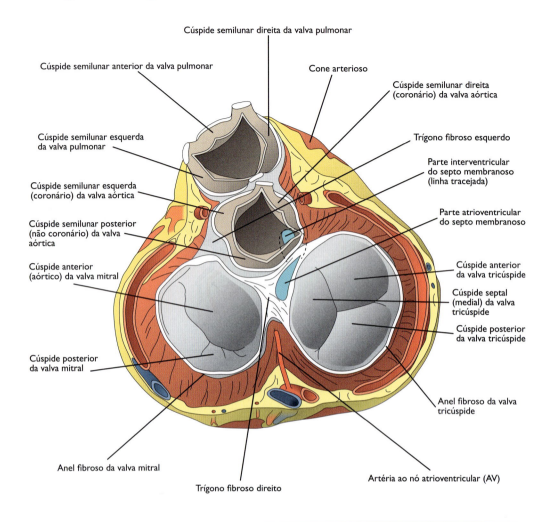

FIGURA 1.7. Válvulas semilunares (aórtica/pulmonar) e atrioventriculares (tricúspide/bicúspide).
Adaptado de: NETTER FH. Atlas de Anatomia Humana. 5.ed. Rio de Janeiro, Elsevier, 2011.

Para melhor compreensão do conteúdo, a anatomia coronária será apresentada baseada em imagens de cineangiocoronariografia. Trata-se de um método diagnóstico invasivo amplamente utilizado para avaliar a presença, gravidade e extensão de doença aterosclerótica coronária e assim facilitar a tomada de decisão terapêutica nos pacientes. Essas imagens são obtidas por meio de um equipamento de fluoroscopia, feitas em diversas projeções anatômicas e em pelo menos duas incidências ortogonais diferentes de uma mesma artéria. Posteriormente, a cineangiocoronariografia será descrita em um capítulo específico (Figura 1.8).[11,12]

Capítulo 1 • Anatomia e Fisiologia Cardiovascular

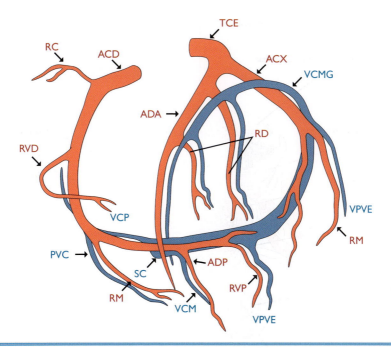

FIGURA 1.8. Sistema arterial e venoso coronário.
Sistema arterial coronário esquerdo: TCE: tronco coronário esquerdo; ADA: artéria descendente anterior; ACX: artéria circunflexa; RD: diagonais; RM: ramos marginais. Sistema arterial coronário esquerdo: ACD: artéria coronária direita; RC: ramo conal; RVC: ventricular direito; RM: ramo marginal; ADP: artéria descendente posterior; RVP: ramo ventricular posterior. Sistema nervoso: SC: seio coronário; VCMG: veia cardíaca magna; VCM: veia cardíaca média; VCP: veia cardíaca parva; VPVE: veias posteriores do ventrículo esquedo; PVC: pequenas veias cardíacas.
Adaptado de: Andrade JM. Anatomia coronária com angiografia por tomografia computadorizada multicorte. Radiol Bras. 2006;39(3):233–236.

Os óstios das coronárias, direita e esquerda, situam-se na base (raiz) da aorta. Anatomicamente são definidas como: artéria coronária direita (ACD), artéria coronária esquerda (ACE), artéria descendente anterior e ramos (ADA), artéria circunflexa e ramos (ACX).

Artéria coronária direita (ACD)

A ACD se origina do seio de Valsalva direito e percorre o sulco atrioventricular direito em direção a parede posterior do ventrículo esquerdo, originando habitualmente a artéria do nó sinusal e ramos marginais para o ventrículo direito. Quando dominante (vide abaixo) seu trajeto ultrapassa a *crux cordis*, onde origina o ramo descendente posterior (DP), e se continua como ramo ventricular posterior (VP) (Figuras 1.9 e 1.10).[5,9,11,12]

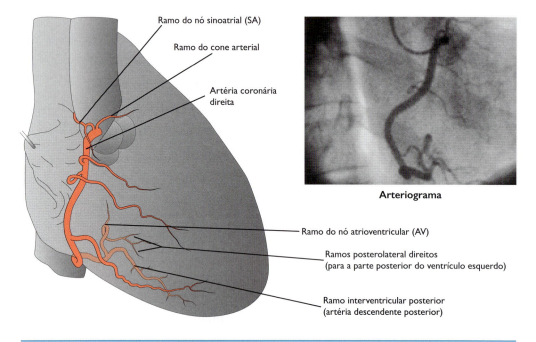

FIGURA 1.9. Artéria coronária direita (projeção oblíqua anterior direita).
Adaptado de: NETTER FH. Atlas de Anatomia Humana. 5.ed. Rio de Janeiro, Elsevier, 2011.

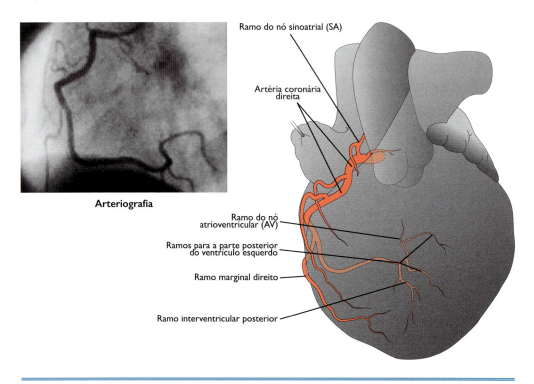

FIGURA 1.10. Artéria coronária direita (projeção oblíqua anterior esquerda).
Adaptado de: NETTER FH. Atlas de Anatomia Humana. 5.ed. Rio de Janeiro, Elsevier, 2011.

Artéria coronária esquerda (ACE)

A coronária esquerda e seus ramos (artérias descendente anterior, circunflexa e ramos marginais e diagonais) são fundamentais para o bombeamento do coração, porque mantêm o átrio esquerdo e a maior parte do ventrículo esquerdo oxigenados. O tronco coronário esquerdo (TCE) se origina do seio aórtico esquerdo e passa atrás do tronco pulmonar. Normalmente, tem trajeto horizontalizado ou assume leve trajeto caudocranial e divide-se em artéria descendente anterior (ADA) e artéria circunflexa (ACX). Ocasionalmente, o TCE termina em uma trifurcação, originando o ramo diagonalis, que se direciona lateralmente à ADA.[5,9,11,12]

Artéria descendente anterior e ramos (ADA)

A ADA se localiza posterior ao tronco pulmonar e com trajeto anterior a aurícula atrial esquerda para alcançar o sulco interventricular até o ápice. A ADA dá origem aos ramos septais e diagonais e irriga a parede anterolateral do VE (ventrículo esquerdo).[5,9,11,12]

Artéria circunflexa e ramos (ACX)

Nasce na porção distal do tronco da coronária esquerda, percorre para a face posterior do coração, para passar abaixo da aurícula atrial esquerda e atingir o sulco atrioventricular esquerdo. A ACX pode dar origem ao ramo DP (descendente posterior), e possui ramos atriais, posterolaterais e posteroinferiores (Figura 1.11).[5,9,11,12]

Padrão de Dominância

Existe grande variabilidade anatômica quanto a extensão e diâmetro das principais artérias epicárdicas, sendo o sistema complementar; de modo que não exista cruzamento de artérias. Assim, quando um paciente apresenta a ADA muito desenvolvida, ultrapassando o ápex e irrigando parte da parede inferior, o ramo DP será de menor expressão. O mesmo vale para a ACD e a ACX, quando uma dessas é muito desenvolvida, a outra tende a ser de menor expressão.

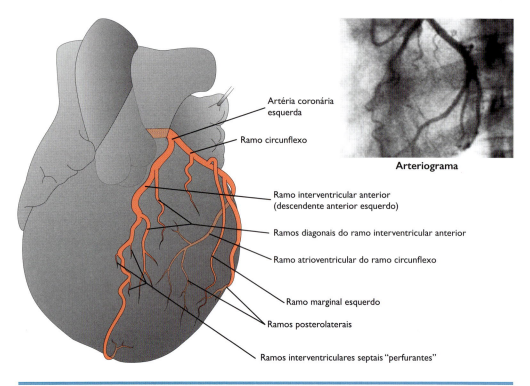

FIGURA 1.11. Artéria coronária esquerda (projeção oblíqua anterior esquerda).
Adaptado de: NETTER FH. Atlas de Anatomia Humana. 5.ed. Rio de Janeiro, Elsevier, 2011.

Dentro desse contexto, chama-se artéria dominante, àquela responsável por originar o ramo descendente posterior, irrigando assim o septo inferior. Em 90% da população esta artéria se origina da ACD e neste caso se atribui o nome de dominância direita. No restante da população o padrão de dominância é esquerdo, a ACX se estende a parede posterior e origina o ramo DP – ou é balanceado, tanto a ACD quanto a ACX são responsáveis por irrigar cada qual parte desse segmento.[5,9,11,12]

CIRCULAÇÃO VENOSA CORONÁRIA

A circulação venosa coronária ocorre nas proximidades às artérias coronárias. Coletam o sangue por meio de vasos que desembocam no seio coronário e posteriormente no átrio direito. Parte desse conteúdo chega às câmaras cardíacas por meio de pequenas veias.[5,13,14]

O seio coronário é a principal veia do coração e recebe quase todo o sangue venoso do miocárdio. Fica situado no sulco coronário e se estende no átrio direito. É um amplo canal venoso para onde drenam as demais veias, sendo elas: veia cardíaca magma (sulco interventricular anterior) em sua extremidade esquerda e a veia cardíaca parva em sua extremidade direita (Figura 1.12).[5,13,14,15]

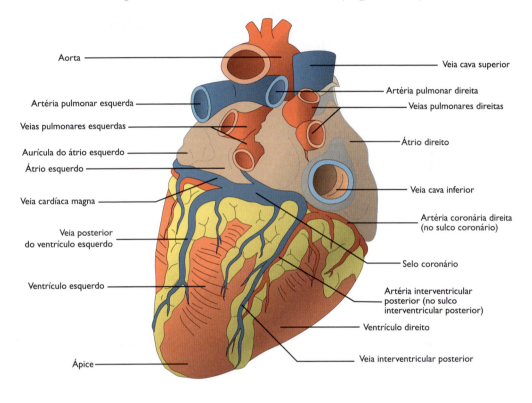

FIGURA 1.12. Sistema coronário venoso (principais vasos).
Adaptado de: NETTER FH. Atlas de Anatomia Humana. 5.ed. Rio de Janeiro, Elsevier, 2011.

VASOS SANGUÍNEOS

Os vasos sanguíneos são compostos por três túnicas (exceto os capilares), sendo túnica íntima, que é camada interna, composta por um revestimento endotelial e formando uma superfície lisa. Camada do meio (túnica média) é composta por tecido elástico e músculo liso, apresentando-se mais espessa nas artérias do que nas veias. A camada externa, túnica adventícia é composta por tecido conjuntivo e bastante resistente.[13,14,15]

As arteríolas, artérias e capilares são tubos cilíndricos, elásticos, que transportam o sangue sob alta pressão. A aorta é a principal artéria do corpo humano, se divide em ascendente, arco aórtico, torácica e descendente e, se ramificam até formar as demais artérias de grande importância na circulação sistêmica chegando as arteríolas. Essas se dividem em redes densas de vasos microscópicos, intimamente em contato com os tecidos e são denominados capilares. Os capilares são definidos por camadas de endotélio, de paredes permeáveis responsáveis pela troca de líquidos, nutrientes e eletrólitos. Já as veias são caracterizadas como vasos que transportam o sangue dos tecidos para o coração, promovendo retorno de volume ao sistema cardiovascular. Suas paredes são finas e elásticas, devido à baixa pressão sanguínea. Já as vênulas possuem paredes mais finas, são constituídas por músculo liso e tecido elástico geralmente menor em relação às paredes das arteríolas.[13,14,15]

REFERÊNCIAS

1. Dangelo JG, Fattini CA. Anatomia Humana Básica. Livraria Atheneu São Paulo, 1988.
2. Woods SL, Froelicher SES, Motzer SU. Enfermagem em cardiologia. 4.ed. Barueri: Manole, 2005.
3. Gyton AC; Hall JE. Fisiologia humana e mecanismo das doenças. 6.ed. Rio de Janeiro: Guanabara Koogan, 1997.
4. Potter P, Perry A. Fundamentos de enfermagem. 5.ed. Rio de Janeiro: Guanabara Koogan, 2005.
5. Netter FH. Atlas De Anatomia Humana. 5.ed. Rio de Janeiro, Elsevier, 2011.
6. Silbernagl S, Despopoulos A. Fisiologia: Texto e Atlas. 7.ed. Porto Alegre: Editora Artmed, 2009.
7. Palomo, JSH. Enfermagem em Cardiologia: Cuidados Avançados. 1.ed. São Paulo: Editora Manole, 2007.
8. Crespo X, Curell N, Curell J. Atlas de Anatomia e saúde. Paraná: Editora Bolsa Nacional do Livro, 2012.
9. Nobre F, Serrano Junior CV (Eds.). Tratado de Cardiologia SOCESP. Barueri: Manole, 2005.
10. Herlihy B, Maebius NK. Anatomia e fisiologia do corpo humano saudável e enfermo. Barueri: Manole, 2002.
11. Andrade JM. Anatomia coronária com angiografia por tomografia computadorizada multicorte. Radiol Bras. 2006;39(3):233–236.
12. Cesar LAM, Timerman A. Manual de cardiologia. São Paulo: Editora Atheneu, 2000.
13. Posso MBS. Semiologia e semiotécnica de enfermagem. São Paulo: Editora Atheneu, 1999.
14. Silva MR. Fisiologia cardiovascular. São Paulo: Editora Atheneu, 2000.
15. Barros ALBL. Anamnese e exame físico: avaliação diagnóstica de enfermagem no adulto. Porto Alegre: Artmed, 2003.

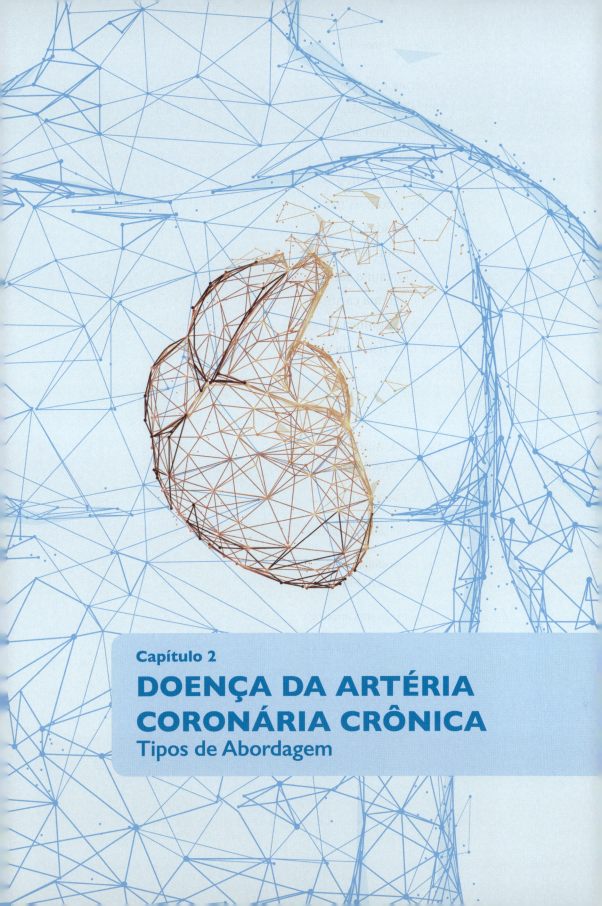

Capítulo 2
DOENÇA DA ARTÉRIA CORONÁRIA CRÔNICA
Tipos de Abordagem

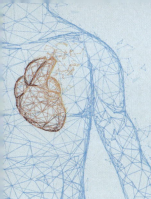

Capítulo 2
DOENÇA DA ARTÉRIA CORONÁRIA CRÔNICA
Tipos de Abordagem

Rodrigo de Moura Joaquim
José de Ribamar Costa Junior

INTRODUÇÃO

Dentre as possíveis causas de insuficiência coronária crônica, a doença aterosclerótica coronária (DAC) se destaca como a mais prevalente. A presença de estenose(s) no leito coronário resulta em desequilíbrio na oferta/consumo de oxigênio (O_2) pelo músculo cardíaco, causando isquemia e sintomas de angina nos pacientes.

Todos os pacientes com DAC devem receber tratamento medicamentoso otimizado (TMO) conforme recomendado nas diretrizes, sendo essa medida eficaz em reduzir a progressão do processo aterosclerótico e prevenir a ocorrência de infarto agudo do miocárdio (IAM) e morte cardiovascular.

Um dos grandes debates da cardiologia contemporânea reside na questão de quais pacientes com DAC se beneficiariam de procedimentos de revascularização miocárdica, qual seria o momento ideal e o tipo de revascularização a ser oferecida (cirurgia *versus* intervenção coronária percutânea – ICP).

Esse debate, foi reaquecido nos últimos anos, com a publicação de importantes ensaios clínicos randomizados, que demonstraram, de um modo geral, em pacientes estáveis, de baixo/moderado risco cardiovascular, que a realização de ICP não se associa à redução de óbito e IAM quando comparados aqueles mantidos exclusivamente em TMO. Contudo, os pacientes que realizaram tratamento percutâneo, apresentaram melhor controle de angina, redução da isquemia miocárdica e necessidade de menos procedimentos de revascularização de urgência a médio e longo prazo.

Nesse capítulo são discutidos os recentes avanços da cardiologia intervencionista no tratamento de pacientes com insuficiência coronária crônica.

MARCADORES DE PROGNÓSTICO NA DAC ESTÁVEL

Classicamente, a extensão anatômica da DAC aferida pela quantidade de vasos epicárdicos acometidos por estenoses severas ($\geq$ 70%) e a avaliação fisiológica da isquemia, representam os principais marcadores de prognóstico, fornecendo informações complementares para a estratificação de risco e decisão terapêutica. A cinecoronariografia é o método padrão-ouro para determinar a severidade anatômica da DAC.

Desde a década de 1970, com a publicação do estudo CASS (*Coronary Artery Surgery Study*), estabeleceu-se a correlação entre o número de artérias coronárias com obstruções relevantes à angiografia e a incidência de eventos cardíacos adversos. Nesse estudo, pacientes que possuíam estenoses severas nos três vasos epicárdicos maiores (triarteriais) e aqueles com obstruções > 50% no tronco da coronária esquerda (TCE), tiveram menor sobrevida quando mantidos exclusivamente em TMO quando comparados aos pacientes submetidos à cirurgia de revascularização miocárdica.[1] O registro CASS, acompanhou por 12 anos pacientes com DAC que não foram incluídos no estudo e permaneceram em TMO. Pacientes com estenose severa em uma, duas e três artérias coronárias tiveram sobrevida de 74, 59 e 40%, respectivamente.

Apesar de não apresentar relação direta com a extensão anatômica da DAC, a intensidade dos sintomas de angina e o grau de tolerância as atividades físicas, são marcadores prognósticos. Estudo com mais de 8 mil pacientes com DAC demonstrou que, no seguimento médio de 2 anos, pacientes com dor precordial limitante apresentaram maiores taxas de mortalidade quando comparados aqueles com pouca ou nenhuma limitação física, com incremento na taxa de mortalidade de 27, 61 e > 200% em indivíduos com limitação leve, moderada e grave, respectivamente.[2]

A avaliação da insuficiência coronária crônica deve incluir também a detecção e quantificação da isquemia, feita de forma não invasiva, com teste ergométrico, cintilografia miocárdica, ecocardiograma com estresse farmacológico e ressonância magnética, ou de forma invasiva, com avaliação da reserva de fluxo fracionada (FFR).

Avaliações de ensaios clínicos em pacientes com DAC estável apontam para aumento na ocorrência de eventos cardíacos adversos, incluindo óbito e IAM, à medida que aumenta a isquemia nas avaliações funcionais não invasivas.[3,4] Iskander e Cols., em revisão com > 12 mil pacientes avaliados com cintilografia do miocárdio, demonstraram uma baixa taxa de mortalidade anual (0,6%) entre os indivíduos sem isquemia, ao passo que, aqueles com exame alterado tinham aumento na mortalidade, diretamente proporcional ao aumento da isquemia, de até 12 vezes (7,4%).[5]

Seguindo o mesmo racional, a revascularização miocárdica em indivíduos com estenoses coronárias, mas sem evidência de isquemia, parece não estar associada a nenhum benefício na redução de morte e IAM. No estudo DEFER, pacientes com DAC estável, mas sem isquemia relevante ao FFR (FFR ≥ 0,80) e que foram mantidos em TMO, tiveram numericamente menos óbito cardíaco e IAM quando comparados aqueles submetidos à ICP, em cinco anos de seguimento (3,3 *versus* 7,9%; p = 0,2).[6]

Mais recentemente, o estudo FAME (*Fractional Flow Reserve Versus Angiography for Multivessel Evaluation*) avaliou 1.005 pacientes com doença coronária multiarterial, randomizados para ICP com base nos achados angiográficos *versus* ICP guiada por isquemia (FFR < 0,80). Ao final de um ano de seguimento clínico, o grupo tratado com base na presença de isquemia havia recebido menos *stents* (1,9 *versus* 2,7%, p < 0,001) e havia apresentado menos eventos cardíacos adversos maiores (13,2 *versus* 18,3%, p = 0,02).[7] Digno de nota, o grupo guiado

Enfermagem em Cardiologia Intervencionista

por FFR teve significativamente menos óbito e IAM (7,3 *versus* 11,1%, p = 0,04), confirmando a hipótese de que a revascularização miocárdica guiada exclusivamente pela anatomia coronária não reduz eventos, além de resultar em incremento em custos ao sistema de saúde.

INDICAÇÃO DE REVASCULARIZAÇÃO MIOCÁRDICA NA DAC ESTÁVEL

Os procedimentos de revascularização miocárdica, seja por cirurgia ou ICP, em pacientes com insuficiência coronária crônica tem suas indicações baseadas na redução da sintomatologia e na melhora do prognóstico (Tabela 2.1).

Tabela 2.1. Indicações para procedimentos de revascularização miocárdica	
Melhora de sintomas	Estenose coronária significativa, na presença de sintomas limitantes de angina ou equivalente, na vigência de TMO
Melhora de prognóstico	Estenose de TCE > 50%
	Estenose de DA proximal > 50%
	Estenoses em dois ou três vasos > 50%, com disfunção ventricular (FE < 35%)
	Presença de isquemia miocárdica significativa (> 10% nos testes não invasivos ou FFR alterado)
	Estenose na última artéria coronária patente > 50%

TMO: tratamento médico otimizado; TCE: tronco da coronária esquerda; DA: descendente anterior; FE: fração de ejeção; FFR: reserva de fluxo fracionado.

Em pacientes sintomáticos, a despeito de TMO, tanto a CRM quanto a ICP demonstraram reduzir angina, aumentar tolerância à atividade física e melhorar a qualidade de vida.

A realização de procedimentos de revascularização miocárdica pode também, em casos selecionados de acordo com a extensão da DAC e da isquemia, trazer benefícios, reduzindo os chamados desfechos duros, como óbito e IAM, com incremento não só qualidade de vida, como também prognóstico desses pacientes.

PAPEL DA ICP NA INSUFICIÊNCIA CORONÁRIA CRÔNICA

ICP *versus* TMO Isolada

Ainda na década de 1980, dois estudos clínicos randomizados, o ACME (*A Comparison of angioplasty with Medical therapy in the treatment of single-vessel coronary artery disease*)[8] e o RITA 2 (*Second Randomized Intervention Treatment of Angina Trial Participants*)[9], que compararam a ICP com cateter-balão à TMO, demonstrando que a revascularização reduz sintomas de angina e aumenta a tolerância ao exercício, porém não afeta significativamente a sobrevida de pacientes com DAC estável. Desde então vários outros estudos compararam as duas estratégias de tratamento, acompanhando a evolução tanto da terapia farmacológica quanto dos dispositivos utilizados nos procedimentos percutâneos.

O estudo COURAGE (*Clinical Outcomes Utilizing Revascularization and AGressive drug Evaluation*)[10], com 2.287 pacientes com DAC estável, investigou se a ICP associada à TMO seria superior à TMO isolada. Ao final de um período médio de 4,6 anos de seguimento, não houve diferença na ocorrência de óbito e IAM entre os grupos (18,5 *versus* 19%; p = 0,6). Entretanto, pacientes alocados para ICP obtiveram maior alívio na sintomatologia e melhora significativa na qualidade de vida. Da mesma forma, a ICP foi mais eficaz em reduzir a isquemia, em especial entre os pacientes com isquemia moderada a importante (> 10% da extensão miocárdica).

Embora tenha se tratado de estudo de grande relevância e um marco na cardiologia contemporânea, o COURAGE encerra algumas importantes críticas e limitações, dentre as quais destacamos: (a) inclusão de uma população selecionada e de baixo a moderado risco cardiovascular, sendo que menos de 10% dos pacientes avaliados foram randomizados no estudo, 22% deles eram assintomáticos, apenas 33% possuíam lesão proximal na descendente anterior e a grande maioria apresentava função ventricular esquerda normal; (b) randomização somente após definição da anatomia coronária, o que pode ter influenciado na exclusão dos pacientes de maior risco; e (c) elevada taxa de *cross-over* do grupo TMO para o grupo ICP + TMO, onde praticamente 1/3 da população alocada para TMO recebeu algum procedimento de revascularização miocárdica durante o estudo.

O BARI-2D (*Bypass Angioplasty Revascularization Investigation type-2 Diabetes*)[11] avaliou se a revascularização com ICP ou cirurgia, associada à TMO, seria superior a TMO isolado em reduzir óbito em pacientes diabéticos com DAC estável. Pacientes mais graves, com estenose de TCE aqueles com insuficiência cardíaca classe funcional III/IV, os que necessitassem algum procedimento de revascularização urgente e os submetidos à cirurgia de revascularização no ano anterior, foram excluídos do estudo. Ao final de cinco anos de seguimento, não se observou diferença na mortalidade entre os pacientes alocados para ICP + TMO vs. TMO (OR 0,5, IC 95% -2,0 a 3,1, p = 0,97). O mesmo foi observado quanto à ocorrência de IAM e acidente vascular encefálico (AVE). Entretanto, 42% dos pacientes inicialmente alocados para tratamento medicamentoso necessitaram algum procedimento de revascularização durante a evolução.

Publicado em 2012, o FAME 2 (*Fractional flow reserve-guided PCI versus medical therapy in stable coronary disease*)[12] tinha como objetivo principal comparar a ocorrência de óbito, IAM e revascularização de urgência entre os indivíduos com insuficiência coronária crônica, randomizados para ICP *versus* TMO. Para inclusão, os pacientes deveriam apresentar pelo menos uma estenose coronária com isquemia comprovada (FFR < 0,80), corrigindo uma das principais limitações do estudo COURAGE, que não exigia a documentação de isquemia para inclusão. O estudo foi interrompido após inclusão de 1.220 pacientes, por decisão do comitê de segurança, que observou aumento significante do desfecho primário entre os pacientes alocados para TMO (12,7 *versus* 4,3%, p < 0,001), principalmente devido à necessidade de nova revascularização miocárdica (11,1 *versus* 1,6%, p = 0,001). Digno de nota, 21% dessas revascularizações de urgência foram indicadas devido ao quadro de IAM e 26,8% por angina instável com alteração no ECG.

Recente metanálise, incluindo 1.557 pacientes de três estudos randomizados, demonstrou, em seguimento médio de 3 anos, que a opção pela estratégia de ICP + TMO se associou à redução de mortalidade, quando comparada a TMO isolado (RR:0.52; IC 95%:0,30 a 0,92; p = 0,02), em pacientes com DAC estável e isquemia comprovada.[13]

Vale ressaltar que as estratégias de revascularização e o TMO são complementares e não antagônicas, atuando por distintos mecanismos de ação. Enquanto, os procedimentos de revascularização, em geral, são indicados para as estenoses mais severas e limitantes do ponto de vista hemodinâmico, promovendo assim um rápido alívio da sintomatologia anginosa, o TMO é mais lento, visando estabilizar o ateroma e reduzir do consumo de O_2 pelo miocárdio. Nos casos de isquemia com extensão moderada a importante, observa-se ainda benefício na redução de eventos cardiovasculares com a revascularização miocárdica. Assim sendo, parece claro que ambas as estratégias são sinérgicas, podendo a depender do caso, serem escolhidas como abordagem inicial ou durante a evolução do tratamento.

ICP *versus* Cirurgia de Revascularização Miocárdica

Na era da ICP com cateter-balão, iniciaram-se os vários estudos comparando ICP à cirurgia de revascularização miocárdica como estratégias terapêuticas para pacientes com DAC. Na década de 1980, os estudos EAST (*Emory Angioplasty versus Surgery Trial*)[14] e BARI (*Bypass Angioplasty Revascularization Investigation*)[15] demonstraram a superioridade da cirurgia sobre a ICP, no sentido de reduzir necessidade de novos procedimentos. Em relação a óbito e IAM, apenas os pacientes diabéticos do estudo BARI tiveram melhores desfechos com a cirurgia, ao final do seguimento de 5 (80,6 *versus* 65,5%, p < 0,001)[16] e 10 anos (57,8 *versus* 45,5%, p = 0,025).[17]

Nas décadas seguintes, com o advento dos *stents* metálicos, notou-se expressiva melhora nos resultados tardios da ICP, o que resultou em diversos outros estudos comparando as duas estratégias de revascularização.

O ARTS (*Arterial Revascularization Therapies Study*)[18] randomizou 1.205 pacientes, a grande maioria com DAC estável, para revascularização miocárdica cirúrgica ou ICP, com stents não farmacológicos. Ao final de cinco anos de seguimento não houve diferença na taxa de mortalidade entre os dois grupos (8,0% com ICP *versus* 7,6% com cirurgia, p = 0,83), nem na ocorrência do desfecho combinado de óbito, IAM ou AVC (18,2% com ICP *versus.* 14,9% com cirurgia; p = 0,14). Entretanto, mais uma vez, a cirurgia se mostrou superior em reduzir a necessidade de novos procedimentos (8,8 *versus* 30,3%; p < 0,001).

Estudo conduzido no Brasil, o MASS II (*Medicine, Angioplasty, or Surgery Study*)[19] randomizou 611 pacientes com insuficiência coronária crônica e DAC multiarterial para três estratégias de tratamento: TMO, ICP com *stent* ou cirurgia de revascularização miocárdica. Essa população apresentava maior risco anatômico, sendo 60% dos pacientes triarteriais e 90% portadores de estenose severa no 1/3 proximal da descendente anterior. Revascularização anatômica completa foi obtida em 74% dos pacientes do grupo cirúrgico e em apenas 41% dos pacientes tratados percutaneamente. Ao final de cinco anos de evolução, o desfecho primário representado pelo combinado de óbito, IAM com onda Q e angina refratária necessitando revascularização, ocorreu em 21,2% dos pacientes do grupo cirúrgico comparado a 32,7% do grupo ICP e 36% do grupo TMO (p < 0,0026), principalmente devido à redução de necessidade de revascularização de urgência (3,9 *versus* 9,4% no grupo TMO e 11,2% no grupo ICP; p < 0,021) e IAM (8,3 *versus* 11,2% no grupo ICP *versus* 15,3% no grupo TMO; p < 0,001) no grupo que foi submetido à cirurgia. Não houve diferença significativa de mortalidade entre os três grupos.

Posterior metanálise de quatro grandes estudos, publicada por Daemen e Cols, demonstrou que ao final de cinco anos, a incidência cumulativa de óbito, IAM e AVC era similar entre as duas modalidades de revascularização (16,7 *versus* 16,9%), sendo a necessidade de nova revascularização significativamente menor entre os pacientes operados (7,9 *versus* 29%, p < 0,001).[20]

Nota-se que a lacuna entre os dois métodos de revascularização vinha progressivamente sendo reduzida, restando a necessidade de nova intervenção como principal limitação da ICP, em especial em populações de maior complexidade, como os multiarteriais e pacientes com obstrução de TCE, usualmente excluídos de estudos prévios. Com advento dos SF, aventou-se novamente a possibilidade de tratamento percutâneo desses pacientes.

Nesse cenário, o estudo SYNTAX (*SYNergy between TAXus and surgery*), randomizou 1.800 pacientes triarteriais e/ou com obstrução no TCE para cirurgia de revascularização miocárdica ou ICP com SF eluidores de paclitaxel (Taxus, Boston Scientific, Natick, MA, EUA). O desfecho primário combinado foi a ocorrência de óbito, IAM, AVC ou nova revascularização com 12 meses de evolução. A despeito do uso de SF, a cirurgia se mostrou mais efetiva em reduzir o desfecho primário (12,4 *versus* 17,8%; p = 0,002), novamente devido à superioridade desse método em reduzir a necessidade de novos procedimentos de revascularização (5,9 *versus* 13,5%; p < 0,001). Ao final de um ano, não houve diferença na ocorrência de óbito e IAM isoladamente e a ocorrência de AVC mostrou-se mais frequente no grupo cirúrgico (2,2 *versus* 0,03).[21]

Recentemente foram publicados os resultados finais deste estudo, com seguimento de cinco anos. Ambos os grupos tiveram taxas equivalentes de óbito (11,4% na cirurgia *versus* 13,9% na ICP; p = 0,10) e de AVC (3,7 *versus* 2,4%; p = 0,09). Entretanto a cirurgia mostrou-se superior em reduzir a ocorrência de IAM (3,8 *versus* 9,7%; p < 0,0001) e nova revascularização (13,7 *versus* 25,9%; p < 0,0001)[22].

O estudo SYNTAX, permitiu a criação de um escore para avaliação de complexidade angiográfica da população incluída, que foi categorizada em três grupos: baixa (≤ 22), moderada (entre 23 e 32) e alta complexidade (≥ 33).[23] Com base nessa estratificação, percebeu-se que a cirurgia se mostrou superior à ICP nos grupos de moderada e alta complexidade anatômica, enquanto naqueles pacientes de baixa complexidade anatômica, a ocorrência de eventos foi semelhante entre os métodos.[21,22]

Quando se comparou a qualidade de vida dos pacientes incluídos no estudo SYNTAX, ambos os grupos apresentaram melhora substancial ao final de cinco anos de seguimento, com a cirurgia apresentando discreto, porém superior benefício[24], especialmente naqueles pacientes com maior complexidade anatômica, onde a cirurgia promove revascularização mais completa e duradoura.

Por fim, em 2016, Stone e cols. publicaram os resultados do maior estudo randomizado comparando ICP à CRM em pacientes portadores de DAC no TCE. Entre os 1.905 indivíduos incluídos na análise, a taxa do desfecho combinado de óbito por todas as causas, IAM não fatal e AVC foi considerada não inferior as duas modalidades de revascularização (15,4% com ICP *versus* 14,7%

com CRM, $p_{\text{não inferioridade}} = 0,02$).[25] Esses achados foram demonstrados tanto na evolução de 30 dias como também ao final de 3 anos.

TIPOS DE *STENTS* UTILIZADOS NA ICP CONTEMPORÂNEA

Os SF já demonstraram ter eficácia e segurança superiores em relação à angioplastia com catater-balão e com *stent* não farmacológico, sobretudo pela capacidade em reduzir a necessidade de novas intervenções na lesão previamente tratada.

Embora a segurança dos SF de 1ª geração (Cypher e Taxus) tenha sido questionada, pela biocompatibilidade subótima e endotelização imperfeita do *stent*, que resultava em casos de tromboses tardias, os SF de 2ª geração, com metais e polímeros que geram mínima resposta inflamatória (Xience, Promus, Resolute, Biomatrix, Nobori, Synergy e Orsiro) substituíram quase completamente os SF de 1ª geração.

Metanálise, na qual se levou em conta também o instrumental utilizado para realizar ICP (*stent* não farmacológico *versus* SF de 1ª geração *versus* SF de 2ª geração), foram incluídos 100 ensaios clínicos e 93.553 pacientes com DAC estável[26]. Nesta publicação, a realização de ICP com SF de 2ª geração com everolimus demonstrou redução de 25%, 22% e 73% na ocorrência de óbito ou IAM ou nova revascularização, respectivamente quando comparado ao TMO isolado. Resultado similar foi observado na comparação entre a cirurgia de revascularização miocárdica e TMO. Quando comparadas estratégias de revascularização, apenas os SF de 2ª geração produziram benefícios semelhantes aos observados com a cirurgia nesta população.

Assim sendo, a recomendação mais atual é a de que, sempre que possível, se realize ICP com implante dessa nova geração de SF.

CONCLUSÕES, IMPLICAÇÕES PRÁTICAS E PERSPECTIVAS

Ao lidar com indivíduos portadores de DAC estável, o profissional da saúde deve pautar sua estratégia terapêutica na severidade da sintomatologia, na isquemia, na idade do paciente, na tolerância à medicação e na presença de comorbidades.

Certamente, a principal mensagem dos diversos estudos realizados nesse campo, é de que a estratégia inicial de TMO, com opção por revascularização quando essa for insuficiente, não implica em penalidade maior (óbito ou IAM) para o paciente. Por outro lado, a adoção da TMO como estratégia inicial pode resultar na demora em reduzir os sintomas, necessidade mais frequente de visitas ao serviço de saúde, uso de maior quantidade de medicamentos e em 30 a 50% dos casos de necessidade de alguma estratégia de revascularização na evolução de médio prazo.

Nos próximos anos, espera-se uma melhora nos resultados da ICP, com a ampla adoção dos SF de 2ª geração e, sobretudo, com a incorporação do conceito de revascularização guiada por isquemia na tomada de decisão da DAC estável.

REFERÊNCIAS

1. Coronary artery surgery study (CASS): a randomized trial of coronary artery bypass surgery. Survival data. Circulation. 1983;68:939-50.

2. Mozaffarian D, Bryson CL, Spertus JA, McDonell MB, Fihn SD. Anginal symptoms consistently predict total mortality among outpatients with coronary artery disease. Am Heart J. 2003;146:1015-22.

3. Hachamovitch R, Hayes SW, Friedman JD, Cohen I, Berman DS. Comparison of the short-term survival benefit associated with revascularization compared with medical therapy in patients with no prior coronary artery disease undergoing stress myocardial perfusion single photon emission computed tomography. Circulation. 2003;107:2900-7.

4. Shaw LJ, Berman DS, Maron DJ, Mancini GB, Hayes SW, et al. Optimal medical therapy with or without percutaneous coronary intervention to reduce ischemic burden: results from the Clinical Outcomes Utilizing Revascularization and Aggressive Drug Evaluation (COURAGE) trial nuclear substudy. Circulation. 2008;117:1283-91.

5. Iskander S, Iskandrian AE. Risk assessment using single-photon emission computed tomographic technetium-99m sestamibi imaging. J Am Coll Cardiol. 1998;32:57-62.

6. Pijls NH, van Schaardenburgh P, Manoharan G, Boersma E, Bech JW, et al. Percutaneous coronary intervention of functionally nonsignificant stenosis: 5-year follow-up of the DEFER Study. J Am Coll Cardiol. 2007;49:2105-11.

7. Tonino PA, De Bruyne B, Pijls NH, Siebert U, Ikeno F, et al. Fractional flow reserve versus angiography for guiding percutaneous coronary intervention. N Engl J Med. 2009;360:213-24.

8. Parisi AF, Folland ED, Hartigan P, et al. A comparison of angioplasty with medical therapy in the treatment of single-vessel coronary artery disease. Veterans Affairs ACME Investigators. N Engl J Med. 1992;326:10-6.

9. Henderson RA, Pocock SJ, Clayton TC, et al. Second Randomized Intervention Treatment of Angina (RITA-2) Trial Participants. Seven-year outcome in the RITA-2 trial: coronary angioplasty versus medical therapy. J Am Coll Cardiol. 2003;42:1161-70.

10. Boden WE, O'Rourke RA, Teo KK, Hartigan PM, Maron DJ, et al. Optimal medical therapy

with or without PCI for stable coronary disease. N Engl J Med. 2007;356:1503-16.

11. Frye RL, August P, Brooks MM, Hardison RM, Kelsey SF, et al. A randomized trial of therapies for type 2 diabetes and coronary artery disease. N Engl J Med. 2009;360:2503-15.

12. De Bruyne B, Pijls NH, Kalesan B, Barbato E, Tonino PA, et al. Fractional flow reserve-guided PCI versus medical therapy in stable coronary disease. N Engl J Med. 2012;367:991-1001.

13. Gada H, Kirtane AJ, Kereiakes DJ, et al. Metanalysis of trials on mortality after percutaneous coronary intervention compared with medical therapy in patients with stable coronary heart disease and objective evidence of myocardial ischemia. Am J Cardiol. 2015;115:1194–9.

14. King SB 3rd, Lembo NJ, Weintraub WS, Kosinski AS, Barnhart HX, Kutner MH, Alazraki NP, Guyton RA, Zhao XQ. A randomized trial comparing coronary angioplasty with coronary bypass surgery. Emory Angioplasty versus Surgery Trial (EAST). N Engl J Med. 1994;331:1044–50.

15. The BARI investigators. Comparison of coronary bypass surgery with angioplasty in patients with multivessel disease. The Bypass Angioplasty Revascularization Investigation (BARI) Investigators. N Engl J Med. 1996;335(4):217-25.

16. The BARI investigators. Influence of diabetes on 5-year mortality and morbidity in a randomized trial comparing CABG and PTCA in patients with multivessel disease: the Bypass Angioplasty Revascularization Investigation (BARI). Circulation. 1997;96:1761-9.

17. The BARI investigators. The final 10-year follow-up results from the BARI randomized trial. J Am Coll Cardiol. 2007;49:1600-6.

18. Serruys PW, Unger F, Sousa JE, Jatene A, Bonnier HJ, et al. Comparison of coronary-artery bypass surgery and stenting for the treatment of multivessel disease. N Engl J Med. 2001;344:1117-24.

19. Hueb W, Lopes NH, Gersh BJ, Soares P, Machado LA, et al. Five-year follow-up of the Medicine, Angioplasty, or Surgery Study (MASS II): a randomized controlled clinical trial of 3 therapeutic strategies for multivessel coronary artery disease. Circulation. 2007;115:1082-9.

20. Daemen J, Boersma E, Flather M, Booth J, Stables R, et al. Long-term safety and efficacy of percutaneous coronary intervention with stenting and coronary artery bypass surgery for multivessel coronary artery disease: a meta-analysis with 5-year patient-level data from the ARTS, ERACI-II, MASS-II, and SoS trials. Circulation. 2008;118:1146-54.

21. Serruys PW, Morice MC, Kappetein AP, Colombo A, Holmes DR, et al. Percutaneous coronary intervention versus coronary-artery bypass grafting for severe coronary artery disease. N Engl J Med. 2009;360:961-72.

22. Mohr FW, Morice MC, Kappetein AP, Feldman TE, Stahle E, et al. Coronary artery bypass graft surgery versus percutaneous coronary intervention in patients with three-vessel disease and left main coronary disease: 5- year follow-up of the randomised, clinical SYNTAX trial. Lancet. 2013;381:629–638.

23. Sianos G, Morel MA, Kappetein AP, Morice MC, Colombo A, et al. The SYNTAX Score: an angiographic tool grading the complexity of coronary artery disease. EuroIntervention. 2005;1:219-27.

24. Abdallah MS, Wang K, Magnuson EA, Osnabrugge RL, Kappetein AP, et al. Quality of Life After Surgery or DES in Patients with 3-Vessel or Left Main Disease. J Am Coll Cardiol. 2017;69:2039-2050.

25. Stone GW, Sabik JF, Serruys PW, Simonton CA, Généreux P, Puskas J, Kandzari DE, Morice MC, Lembo N, Brown WM 3rd, Taggart DP, Banning A, Merkely B, Horkay F, Boonstra PW, van Boven AJ, Ungi I, Bogáts G, Mansour S, Noiseux N, Sabaté M, Pomar J, Hickey M, Gershlick A, Buszman P, Bochenek A, Schampaert E, Pagé P, Dressler O, Kosmidou

I, Mehran R, Pocock SJ, Kappetein AP; EXCEL Trial Investigators. Everolimus-Eluting Stents or Bypass Surgery for Left Main Coronary Artery Disease. N Engl J Med. 2016 Dec 8;375(23):2223-2235.

26. Windecker S, Stortecky S, Stefanini GG, et al. Revascularisation versus medical treatment in patients with stable coronary artery disease: network meta-analysis. BMJ. 2014;348:g3859.

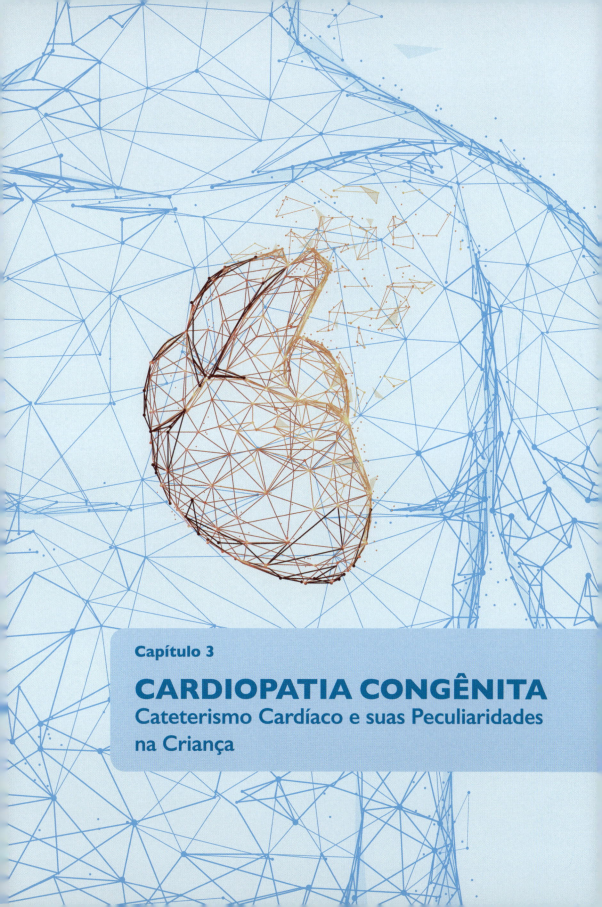

Capítulo 3

CARDIOPATIA CONGÊNITA
Cateterismo Cardíaco e suas Peculiaridades na Criança

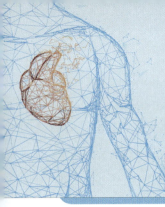

Capítulo 3
CARDIOPATIA CONGÊNITA
Cateterismo Cardíaco e suas Peculiaridades na Criança

Rodrigo Nieckel da Costa
Marcelo da Silva Ribeiro
Carlos Augusto Cardoso Pedra

PROCEDIMENTO HOSPITALAR OU AMBULATORIAL?

Em pacientes adultos, o cateterismo cardíaco diagnóstico em regime ambulatorial é amplamente empregado. Porém, estender essa metodologia ao estudo em crianças exige certos cuidados em razão da variedade de fisiopatologias envolvidas em doenças cardíacas congênitas, a depender da idade do paciente e da existência ou não de cianose e hipertensão pulmonar. O cateterismo cardíaco eletivo em crianças pode ser programado e realizado inicialmente em regime de hospital-dia com visita ambulatorial alguns dias antes do procedimento para exame clínico detalhado e solicitação de exames laboratoriais.

A seleção apropriada dos pacientes é a chave para o sucesso dessa forma de atendimento. Assim, crianças maiores com cardiopatias mais simples podem ser liberadas para casa assim que se recuperarem do procedimento. Para isso, necessitam estar bem acordadas, ter se alimentado pelo menos uma vez e não apresentar sinais de complicações nos locais de punção, principalmente se apenas a via venosa tiver sido utilizada. O uso do acesso arterial implica em tempo maior de repouso a depender da bainha utilizada para o procedimento. Lactentes com menos de um ano necessitam, em geral, de maior tempo de recuperação intra-hospitalar, não impedindo, entretanto, sua liberação no mesmo dia do procedimento. Os pacientes que são submetidos a cateterismo no primeiro mês de vida, em geral, encontram-se criticamente enfermos e necessitam de elucidação diagnóstica ou de intervenção imediata como preparo para procedimento cirúrgico definitivo ou paliativo. Desse modo, devem estar internados e sob cuidados intensivos. O tipo de enfermidade na maioria dos casos não influenciou na necessidade de internamento hospitalar e mesmo cardiopatias mais complexas, cursando com cianose ou hipertensão pulmonar, puderam ser encaminhadas para casa após período variável de observação intra-hospitalar.

A incidência de complicações relacionadas ao regime ambulatorial é extremamente baixa. Além de permitir redução nos custos do procedimento, a ansiedade da criança e de seus pais em relação ao exame é significativamente minimizada, constituindo-se a principal vantagem desse tipo de abordagem.

PLANEJAMENTO E PREPARO PRÉ-CATETERISMO

É essencial para o sucesso do procedimento que se conheça a doença a ser estudada e os objetivos do exame, tendo em vista que a maioria dos dados necessários para a condução do paciente pode ser obtida pelos métodos diagnósticos não invasivos, como a ecocardiografia. Assim, o cateterismo diagnóstico deve ser encarado como ferramenta complementar, acrescentando dados não alcançados por outros métodos. As possíveis vias de acesso e a técnica do exame também devem ser planejadas visando à obtenção das informações necessárias no menor tempo e com menor quantidade de contraste possível.

Todo paciente com cardiopatia congênita que será submetido a cateterismo cardíaco necessita de avaliação médica prévia e exames complementares, a saber:

- radiografia de tórax;

- eletrocardiograma (ECG);

- hemograma completo;

- coagulograma;

- eletrólitos séricos;

- função renal;

- análise urinária.

Sendo o cateterismo cardíaco um procedimento invasivo que envolve riscos para o paciente, todo o procedimento, incluindo seus objetivos e suas possíveis complicações, deve ser explicado ao paciente (se em idade adequada) e/ou aos pais ou responsáveis durante a avaliação médica pré-cateterismo ou logo antes do exame.[1] Com isso, obtém-se o consentimento esclarecido para a realização do procedimento. Idealmente, essa etapa deverá ser cumprida pelo médico responsável pelo procedimento.

A nosso ver, o estudo hemodinâmico em crianças deve ser realizado sob anestesia geral com intubação endotraqueal e ventilação mecânica assistida, o que causa menos desconforto para o paciente e permite que o exame seja feito de forma mais segura. A principal desvantagem dessa abordagem é a mudança nas condições hemodinâmicas basais, pois alterações no suporte ventilatório e/ou inotrópico podem ter impacto nos dados buscados durante o estudo hemodinâmico. Isso pode ser minimizado com o uso de fração inspirada de oxigênio (FiO_2) em torno de 30% e de padrões ventilatórios basais e evitando-se sedação excessiva ou drogas hipotensoras.[2]

CUIDADOS ESPECIAIS

Neonatos

Sabe-se que aproximadamente um terço dos recém-nascidos com cardiopatias congênitas irão ficar gravemente enfermos antes de completar o primeiro ano de vida, necessitando de intervenção precoce. O estudo hemodinâmico pode, de modo ocasional, ser necessário nesse grupo de pacientes de risco. Quando necessário, é preciso que haja suporte hospitalar em unidade de terapia intensiva antes e após o procedimento e que a equipe tenha conhecimento das características fisiológicas de recém-nascidos, da circulação de transição feto-neonato e de sua influência em cardiopatias congênitas estruturais.

Os neonatos têm baixa reserva de gordura e carboidratos associada com alta taxa de metabolismo e consumo de oxigênio, o que faz com que ocorra rápido estado de hipoxemia e acidemia em situações de estresse. Deve-se, portanto, manter infusão constante de soluções glicosadas e eletrólitos durante o jejum para evitar hipoglicemia e alterações eletrolíticas. A reserva de hemoderivados deve ser assegurada a esses pacientes antes do procedimento.

Cuidado especial deve ser tomado para evitar hipotermia, mantendo-se o recém-nascido aquecido durante todo o procedimento com mantas ou colchões térmicos, em particular os prematuros. Deve-se levar em consideração também a imaturidade de alguns órgãos, como rins e fígado, e usar contraste, fluidos e drogas de maneira criteriosa.

Com frequência, os vasos umbilicais são utilizados como via de acesso para o cateterismo em neonatos, poupando assim os acessos convencionais para possíveis procedimentos futuros. Logo, se a veia umbilical está sendo utilizada para infusão de fluidos e drogas (como prostaglandina E1 ou drogas vasoativas), deve-se garantir acesso venoso alternativo para esse fim antes do exame. O manuseio dos vasos umbilicais durante o cateterismo aumenta o risco de infecções e, portanto, esses pacientes devem ser monitorados nesse sentido, administrando-se antibióticos sempre que necessário. Se o acesso umbilical não for mais possível (período neonatal tardio ou cateterismo umbilical prévio), deve-se, na unidade de terapia intensiva, evitar punções desnecessárias (para coletas de exames ou infusão de medicações) em locais de possível utilização durante o cateterismo cardíaco, como por exemplo, a região femoral.[2,3]

Cardiopatias Cianogênicas

Em pacientes cianóticos, deve-se conhecer o nível de hemoglobina alguns dias antes do cateterismo. Aqueles com hemoglobina sérica acima de 20 g/dL devem passar por análise criteriosa do sistema de coagulação, pois esse, em geral, está alterado em decorrência das mudanças fisiológicas do organismo em resposta à hipóxia e à policitemia. Sabe-se que quando o hematócrito se encontra superior a 60%, qualquer aumento acima desse valor produz elevação significativa na viscosidade sanguínea e risco de acidente vascular cerebral. Daí a importância de se manter regime de hidratação adequado durante o período de jejum. Apesar disso, não se aconselha de rotina a realização de procedimento de hemodiluição em pacientes cianóticos com hematócrito em torno de 60% que serão submetidos a estudo hemodinâmico. Desse modo, essas crianças devem receber hidratação venosa durante o período de jejum para evitar desidratação, reduzindo assim o risco de trombose, hipotensão, ou dessaturação arterial significativa durante o exame. A indicação de hemodiluição deve ser embasada não apenas em números absolutos de hematócrito e hemoglobina, mas também em sintomas de hiperviscosidade (cefaleia, câimbras) e baixas reservas de ferro tecidual e sérico. A realização da hemodiluição em pacientes com ferro e ferritina séricos reduzidos só aumenta as chances de acidente vascular cerebral.[2,3]

Hipertensão Arterial Pulmonar

Pacientes com hipertensão arterial pulmonar (HAP) primária ou secundária que necessitem de cateterismo cardíaco diagnóstico devem fazer os exames pré-cateterismo de rotina com especial atenção para a identificação dos aspectos que possam influenciar na resistência vascular pulmonar (RVP) durante o exame, tais como: doenças pulmonares crônicas ou agudas (que sabidamente aumentam a RVP por múltiplos fatores, como hipóxia alveolar, redução da capacidade residual funcional e produção de vasoconstritores), hipertensão venocapilar pulmonar associada e anemia (sem influência direta na RVP, mas é importante manter a hematimetria adequada para otimizar o transporte e a oferta de oxigênio tecidual).

Nesses pacientes, a complicação mais temida na sala de cateterismo é o aumento agudo na RVP atingindo níveis sistêmicos ou suprassistêmicos, caracterizando a "crise de hipertensão pulmonar". Esses episódios causam diminuição do débito cardíaco ou hipoxemia grave e podem ser fatais. Não estão relacionados a nenhum fator causal, mas a aspiração traqueal pode precipitá-las e deve ser evitada. São mais comuns nas seguintes situações: neonatos com 24 a 48h de vida, quando ainda não houve queda na RVP do período neonatal; pacientes com hipertensão venocapilar pulmonar, como por exemplo, na conexão anômala de veias pulmonares e estenose mitral; doenças que cursam com HAP precoce, tais como a transposição das grandes artérias com comunicação interventricular e o tronco arterial; e cardiopatias de grande hiperfluxo pulmonar não operadas e referidas tardiamente. Esses pacientes devem ser anestesiados de forma adequada, evitando-se o estresse durante o exame. A ventilação mecânica deve ser direcionada: se não for necessário realizar prova de reatividade vascular pulmonar, deve-se manter a FiO_2 acima de 60%.

O uso da pressão positiva expiratória final (PEEP, *positive end-expiratory pressure*) deve ser otimizado, evitando-se assim hipo ou hiperinsuflação pulmonar, já que a RVP é mínima quando a capacidade residual funcional é normal. Deve-se ainda utilizar quantidade mínima de contraste, principalmente no leito vascular pulmonar. E, claro, deve-se ter sempre à mão um arsenal terapêutico adequado para o tratamento das crises, se necessário: óxido nítrico na sala de exame, vasodilatadores e inotrópicos (ver detalhes em *Testes de Reatividade Pulmonar, ao final deste capítulo*).[3,5]

VIAS DE ACESSO AO CORAÇÃO E COMPLICAÇÕES

Na década de 1960, a técnica de Seldinger para acesso vascular percutâneo passou a ser utilizada em crianças, reduzindo de modo significativo a incidência de complicações vasculares. Desde então, a dissecção vascular ficou restrita a casos em que o acesso por punção não era possível ou para intervenções em neonatos (como valvoplastia aórtica por via carotídea). Nessa mesma época, iniciou-se o uso de bainhas percutâneas, facilitando a troca de cateteres e reduzindo o dano vascular e os sangramentos durante o exame.

Com a evolução e o aprimoramento de novas técnicas e materiais, o cateterismo diagnóstico em crianças se tornou procedimento seguro e eficaz, em especial após o primeiro ano de vida.

Os vasos mais usados em crianças são os femorais, de acesso simples e direto ao coração e de hemostasia facilmente obtida por compressão externa. Devem ser puncionados abaixo do ligamento inguinal, no nível do ramo pubiano superior, para permitir compressão adequada do vaso. Punções inadvertidas acima dessa região podem resultar em sangramentos retroperitoneais de difícil controle. Após a obtenção dos acessos vasculares e a introdução das bainhas, deve-se administrar heparina sódica, em *bolus*, na dose de 100 UI/kg quando apenas a via venosa for utilizada e 150 UI/kg quando a via arterial for necessária, na dose máxima de 5.000 UI. Ao término do procedimento, é administrada protamina para reverter cerca de 50 a 75% da heparinização. Contraindicações relativas ao uso dos vasos femorais são: infecção localizada no local escolhido para punção, presença de hérnia inguinal, oclusão de vasos decorrente de procedimentos anteriores.[6,7]

Outra via de acesso para estudo hemodinâmico em crianças é a veia umbilical em neonatos para acesso direto ao coração por meio do canal venoso. Sua principal vantagem é que poupa outros vasos para procedimentos futuros. Permanece pérvia nas primeiras 24 horas de vida, mas raramente após 3 a 4 dias. As artérias umbilicais são pouco utilizadas para cateterismo cardíaco, mas podem ser cateterizadas para monitoração da pressão arterial invasiva.

A veia jugular interna é calibrosa em lactentes jovens e pode ser utilizada para cateterismo diagnóstico e terapêutico nessa faixa etária e em crianças mais velhas. Sua principal desvantagem é a dificuldade em cruzar o septo interatrial para atriosseptostomias. A veia subclávia também pode ser utilizada, mas é de difícil hemostasia após o procedimento. Na última década, o acesso venoso trans-hepático vem sendo usado com segurança para a realização de cateterismo diagnóstico e intervencionista em pacientes pediátricos. Para o cateterismo arterial, as artérias radial e braquial podem ser utilizadas, se necessário, em crianças maiores e adolescentes. Nos neonatos também pode ser usado acesso via artéria axilar.[6]

Com o desenvolvimento de novas técnicas e materiais e em mãos habilitadas e experientes, a ocorrência de complicações no cateterismo diagnóstico é pequena, em geral, relacionada aos acessos vasculares. A ocorrência de óbito em crianças maiores é rara ao extremo e, quando ocorre, está associada à má condição clínica prévia do doente. Os neonatos se constituem em grupo de risco à parte. Mesmo assim, a incidência de mortalidade nesse grupo é de menos de 1%. As complicações mais comuns após o exame incluem febre baixa e problemas nos locais de punção (hematomas e perda temporária de pulso). Complicações maiores, como perfuração cardíaca e tamponamento, não são frequentes hoje em dia. Entretanto, seu reconhecimento deve ser imediato, exigindo intervenção rápida, seja na sala de cateterismo ou no centro cirúrgico. Outras complicações como arritmias, convulsões e reação alérgica ao contraste iodado ocorrem de modo esporádico. É excepcional a ocorrência de insuficiência renal após a administração de contraste, em razão da baixa osmolaridade dos novos agentes (entre 300 e 600 mOsm) e da otimização da concentração de iodo. Quantidades generosas (entre 6 e 12 mL/kg) são empregadas com frequência sem efeitos adversos. Obviamente, deve-se atentar para a manutenção de regime de hidratação adequado.[8]

Em relação às complicações vasculares, essas são mais frequentes quando a via arterial é empregada, em especial em neonatos e lactentes jovens, e nos cateterismos intervencionistas quando as bainhas de maior diâmetro são utilizadas. A incidência relatada de perda de pulso após 6 horas é de 3% em pacientes com menos de 10 kg e de 0,4% em pacientes acima desse peso. A ausência de pulso após 6 horas do procedimento sugere trombose de artéria femoral. Logo após o término do procedimento, a ausência de pulso pode ser secundária a espasmo arterial e deve-se apenas aquecer o membro acometido. Em cerca de 2 a 3 horas, o pulso deve ser palpado nas extremidades. Após esse período, persistindo a ausência de pulso, deve-se iniciar heparina de baixo peso molecular (1 a 2 mg/kg/dia) ou infusão contínua de heparina (15 a 40 UI/kg/h) por 24 a 48 horas, o que, em geral, é eficaz para se restabelecer o fluxo arterial distal. A necessidade do uso da estreptocinase e da intervenção cirúrgica em crianças é rara, mas deve ser cogitada sempre que a perda de pulso for prolongada e, principalmente, se o membro acometido mostrar sinais de isquemia aguda. A incidência de trombose venosa é baixa, mesmo em crianças pequenas. Tal complicação ocorre quando se utilizam bainhas de alto perfil.[8]

CATETERISMO DIAGNÓSTICO E TERAPÊUTICO NAS PRINCIPAIS CARDIOPATIAS CONGÊNITAS

Comunicação Interatrial Tipo *Ostium Secundum*

Indica-se o cateterismo diagnóstico somente aos doentes portadores de hipertensão pulmonar em que os dados oximétricos e manométricos, os cálculos de fluxos e resistências, a avaliação farmacológica da reatividade do leito vascular pulmonar e a angiografia capilar sejam importantes na decisão do fechamento do defeito. Na enorme maioria dos casos, a ecocardiografia, em especial a transesofágica, é o método diagnóstico de excelência, tendo papel fundamental na seleção dos pacientes candidatos à oclusão com próteses.[9]

O cateterismo, quando indicado, é realizado por via venosa, permitindo o acesso a todas as câmaras cardíacas, inclusive as esquerdas por meio da comunicação interatrial (CIA). Observa-se salto oximétrico entre a veia cava superior e o átrio direito, persistindo no ventrículo direito e na artéria pulmonar. A saturação de O_2 costuma ser normal nas cavidades esquerdas e na aorta, a não ser que exista desvio bidirecional no plano da CIA ou insaturação nas veias pulmonares por doença pulmonar. As pressões são, em geral, normais no ventrículo direito e na artéria pulmonar, podendo estar aumentadas em casos de HAP secundária em pacientes adultos ou idosos. É importante lembrar que não é infrequente a associação entre HAP idiopática e CIA.

O tratamento da CIA-OS (comunicação interatrial – *ostium secundum*) está indicado quando há repercussão hemodinâmica do defeito, caracterizada por hiperfluxo pulmonar e pelo aumento das dimensões das câmaras cardíacas direitas à ecocardiografia. Considera-se como contraindicação para o fechamento destes defeitos a presença de hipertensão arterial pulmonar fixa com alta resistência vasculare pulmonar.

Desde o início da década de 1950, o tratamento cirúrgico da CIA tem sido considerado como o procedimento padrão-ouro para o manejo da doença. Hoje em dia, nos grandes centros, a mortalidade cirúrgica se aproxima a zero, mas o procedimento não é isento de complicações e apresenta índices de morbidade que variam de acordo com a população e instituições avaliadas. Em adultos, as taxas de complicações perioperatórias como arritmias, derrame pericárdico e infecções parecem ser maiores do que em crianças. Além disso, esses pacientes apresentam comorbidades que elevam o risco operatório.[9,10]

Os estudos comparativos entre o tratamento intervencionista e o cirúrgico, apesar de possuírem algumas limitações metodológicas, foram unânimes em demonstrar que a abordagem percutânea tem eficácia semelhante ao tratamento cirúrgico estando, porém, associada a menores índices de complicações. Cerca de 85% dos pacientes com CIA-OS apresentam características favoráveis para o tratamento percutâneo. São passíveis, desse modo, de tratamento as CIA-OS menores que 38 mm, já que não é possível a oclusão percutânea em grandes defeitos onde as próteses não conseguem ser posicionadas com estabilidade suficiente, e é necessário a presença de distância de pelo menos 5 mm da margem da CIA para o seio coronário e valvas atrioventriculares, definidos pela ecocardiografia transesofágica (ETE).[10, 11]

Existe uma ampla gama de dispositivos utilizados no fechamento das CIA--OS. Todos apresentam o nitinol (liga metálica de níquel e titânio) em sua estrutura e, apesar de apresentarem variações no mecanismo de liberação, todas seguem o conceito comum de duplo disco para a oclusão do defeito.

Em geral, os procedimentos são realizados sob anestesia geral e com monitorização da ecocardiografia transesofágica que fornece detalhes sobre a anatomia, mais recentemente, inclusive empregando a técnica 3D. A ecocardiografia transesofágica deverá definir o diâmetro do defeito e as bordas necessárias à sustentação da prótese. Na maioria dos casos é ainda necessária a medida do "diâmetro estirado do defeito", realizado através da insuflação de balão de alta complacência no defeito até que o fluxo através do mesmo não seja mais percebido ao ETE (*stop-flow*). Mede-se o diâmetro do balão ao nível da CIA com o ETE e na angioscopia digital e estas referências são utilizadas na seleção do dispositivo.

Após essa análise e por meio de bainha posicionada na veia femoral do paciente a prótese escolhida é então levada e posicionada no septo interatrial e liberada após avaliação de sua posição e da ausência de fluxo residual significativo ao ETE. A alta hospitalar habitualmente ocorre 24 horas após o implante e o seguimento destes pacientes envolve avaliação clínica e ecocardiográfica com 1, 3, 6 e 12 meses. Também é realizada terapia antiplaquetária com AAS por 6 meses e em algumas próteses é associado clopidogrel por 3 meses.

Os procedimentos são completados com sucesso em mais de 98% dos casos e os índices de oclusão são entre 94 e 99% dependendo do tamanho do defeito, do dispositivo utilizado e da morbidade associada.[11]

Comunicação Interventricular

O cateterismo diagnóstico está indicado nos casos de crianças com suspeita de hipertensão arterial fixa e naqueles com comunicações interventriculares (CIV) múltiplas musculares. O estudo dessa condição exige em geral o uso das vias arterial e venosa, a não ser que haja CIA associada, tornando possível o acesso ao ventrículo esquerdo por via anterógrada. A via venosa é necessária para determinação de saltos oximétricos, que ocorrem do ventrículo direito para a artéria pulmonar. A pressão arterial pulmonar é normal nos defeitos restritivos ou pode apresentar grandes elevações nos casos de HAP fixa. Nessas situações, associadas com grande aumento da RVP, notam-se graus variados de insaturação arterial sistêmica de O_2, consequente ao desvio bidirecional instalado. Nos casos limítrofes, deve-se realizar o estudo com provas de reatividade pulmonar.

O estudo angiográfico avalia o tipo anatômico e o tamanho do defeito. A projeção a ser utilizada varia de acordo com a localização do defeito, definida previamente pela ecocardiografia. No tipo perimembranoso, a angiografia do ventrículo esquerdo é feita na incidência oblíqua axial longitudinal. O jato de contraste é visto logo abaixo da valva aórtica, contrastando o ventrículo direito. A identificação da CIV perimembranosa ou duplamente relacionada se faz na incidência lateral ou oblíqua anterior direita com o jato de contraste sendo visto logo abaixo da valva pulmonar. Os defeitos musculares e trabeculares são identificados nas incidências hepatoclavicular ou oblíqua axial longitudinal.

Outras lesões associadas podem ser caracterizadas. O prolapso de uma das válvulas da valva aórtica, acompanhado ou não de insuficiência aórtica, é estudado por meio de um aortograma na incidência oblíqua anterior esquerda. Deve-se considerar ainda a obstrução da via de saída do ventrículo direito ou do esquerdo. A associação com persistência do canal arterial não é rara.

Como já discutido anteriormente o cateterismo diagnóstico nos pacientes portadores de CIV fica restrito aos casos de suspeita de hipertensão pulmonar fixa ou nas CIVs musculares múltiplas. A avaliação anatomofuncional completa das CIVs quase sempre pode ser obtida por meio da ecocardiografia transtorácica. Quando apresenta repercussão hemodinâmica, com ou sem sinais clínicos de insuficiência cardíaca, deve ser ocluída pelo risco de evoluir com hipertensão arterial pulmonar e até para síndrome de Eisenmenger, além do risco de endocardite infecciosa. A hipertensão arterial pulmonar (dependendo do grau) e a presença da síndrome de Eisenmenger tornam a patologia intratável.[12]

Até alguns anos atrás, a única opção terapêutica para as CIVs com repercussão hemodinâmica era o tratamento cirúrgico do defeito, introduzido na década de 1950 e tratamento de escolha até os dias atuais. Apresenta resultados variados, dependendo da localização e número das CIVs e da idade do paciente. Geralmente o tratamento cirúrgico da CIV apresenta baixa incidência de complicações maiores, sendo que uma delas, relacionada às CIVs perimembranosas, é o bloqueio atrioventricular total o qual necessita de implante definitivo de marca-passo. Essa complicação se faz presente em até 1,5% dos casos após o tratamento cirúrgico. Além disso, o tratamento cirúrgico convencional envolve o uso de circulação extracorpórea, necessidade frequente de hemotransfusões e tempo total de hospitalização em torno de 6 a 8 dias.[12,13]

Comunicação Interventricular Muscular

As CIVs musculares múltiplas são de tratamento cirúrgico laborioso, pela dificuldade para localizá-las no meio das trabeculações grosseiras do ventrículo direito (VD). As CIVs musculares apicais também são de difícil abordagem cirúrgica pelo VD, muitas vezes necessitando de ventriculotomia esquerda que resulta em disfunção ventricular e complicações no pós-operatório.

O tratamento percutâneo das CIVs teve início no final da década de 1980, a princípio com CIVs do tipo muscular, com bons resultados. Atualmente, o tratamento percutâneo da CIV muscular com próteses intracardíacas de última geração vem sendo realizado com segurança e eficácia em diversas faixas etárias conforme demonstrado nos estudos disponíveis na literatura utilizando a prótese Amplatzer de CIV muscular.[12]

Defeito do Septo Atrioventricular

A ecocardiografia é o exame mais adequado para a investigação dessa doença. O cateterismo cardíaco tem indicação para os pacientes portadores de hipertensão pulmonar grave com suspeita de doença pulmonar vaso-oclusiva, para as formas desbalanceadas e para os portadores de outras anomalias associadas (coartação da aorta, estenose subaórtica), em que a ecocardiografia não solucionou possíveis dúvidas diagnósticas.

Em geral, é necessário apenas o acesso venoso nesses pacientes, já que o cateter é manobrado com facilidade para o ventrículo esquerdo por meio da CIA *ostium primum*, cuja posição é baixa margeando a valva tricúspide. Nas curvas oximétricas nota-se aumento da saturação de O_2 no átrio direito baixo, persistindo com saturação elevada no ventrículo direito e na artéria pulmonar, mais evidente em sua forma total em razão do fluxo arteriovenoso pela CIV. Nos pacientes com hipertensão pulmonar instalada, pode aparecer insaturação arterial sistêmica decorrente de desvio venoarterial por meio da CIV. O comportamento pressórico depende do tipo anatômico. Em geral, as pressões são normais ou ligeiramente aumentadas na forma parcial e sempre elevadas na forma total. Completa-se a avaliação com a análise qualitativa da angiografia capilar pulmonar.

Tanto em sua forma parcial quanto total, a injeção de contraste praticada no ventrículo esquerdo (VE) na incidência oblíqua anterior direita a 10° a 20° e na de quatro câmaras evidencia a morfologia ventricular típica da condição, com encurtamento da via de entrada ventricular e alongamento da via de saída. Esse tipo de contrastação ventricular, associado à da aorta ascendente, forma uma imagem semelhante a um pescoço de ganso (*goose neck*). A valva atrioventricular esquerda "mitral" se encontra desviada medialmente e apresenta uma fenda *cleft* na sua forma parcial, podendo causar incompetência valvar de graus variados. Muitas vezes, a via de saída alongada se torna estreitada, podendo até gerar gradiente sistólico. Não é incomum se notar protrusão da porção anterior do folheto do septo mitral, parecendo aneurisma, abaulamento que desaparece na diástole ventricular. Na forma total, além da deformidade da via de saída, encontra-se ampla CIV de via de entrada e anel atrioventricular único. Observa-se valva atrioventricular única comum, muito ampla, que cavalga o septo ventricular. Por vezes, essa valva pode se deslocar para a direita ou para a esquerda, caracterizando a forma desbalanceada do defeito.[3,8]

Persistência do Canal Arterial

A indicação mais habitual de cateterismo é o fechamento percutâneo com próteses tipo *coil* ou *plug* em crianças acima de 5 a 6 kg. Entretanto, o cateterismo diagnóstico se impõe nos casos de hipertensão pulmonar importante.

O canal arterial pode ser cruzado por via venosa (anterógrada) ou arterial (retrógrada). Por via venosa, o cateter ao ganhar a artéria pulmonar esquerda passa para a aorta torácica descendente. As pressões são normais nas cavidades direitas e na artéria pulmonar nos canais de pequeno diâmetro, ou aumentadas no VD e na artéria pulmonar nos canais maiores, provocando hipertensão pulmonar inicialmente por aumento de fluxo e tardiamente por aumento da RVP. A oximetria mostra salto oximétrico entre o VD e a artéria pulmonar, cuja magnitude depende do diâmetro do canal e da resistência pulmonar. Os cálculos de fluxo e resistência ficam prejudicados em decorrência da dupla fonte de fluxo pulmonar.

O diagnóstico angiográfico se faz com injeção de contraste no nível do istmo aórtico. As incidências habituais são a lateral, a oblíqua anterior esquerda cranial e a oblíqua anterior direita. A classificação mais usada é a de Krichenko *et al.*, muito útil porque seleciona de modo adequado os casos para tratamento cirúrgico ou intervencionista. São descritos 5 tipos principais: A, B, C, D e E. Em que:

- tipo A é cônico, com redução da luz na extremidade pulmonar, em geral longo, com ampola aórtica ampla;

- tipo B, muito curto, é praticamente uma janela aortopulmonar;

- tipo C é tubular, sem pontos de estreitamentos e em geral é calibroso;

- tipo D tem múltiplas constrições;

- tipo E, de configuração bizarra, tem uma aparência cônica alongada com constrição próxima a artéria pulmonar.

O tratamento percutâneo do PCA com próteses intracardíacas de última geração vem sendo realizado com extrema segurança e eficácia em diversas faixas etárias, com exceção do neonato e lactente jovem com menos que 4 a 5 kg.

Como para a CIA, o tratamento percutâneo se tornou o método de eleição para o tratamento dessa frequente cardiopatia congênita na absoluta maioria dos centros no mundo, considerando que apresenta eficácia comparável à cirúrgica aliado a menos dor, menor tempo de internação e ausência de cicatriz. O diagnóstico é feito por meio da ecocardiografia transtorácica e, sempre que possível, o ecocardiografista deverá fornecer dados pertinentes para a seleção do melhor dispositivo para a oclusão percutânea, tais como:

- grau de repercussão hemodinâmica: sobrecarga de câmaras esquerdas, e se há ou não indícios de hipertensão arterial pulmonar associada.

- formato do canal: se cônico (maioria dos casos, com menor extremidade no coto pulmonar), com múltiplos pontos de estenose (ancoragem), tubular, tipo "janela aortopulmonar".

- tamanho do canal: o canal deve ser medido em seu coto pulmonar, de preferência sem o auxílio do *doppler* colorido.[14,15]

Estenose Pulmonar Valvar

Nas estenoses valvares, o cateterismo intervencionista tem indicação absoluta em todas as faixas etárias para os pacientes com gradiente sistólico máximo maior que 50 mmHg pela ecocardiografia. O cateterismo diagnóstico pode ser útil nos casos de displasia valvar, hipodesenvolvimento do anel pulmonar e estenoses periféricas múltiplas das artérias pulmonares.

Como não há fluxos intracavitários, não há saltos oximétricos entre as cavidades. Ao se cateterizar o coração direito, observa-se gradiente de pressão entre a artéria pulmonar e o infundíbulo na estenose valvar. Esse gradiente é intraventricular na estenose infundibular, ou está entre a valva pulmonar e a origem das artérias pulmonares na estenose supravalvar, ou entre as artérias pulmonares e o troncopulmonar na estenose das artérias pulmonares.

O estudo angiográfico é realizado basicamente para a detecção do local do obstáculo e do comprometimento das câmaras cardíacas direitas. Na estenose pulmonar valvar, a injeção de contraste é praticada no VD nas incidências oblíqua anterior direita alongada e lateral. Nota-se hipertrofia das paredes ventriculares e do infundíbulo, em especial nas estenoses graves. O anel pulmonar tem dimensões variadas (em geral, normal nas estenoses valvares) e o troncopulmonar e a artéria pulmonar esquerda costumam ser dilatados. A valva pulmonar tem válvulas espessadas com fusão comissural com configuração em cúpula durante a sístole ventricular. O jato de contraste costuma ser bem identificado ao cruzar a valva estenótica. Por vezes, a valva é displásica, caracterizada por válvulas muito espessadas e irregulares (redundantes) que permanecem deformadas durante todo o ciclo cardíaco, ficando presas na região supravalvar. Os seios de Valsalva são estreitos e distorcidos e com frequência se observa hipoplasia do anel pulmonar e encurtamento do troncopulmonar. Quando o obstáculo é intraventricular, um anel muscular ou fibromuscular se localiza logo abaixo da valva pulmonar, denominando-se estenose infundibular. Outras vezes, um anel muscular médio ventricular causa o obstáculo em decorrência da hipertrofia da trabécula septomarginal, da banda moderadora e da dobra ventrículo-infundibular. Essa forma é também denominada estenose por banda muscular anômala ou dupla câmara de VD. Quando a estenose é supravalvar pulmonar, o aspecto angiográfico é de estenose ou cintura entre a valva pulmonar e a bifurcação das artérias pulmonares. Nas estenoses de artérias pulmonares, o aspecto angiográfico é de estenoses isoladas ou de estenoses múltiplas periféricas.

Capítulo 3 • Cardiopatia Congênita: Cateterismo Cardíaco e suas Peculiaridades na Criança

A valvoplastia pulmonar com o uso de cateter-balão foi descrita inicialmente por Kan em 1983 e hoje é o tratamento de escolha para o tratamento da estenose pulmonar valvar, substituindo a abordagem cirúrgica, em todas as faixas etárias. Os resultados são excelentes e as complicações poucos frequentes, portanto, o objetivo do cateterismo nessa doença é a dilatação valvar. O ecocardiograma fornece o detalhamento anatomofuncional para a programação terapêutica. De forma geral, um gradiente de pico sistólico entre o VD e a artéria pulmonar de 50 mmHg em repouso é suficiente para considerarmos o tratamento e evitarmos as consequências dessa doença. Em neonatos ou lactentes jovens com estenose pulmonar crítica, a presença de cianose ou hipertrofia significativa de VD justificam por si só o tratamento.[16]

O procedimento é realizado sob anestesia geral endovenosa ou sedação e anestesia local em crianças maiores e adultos. O acesso utilizado é o venoso, sendo puncionada, na maioria dos casos a veia femoral. Rotas alternativas como a veia jugular ou o acesso trans-hepático podem ser utilizados na impossibilidade do primeiro.

São realizadas angiografias para a detecção do local do obstáculo, avaliação do comprometimento ventricular direito, realização de medidas do anel valvar para escolha do balão adequado, avaliação da dinâmica valvar e eventual presença de displasia valvar. A EPV clássica apresenta anel de dimensões conservadas, abertura em cúpula dos folhetos e dilatação pós-estenótica do tronco da artéria pulmonar e da artéria pulmonar esquerda. Por outro lado, a valva pulmonar displásica é caracterizada pela presença de válvulas muito espessadas secundária à deposição de mucopolissacarídeos; por mobilidade reduzida não propriamente relacionada à fusão comissural (como na estenose pulmonar clássica), mas sim devido ao peso excessivo das válvulas; por presença de anel valvar com hipoplasia de graus variáveis; por aderências supravalvares dos folhetos causando estenose supravalvar; por troncopulmonar curto e, geralmente, sem dilatação e pela associação frequente com estenoses de artérias pulmonares e quadros sindrômicos, principalmente a síndrome de Noonan. Tal diferenciação é importante porque as valvas pulmonares displásicas apresentam resultado subótimo à dilatação com balão. Também avaliamos nessas angiografias a presença de estenose subvalvar e supravalvar pulmonar. Após adequada avaliação, guia de suporte é posicionado na periferia pulmonar e o balão para valvoplastia é posicionado, sobre o mesmo, ao nível da valva pulmonar onde é insuflado até o total desaparecimento de sua cintura (imagem em ampulheta). O diâmetro do balão é selecionado levando em consideração uma relação balão: anel pulmonar de 1,1 a 1,3:1. O comprimento do balão depende da idade da criança devendo ser o menor possível para garantir sua estabilização e não interferir com a dinâmica da valva tricúspide ou danificá-la. O balão é insuflado 2 a 3 vezes para uma adequada dilatação valvar. Após o procedimento o balão é retirado e são realizadas novas angiografias para avaliação da dinâmica valvar.[17]

Nos neonatos dependentes do canal arterial a infusão contínua de prostaglandinas (PGE-1) é mantida durante o procedimento (para estabilização clínica do paciente e por ser possível melhor suporte para o balão quando o guia é posicionado na aorta descendente desses pequenos pacientes) e descontinuada após a dilatação valvar dependendo da estabilidade clínica do paciente e a possibilidade de manutenção de fluxo pulmonar anterógrado gerado pelo ventrículo direito. Devido à presença de estenose grave ou crítica nesses pacientes pode ser necessária a pré-dilatação valvar com balão de angioplastia coronária de 2,5 a 4,0 mm para primeira dilatação, seguido de balões progressivamente maiores. Por fim, é utilizado cateter-balão para a dilatação definitiva. Devido ao grau de hipertrofia do ventrículo direito com redução de sua complacência e da possível reação infundibular, o *shunt* direito-esquerdo por meio do forame oval pode resultar em saturações de O_2 mais baixas (75 a 90%) após o procedimento, retornando a valores normais com alguns dias ou até semanas pós-intervenção. É importante manter pressões de enchimento elevadas. Esses pacientes parecem se beneficiar com o uso de betabloqueadores endovenosos ou via oral por um prazo variável de tempo.

Os resultados da valvoplastia em longo prazo são excelentes e os pacientes com quadros mais favoráveis e clássicos, raramente necessitam de novo procedimento. Em geral, mais de 90% no seguimento de 5 a 10 anos apresentam alívio adequado da obstrução, sem insuficiência pulmonar significativa e incidência muito baixa de complicações. Os casos menos favoráveis, tais como valva pulmonar displásica (muito grossa e mal-formada), anel pulmonar muito pequeno, podem necessitar de novas intervenções no futuro. Quando o procedimento é realizado no período neonatal, 76% dos pacientes estão livres de reintervenção com 10 anos de seguimento. Outro fator que merece destaque é o achado de que os pacientes com anel valvar pulmonar hipoplásico apresentam crescimento do mesmo durante o acompanhamento.[17,18]

Estenose Aórtica

O cateterismo diagnóstico é dispensável nas estenoses subvalvar e valvar, a não ser como complementação diagnóstica para valvoplastia com cateter-balão na última forma. Porém, a estenose supra-aórtica é uma doença multiarterial, comprometendo artérias renais, carótidas e pulmonares em 25% dos casos, justificando o cateterismo cardíaco diagnóstico.

O acesso do cateter ao ventrículo esquerdo (VE) normalmente é feito por via arterial retrógrada. Mede-se a pressão no VE e faz-se o recuo do cateter para aorta, de modo lento, registrando-se o desnível de pressão, estabelecendo-se assim o tipo anatômico da estenose. Na forma dinâmica, o registro pressórico mostra que o gradiente sistólico intraventricular aparece durante a sístole ventricular, exacerbando-se após estimulação com drogas inotrópicas como o isoproterenol.

O estudo contrastado é feito no VE nas incidências axial longitudinal ou lateral esquerda e na aorta em oblíqua anterior esquerda. Além de se determinar o grau de hipertrofia ventricular, aprecia-se também o comportamento da valva mitral, da função ventricular e da valva aórtica.

Na estenose aórtica valvar, o anel aórtico costuma ser normal, podendo ser discretamente hipoplásico. A fusão comissural provoca uma configuração em cúpula durante a sístole ventricular. O jato de contraste que passa pela valva estenótica pode ser central ou excêntrico. A valva aórtica pode ser uni, bi, ou trivalvular, sendo mais frequente a bivalvular. A aorta ascendente mostra-se dilatada. Nas formas subvalvares fixas, o contraste desenha uma membrana subaórtica, de fácil identificação, ou um verdadeiro túnel fibroso ou fibromuscular. Nesses casos, a valva aórtica pode ter aparência normal ou apresentar alterações de espessamento e mobilidade decorrentes de lesão de jato. Na forma dinâmica, durante a sístole ventricular, o folheto anterior da valva mitral vem de encontro ao septo ventricular que se mostra assimetricamente hipertrofiado, causando a obstrução. Na forma supravalvar, observa-se uma cintura logo acima da origem das artérias coronárias, que podem estar dilatadas. Essa forma localizada é também denominada forma em ampulheta, podendo haver lesões mais longas, chamadas de segmentares. As artérias supra-aórticas, assim como as renais, podem estar comprometidas, com lesões estenóticas de graus variados. Por vezes, o local de estreitamento supra-aórtico pode envolver a origem das artérias coronárias, causando obstrução.

O cateterismo terapêutico é o método de escolha para a estenose valvar aórtica congênita como paliação inicial da doença. Em crianças maiores e adolescentes a valvoplastia aórtica está indicada quando na ecocardiografia o gradiente sistólico máximo se encontra acima de 80 a 90 mmHg e/ou o médio acima de 40 mmHg. Pacientes sintomáticos (dor torácica, síncope) ou com evidências de isquemia podem ser submetidos ao procedimento com gradientes menores. O procedimento está indicado aos neonatos com estenose aórtica crítica, independentemente do gradiente valvar, já que nessa situação há grave disfunção do VE e o débito sistêmico é mantido pelo fluxo direito-esquerdo por meio do canal arterial. A presença de insuficiência aórtica igual ou maior que moderada é contraindicação a valvoplastia.

No início do procedimento se realizam medidas pressóricas na aorta e no ventrículo esquerdo. O manejo da estenose aórtica difere de acordo com a idade do paciente. Nas crianças mais velhas e adultos o procedimento é realizado por via arterial femoral e a valvoplastia com balão é realizada com auxílio de marca-passo estimulando o coração com altas frequências gerando queda no débito cardíaco e estabilização do balão no plano valvar. Nos neonatos e lactentes jovens pode ser utilizada a via femoral arterial, umbilical ou por via anterógrada por meio do forame oval. Recentemente alguns grupos passaram a utilizar a artéria carótida obtida por meio de dissecção cirúrgica e punção sob visualização direta. Esses vasos são de grande calibre comportando introdutores com diâmetro adequado para a passagem de balões para a valvoplastia aórtica. Outra grande vantagem do uso de introdutores por via carotídea é a otimização da estabilidade do balão na valva pelo introdutor minimizando possíveis lesões valvares.

Após a valvoplastia aórtica os pacientes ficam livres de reintervenção em um período de 10 anos em 70% dos casos quando o procedimento é realizado após 1 mês de vida. No seguimento de neonatos submetidos à valvoplastia aórtica ocorre progressão para insuficiência aórtica moderada à grave em 39% dos casos. Em algum momento da evolução, a maioria esses pacientes necessitará de procedimento para troca valvar cirúrgica.[19,20]

Coartação da Aorta

O diagnóstico dessa condição é realizado com segurança por meio da ecocardiografia e, recentemente, por angiotomografia computadorizada ou angioressonância magnética. O cateterismo cardíaco está indicado nos casos favoráveis para intervenção percutânea. Entretanto, o cateterismo diagnóstico pode ser necessário em dúvidas diagnósticas ou em adultos para os quais a cineangiocoronariografia é necessária antes da programação terapêutica.

O cateterismo cardíaco é, em geral, praticado por via arterial retrógrada por acesso femoral ou braquial. O cateter é avançado se registrando as pressões antes e depois da área estenótica, estabelecendo-se o gradiente sistólico de transcoartação. O ventrículo esquerdo também é cateterizado, registrando-se sua pressão.

O estudo angiográfico é realizado no istmo aórtico ou na aorta transversa antes da origem da artéria subclávia esquerda nas incidências oblíqua anterior esquerda entre 20 e 30°, perfil esquerdo e oblíqua anterior direita entre 10 e 20°, com discreta angulação caudal, se necessário. A área coarctada é caracterizada por redução localizada do lúmen da aorta, de aspecto em cintura. O istmo e o arco aórtico podem ser normais ou apresentar graus variáveis de hipoplasia.

Lesões segmentares também são ocasionalmente encontradas. Observa-se rica rede de circulação colateral pelas artérias mamárias e intercostais. Nota-se quase sempre dilatação da aorta após a lesão.

A coartação da aorta é um dos defeitos mais tratados no laboratório de hemodinâmica. O cateterismo é realizado para fins terapêuticos, pois a definição diagnóstica é obtida por estudo ecocardiográfico e com exames de imagem como angiorressonância e angiotomografia computadorizada. Com esses últimos exames, podemos visualizar a anatomia do vaso bem como traçar planos terapêuticos.

O tratamento está indicado nos pacientes com redução de pulsos nos membros inferiores e que apresentam diferencial de pressão maior que 20 mmHg. O procedimento também está indicado nos pacientes portadores de gradientes menores, mas acompanhados de hipertrofia ventricular esquerda e/ou disfunção sistólica ou diastólica do ventrículo esquerdo e/ou hipertensão em repouso ou em exercício.

Os pacientes tratados devem seguir rigoroso acompanhamento clínico com o intuito de avaliar a necessidade do uso de medicamentos anti-hipertensivos, que é reduzido ou suspenso na grande maioria dos pacientes. Além disso, os pacientes são seguidos com ecocardiograma e exame de imagem para avaliar a presença de recoartações, aneurismas ou dissecções no local tratado.[21,22]

Atresia Pulmonar com Septo Interventricular Íntegro

É uma das poucas cardiopatias congênitas de apresentação neonatal em que o cateterismo cardíaco diagnóstico é essencial. Além de colaborar para estimar as dimensões da valva tricúspide e do ventrículo direito, o cateterismo é a única forma de se definir se há circulação coronariana dependente do ventrículo direito. Nessa situação, a descompressão ventricular pode causar isquemia miocárdica com consequências catastróficas. Acrescenta-se ainda que, em casos selecionados, pode-se perfurar a valva pulmonar com radiofrequência e dilatá-la com cateter-balão.[23]

O estudo contrastado é feito por injeções de contraste no VD, nas incidências oblíqua anterior direita alongada e lateral. Notam-se graus variados de hipoplasia da cavidade ventricular. Há bloqueio de contraste na valva pulmonar atrésica e marcada regurgitação tricúspide. As conexões coronariano-cavitárias estão presentes em 45% dos casos. Entretanto, em apenas 10% a circulação coronariana depende do VD. Esse padrão é definido quando há estenoses múltiplas em territórios coronarianos nobres, interrupções na origem ou no trajeto epicárdico e fístulas com dilatações aneurismáticas.

Por meio do septo interatrial, o cateter alcança o VE. A injeção de contraste nesse local, na incidência axial longitudinal, mostra a integridade do septo ventricular. A aorta também se contrasta e o canal arterial é bem identificado, tendo aspecto tortuoso. As artérias pulmonares, em geral confluentes e bem formadas, são contrastadas pelo canal arterial.

A atresia pulmonar com septo íntegro consiste de cardiopatia complexa, com espectro amplo de variações anatômicas e, consequentemente, de possibilidades terapêuticas. Possíveis desfechos para esses pacientes incorporam todas as potenciais formas de circulação: biventricular ou univentricular. A escolha do adequado algoritmo de tratamento depende da capacidade do VD de receber o retorno venoso sistêmico (complacência), do tamanho da valva tricúspide e do padrão de circulação coronariana.

A perfuração percutânea da valva pulmonar nesses pacientes é uma possibilidade de terapia inicial nessa doença e vem sendo cada vez mais aceita em pacientes selecionados. Essa técnica promove uma descompressão eficaz da cavidade ventricular, estimulando seu crescimento e evita potenciais complicações da abordagem cirúrgica, tais como: disfunção sisto-diastólica do VD após ampliação da via de saída com *patch* e ventriculotomia e lesões de reperfusão após circulação extracorpórea.

O exame ecocardiográfico é suficiente ao diagnóstico e utilizado para avaliar o tamanho e função do VD e da valva tricúspide, variáveis importantes na determinação do tratamento dentro de algoritmos uni ou biventriculares. O cateterismo diagnóstico antes da intervenção deve ser realizado e auxilia na avaliação das dimensões ventriculares, presença de conexões coronário-cavitárias e circulação coronária dependente do VD. São candidatos ao tratamento percutâneo os pacientes com VD tripartite com infundíbulo presente, ausência de hipoplasia ventricular severa e circulação coronariana não dependente do VD.

Existem diversas alternativas para a perfuração valvar, porém a mais utilizada é a radiofrequência. Assim a valva é perfurada e logo após é feita valvoplastia com cateteres-balão progressivamente maiores, assim como na estenose pulmonar crítica do neonato descrita anteriormente, fazendo com que o fluxo pulmonar seja estabelecido de forma anterógrada. Naqueles pacientes em que a complacência ventricular direita não seja satisfatória, impossibilitando o adequado fluxo anterógrado pela valva pulmonar com saturação de oxigênio abaixo de 75%, deve ser mantida infusão de prostaglandina por tempo variável, geralmente semana e, caso não haja melhora, indica-se anastomose sistêmico-pulmonar cirúrgica (cirurgia de Blalock-Taussig) para assegurar o fluxo pulmonar. Nesses casos, uma alternativa é o implante de *stent* no canal arterial logo após a dilatação valvar, o que evitaria uma nova intervenção ou cirurgia em período tão precoce, possibilita o desmame precoce de ventilação mecânica e permite fluxo pulmonar satisfatório até que o VD possa assumir sua função de forma adequada.

Tanto as aberturas valvares percutânea quanto a cirúrgica resultam em insuficiência pulmonar de graus variados, mas, geralmente, significativa. Evidências recentes sugerem que a insuficiência pulmonar pode ser deletéria ao VD, com impacto negativo tanto na função sistólica quanto na diastólica, principalmente se acompanhada de obstrução residual na via de saída. Por isso, é fundamental o seguimento rigoroso da função ventricular direita nesses pacientes.[23,24]

Estenose das Artérias Pulmonares

A estenose das artérias pulmonares é definida como uma zona de constrição que pode ocorrer em qualquer parte da árvore pulmonar. Geralmente, está associada a doenças como a tetralogia de Fallot e transposição das grandes artérias e é encontrada principalmente no pós-operatório da correção cirúrgica dessas enfermidades. Estenoses também podem se associar a síndromes como a da Rubéola Congênita, a de Williams e a de Alagille. Essas estenoses, se não tratadas, podem resultar em falência ventricular, arritmias e morte súbita nesses pacientes.

As indicações de tratamento dos pacientes com estenose de ramos pulmonares são:

- pressão sistólica do VD acima de 60% da pressão sistêmica;

- estenose unilateral grave com redução de perfusão (avaliado por cintilografia) para o pulmão ipsilateral ou aumento da pressão no pulmão contralateral;

- stenoses leve-moderadas no pré e no pós-operatório de cirurgias de derivação tipo Fontan.

Existem diversas abordagens cirúrgicas para essa enfermidade, todas com resultados limitados devido à retração cicatricial no local da anastomose. Por esse motivo técnicas de tratamento percutâneo foram desenvolvidas. Inicialmente procurou-se intervir somente com balões de baixa pressão com altas taxas de reestenose, posteriormente, houve tentativas com balões de alta pressão aumentando o êxito dessas intervenções, mas mesmo assim a taxa de reestenose permaneceu elevada devido à retração elástica dessas lesões. Atualmente, são usados *stents* balão-expansíveis nessas artérias para evitar esse recolhimento elástico. Essa modalidade é considerada o método de eleição para tratamento dessa doença.

São considerados critérios de sucesso para o procedimento:

- aumento do diâmetro do vaso acima de 50%;

- aumento no fluxo pulmonar do vaso tratado acima de 20% pela cintilografia;

- redução na razão pressão sistólica do VD/pressão sistêmica > 20%.

A taxa de sucesso da angioplastia com balão é de cerca de 50 a 60% dos casos e de mais de 90% quando associada ao implante de *stent*. A taxa de sucesso independe da idade ou do diagnóstico prévio do paciente. A taxa de mortalidade é menor que 1% e complicações não são frequentes. Existe risco de formação de aneurismas de 3%, ocorrendo principalmente em vasos de menor calibre, distais

Enfermagem em Cardiologia Intervencionista

à lesão, atingidos pelo balão, portanto, esse risco é minimizado se selecionando sempre o vaso de maior calibre para o posicionamento do guia de suporte. As consequências e efeitos clínicos desses aneurismas permanecem incertos, podendo ocorrer até mesmo à involução dos mesmos no seguimento. Sabe-se ainda que pacientes com necessidade de realizar o procedimento no pós-operatório imediato têm maior risco de ruptura desses vasos.[25]

Transposição das Grandes Artérias

O cateterismo diagnóstico deve ser reservado aos casos em que há dúvidas diagnósticas, principalmente em relação à origem das artérias coronárias e à anatomia do arco aórtico. Nos casos em que a atriosseptostomia é necessária, o estudo hemodinâmico e angiográfico pode ser realizado se a intervenção for praticada no laboratório de hemodinâmica e não à beira do leito com auxílio do ecocardiograma.

O acesso ao coração direito é feito por via venosa. O cateter alcança facilmente o AD, que possui pressão normal ou pouco aumentada. O VD tem pressão sistêmica, pois dá origem à aorta. O lado esquerdo do coração é alcançado pela comunicação interatrial. A pressão do VE poderá ser baixa nos casos com septo ventricular íntegro ou poderá estar aumentada havendo grande CIV, canal arterial calibroso, estenose pulmonar ou hipertensão pulmonar.

O estudo angiográfico é praticado no VE nas incidências oblíqua anterior direita cranial e axial longitudinal. A cavidade ventricular dá origem à artéria pulmonar com a presença ou não de CIV, estenose pulmonar valvar ou infundibular (dinâmica ou fixa). A CIV em geral tem posição subpulmonar, mas pode estar localizada na região de via de entrada ou trabecular do septo. Se houver estenose pulmonar, o cateterismo ajuda a definir o tipo de estenose, principalmente quando há desvio posterior do septo infundibular. O septo ventricular está abaulado para o VE quando a pressão ventricular esquerda for baixa. Poderá estar retificado, sugerindo pressões iguais nos dois ventrículos, ou estar abaulado para o VD havendo estenose pulmonar grave com pressão ventricular esquerda supra-sistêmica. A injeção de contraste no VD nas incidências oblíqua anterior direita e perfil esquerdo mostra a cavidade com trabeculação grosseira dando origem à aorta, que é bem visibilizada. No istmo poderá haver coarctação da aorta e persistência do canal arterial. A origem das artérias coronárias é identificada com injeção de contraste por cateter-balão angiográfico insuflado na aorta ascendente, na incidência oblíqua anterior esquerda a 5 a 10°, angulada caudalmente a 50° (*laid-back view*).[26,27]

Atresia Tricúspide

A ecocardiografia fornece dados suficientes para a conduta inicial, principalmente no período neonatal. Entretanto, o cateterismo diagnóstico é obrigatório antes da operação de Fontan (derivação cavopulmonar total). Dependendo do serviço e de cada caso, o cateterismo também é praticado antes da operação de Glenn bidirecional, em especial se a anastomose de Blalock-Taussig tiver sido realizada previamente.

O exame, em geral, é feito por via venosa. A pressão do AD é elevada e o cateter alcança as câmaras esquerdas pelo septo interatrial. Se há concordância ventriculoarterial, a artéria pulmonar é atingida cruzando-se à CIV. O acesso ao VE também se faz por via arterial retrógrada, em especial nas crianças maiores. Nos casos de discordância ventriculoarterial, avalia-se funcionalmente a adequação das dimensões da CIV sensibilizando o paciente com infusão de drogas inotrópicas (isoproterenol ou dobutamina).

A ventriculografia esquerda nas incidências oblíqua anterior direita e axial longitudinal exibe a cavidade ventricular esquerda principal e o VD rudimentar pela CIV. Pode haver concordância ou discordância ventriculoarterial. A valva pulmonar pode ser atrésica, estenótica, ou normal e a CIV pode ser ampla ou restritiva. Portanto, o fluxo pulmonar pode ser normal, aumentado, ou reduzido. As artérias pulmonares podem ser normo ou hipodesenvolvidas. Nos casos de discordância ventriculoarterial com hiperfluxo pulmonar, a coarctação da aorta pode estar presente, sendo um marcador da CIV restritiva.[28]

Enfermagem em Cardiologia Intervencionista

Corações Univentriculares

Os corações univentriculares representam um grupo diversificado de cardiopatias complexas, de vários tipos anatômicos, mas de fisiologia comum em razão da presença de uma única câmara ventricular funcional que dá vazão às circulações sistêmica, pulmonar e coronariana. O cateterismo raramente é necessário em neonatos ou lactentes jovens quando diagnóstico e condução são definidos apenas pelo ecocardiograma, mas é de grande importância nas etapas seguintes da condução cirúrgica desses doentes. Portanto, as indicações de cateterismo cardíaco são semelhantes àquelas para a atresia tricúspide. O estudo hemodinâmico e angiográfico fornece dados valiosos em relação à natureza da circulação pulmonar e à adequação da CIV.

No cateterismo que antecede a operação de Glenn bidirecional, em geral, realizado por acesso venoso, devem-se determinar possíveis alterações da drenagem venosa sistêmica. À angiografia na veia inominada em incidência frontal, visibiliza-se a veia cava superior (VCS), seu tamanho e sua conexão ao átrio. Se há dupla VCS, deve-se cateterizar a veia cava superior esquerda, em geral, pelo seio coronariano que se encontra dilatado. Na presença de isomerismo esquerdo, geralmente há ausência da parte hepática da veia cava inferior e continuidade dessa com o sistema ázigo ou hemiázigo, fazendo com que toda a drenagem venosa sistêmica, exceto as veias supra-hepáticas, se faça pela VCS. É de suma importância a determinação da pressão nas artérias pulmonares, seja de modo direto ou por meio de *wedge* retrógrado da veia pulmonar. Deve ser definida também a morfologia das artérias pulmonares, principalmente nos pacientes submetidos à operações de desvio sistêmico-pulmonar do tipo Blalock-Taussig ou bandagem da artéria pulmonar. Se há desvio do tipo Blalock-Taussig, as artérias pulmonares podem ser estudadas pela via arterial retrógrada.

Ao se cateterizar o ventrículo principal se observa que há pressão sistêmica. Em geral, há gradiente sistólico entre o ventrículo e a artéria pulmonar, seja por estenose valvar ou subvalvar, CIV restritiva, ou bandagem cirúrgica. A pressão da aorta é equivalente à da cavidade principal. Nos casos de discordância ventriculoarterial em que a CIV é restritiva, nota-se gradiente entre a cavidade principal e a aorta, estabelecendo-se uma estenose subaórtica. No estudo contrastado, a injeção feita na cavidade ventricular principal nas incidências oblíqua anterior direita a 10 a 20° e axial longitudinal mostra a morfologia e a função ventricular. Além disso, são também definidos os tipos de conexões atrioventricular e ventriculoarterial, o diâmetro da CIV, a presença de regurgitação das valvas atrioventriculares, a anatomia da valva pulmonar e da aorta e suas relações espaciais. Quando a câmara principal tiver morfologia de VE (60 a 70% dos casos), a câmara rudimentar terá morfologia de VD, situando-se à direita ou de modo mais comum à esquerda, quase sempre em posição antero-superior. A câmara rudimentar direita dando origem à aorta é o arranjo mais comum (discordância ventrículo-arterial). Quando dá origem à artéria pulmonar (concordância ventrículo-arterial) em situação de D-*loop* ventricular, denomina-se coração de Holmes. Quando a câmara principal é do tipo VD, a câmara rudimentar tipo VE, em geral, tem localização posteroinferior e é cega, ou seja, não dá origem a nenhuma artéria. Nesses casos, a câmara principal tipo VD dá origem à aorta e à artéria pulmonar (conexão ventrículo-arterial tipo dupla via de saída ventricular).

Um novo estudo hemodinâmico deve ser realizado antes da operação de Fontan. Dessa vez, são necessários pelo menos dois acessos venosos (um na veia femoral para acessar átrios e cavidade ventricular e outro em veia jugular interna para acessar o Glenn e as artérias pulmonares) e um acesso arterial. Por meio da veia jugular se determina a pressão no leito vascular pulmonar e estuda-se a anastomose de Glenn bidirecional em oblíqua anterior direita caudal e o leito vascular pulmonar em incidências craniais. Por ser um fluxo venoso não pulsátil, qualquer gradiente encontrado no sistema pulmonar tem efeito deletério significativo para o paciente. Na angiografia pulmonar, deve-se reconhecer também a possível presença de malformações arteriovenosas pulmonares, caracterizadas por aspecto de "chão de estrelas" e rápido retorno de contraste para o sistema venoso pulmonar. Deve-se ainda ocluir a veia cava superior com cateter angiográfico com balão tipo Berman, para que, ao se contrastar a VCS de modo retrógrado, identifique-se a presença de colaterais entre os sistemas venosos e sistêmico e pulmonar (colaterais venovenosas). Essas duas últimas alterações anatômicas são causas de insaturação progressiva nesses pacientes. Pelo acesso em veia femoral se determina o tamanho da veia cava inferior (VCI), sua conexão com o AD e a presença de colaterais venovenosas nesse sistema. Pode-se ter acesso também à cavidade ventricular, dessa vez para determinar sua função e a presença de obstrução à ejeção ventricular e de regurgitação de valvas atrioventriculares. Por acesso retrógrado, faz-se a aortografia em oblíqua anterior esquerda e/ou frontal para avaliar a morfologia do arco aórtico, a presença ou não de coarctação da aorta, canal arterial, ou desvio tipo Blalock- Taussig, ou ainda artérias colaterais sistêmico-pulmonares.[29,30]

Síndrome da Hipoplasia do Coração Esquerdo – SHCE

A síndrome da hipoplasia do coração esquerdo representa um dos maiores desafios encontrados hoje em dia pelo cardiologista, pelo cirurgião e também pelo intervencionista, visto que tais pacientes apresentam resultados cirúrgicos e prognóstico reservados.

Seguindo uma tendência mundial, os pacientes passaram a ser tratados conjuntamente pelo intervencionista e o cirurgião. Essa chamada abordagem híbrida passa por 3 estágios: no primeiro estágio realizado no centro cirúrgico ou em uma sala híbrida, a equipe cirúrgica realiza a bandagem das artérias pulmonares e prepara uma bolsa no tronco da artéria pulmonar onde será puncionado e posicionado um introdutor. Por meio desse introdutor o intervencionista implanta um *stent* para manter o canal arterial aberto e, desse modo, manter fluxo anterógrado para a aorta descendente e retrógrado para o arco transverso, aorta ascendente e artérias coronárias. Tal abordagem, também chamada de fase I, é completada com a atrioseptostomia de Rashkind no laboratório de cateterismo alguns dias após o procedimento inicial. Os outros dois estágios (Glenn-Norwood e Fontan) são eminentemente cirúrgicos, porém, no período interestágios, muitas vezes esses pacientes necessitam de cateterismos diagnósticos e intervenções como dilatação da malha do *stent* melhorando o fluxo retrógrado ou angioplastias nas artérias pulmonares.

A abordagem híbrida tem sido o procedimento de escolha em alguns centros do Brasil e do mundo para o tratamento dessa difícil doença, pois se entende que posterga uma cirurgia de grande porte que seria realizada no período neonatal para uma idade em torno dos 6 meses.[31]

REFERÊNCIAS

1. Agnoletti G, Bonnet C, Boudjemline Y, et al. Complications of pediatric interventional catheterization: an analysis of risk factors. Cardiol. Young. 2005;15(4):402-408.

2. Allen HD, Driscoll DJ, Shaddy RE, Feltes TF, eds. Heart disease in infants, children and adolescents. Including the fetus and young adult. 2008.

3. Bergersen L, Foerster S, Marshall AC, Meadows J, eds. Congenital Heart Disease The Catheterization Manual, 2009.

4. Baldwin EF, Moore LV, Noble RP. The demonstration of ventricular septal defect by means of right catheterization. Am. Heart J.1946;(32):152.

5. Bing RJ, Vandan LD, Gray F. Physiological studies in congenital heart disease – I. Procedures. Bull. Johns Hopkins Hosp. 1947;(80):107.

6. Dexter L, Haynes FW, Burwell CS, et al. Studies of congenital heart disease. I. Technique of venous catheterization as a diagnostic procedure. J. Clin. Inves. 1947;(26):547.

7. Cohn HE, Freed MD, Hellenbrand WF, et al. Complications and mortality associated with cardiac catheterization in infants under one year. Pediatr. Cardiol. 1985(6):123-131.

8. Mullins CE. Cardiac catheterization in congenital heart disease: pediatric and adult. Wiley-Blackwell. 1.ed. 2006.

9. Brannon ES, Weens HS, Warren JV. Atrial septal defect. Study of hemodynamics by the technique of right heart catheterization. Am. J. M. Sc. 1945(210):480.

10. Neves J, Arrieta R, Cassar R, Pedra SRF, et al. Tratamento Percutâneo Versus Cirúrgico da Comunicação Interatrial Tipo Ostium Secundum em Adultos. Rev Bras Cardiol Invas. 2006;14(2):126-132.

11. Pedra SRFF, Pontes SC Jr, Cassar RS, Pedra CAC, Braga SLN, Esteves CA, Santana MV, Fontes VF. The role of echocardiography in the percutaneous treatment of septal defects. Arq Bras Cardiol. 2006;86(2):87-96.

12. Pedra CAC, Pedra SRFF, Chaccur P, Jatene MB, Costa RN, Hijazi ZM, Amin Z. Perventricular device closure of congenital muscular ventricular septal defects. Expert Rev Cardiovasc Ther. 2010;8(5):663-74.

13. Fontes VF, Pedra CAC. Estudos hemodinâmicos e terapêutica invasiva percutânea nas cardiopatias congênitas In: Tratado de Cardiologia SOCESP. 2005;4:1360-1379.

14. Thanopoulos BD, TsaousisGS, Djukic M, Al Hakim F, Elefthterakis NG, Simeunovic SD. Transcatheter closure of high pulmonary artery pressure persistent ductus arteriosus with the Amplatzer muscular ventricular septal defect occluder. Heart 2002;87:260-3.

15. Krichenko A, Benson LN, Burrows P, et al. Angiographic classification of the isolated, persistently patent ductus arteriosus and implications for percutaneous catheter occlusion. Am. J. Cardiol. 1989;63(12):877-880.

16. Rothman A. Balloon angioplasty of pulmonary artery stenosis. Progress in Pediatric Cardiology.1992;1(2):17-27.

17. Fontes VF, et al. Valvoplastia pulmonar com cateter-balão. Uma alternativa no tratamento da estenose pulmonar valvar. Arq. bras. Cardiol.1984;42(4):249-53.

18. Breves, Comunicações. Tratamento simultâneo da estenose pulmonar valvar e da persistência do canal arterial através do cateterismo intervencionista. Arq Bras Cardiol. 1997;68(5): 357-362.

19. Pedra CAC, et al. Resultados imediatos e de seguimento a médio prazo da valvoplastia com cateter balão para estenose aórtica congênita. Arq Bras Cardiol.2003;81(2):111-9.

20. Costa RN, Fontes VF, Pedra SRFF, et al. Valvoplastia por via carotídea na estenose aórtica do neonato e lactente jovem: resultados imediatos em serviços de referência. Rev Bras Cardiol Invas. 2009;17:526-32.

21. Neves J, et al. Uso de stents no tratamento da coarctação da aorta. Rev Bras Cardiol Invas. 2013;13.3:153-66.

22. Pedra CAC. Análise dos resultados imediatos e tardios do tratamento percutâneo da coarctação da aorta em adolescentes e adultos: comparação entre balões e stents. Diss. Universidade de São Paulo, 2004.

23. Fontes VF, et al. Atresia pulmonar com septo ventricular íntegro. Perfuração valvar por radiofrequência. Arq Bras Cardiol. 1995;64(3):231-233.

24. Santos MA, Azevedo VMP. Angiographic morphologic characteristics in pulmonary atresia with intact ventricular septum. Arquivos Bras Cardiol. 2004;82(5):413-419.

25. Sabedotti M, et al. Stents na circulação pulmonar. Rev Bras Cardiol Invas. 2005;13(3):146-52.

26. Gontijo Filho B, Fantini FA, Lora HM, et al. Reconstrução da artéria pulmonar na operação de Jatene. Rev Bras Cir Cardiovasc. 2001;16(3):236-43.

27. Chatepie A, Schleich JM, Gournay V, Blaysat G, Maragnes P. Preoperative mortality in transposition of the great vessels. Arch Pediatr. 2000;7(1):34-9.

28. Mastalir ET, Kalil RA, Horowitz ES, et al. Desfechos clínicos tardios da cirurgia de Fontan em pacientes com atresia tricúspide. Arq Bras Cardiol. 2002;79(1):51-5.

29. Atik, E. Univentricular atrioventricular connection. Review of the current therapeutical possibilities. Arq Bras Cardiol. 2000;74(1):3-4.

30. Costa RN, Reyes R, Pedra SRFF, et al. Percutaneous occlusion of Fontan fenestrations in the late postoperative period. Revista Brasileira de Cardiologia Invasiva. 2001;19(3):317-326.

31. Zielinsky P. Malformações cardíacas fetais. Diagnóstico e conduta. Arq Bras Cardiol. 1997;69(3):209-218.

32. Hincapie MJ, Beck LC, Afiune CC, et al. Experiência inicial de um novo centro no Brasil na abordagem híbrida para a síndrome de hipoplasia do coração esquerdo. Rev Bras Cardiol Invas. 2009;17(3):369-77.

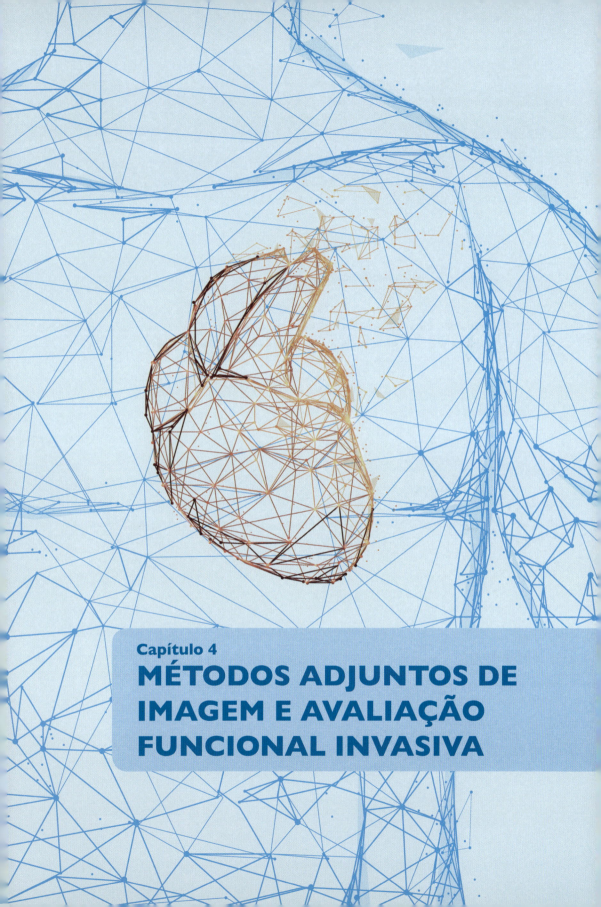

Capítulo 4
MÉTODOS ADJUNTOS DE IMAGEM E AVALIAÇÃO FUNCIONAL INVASIVA

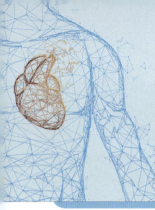

Capítulo 4
MÉTODOS ADJUNTOS DE IMAGEM E AVALIAÇÃO FUNCIONAL INVASIVA

Manuel Marques Gomes
Wagner Vieira Pinto

INTRODUÇÃO

Desde a realização incidental da primeira angiografia coronária seletiva em 1958 pelo Dr. Mason Sones, esse método tem se consolidado como o padrão-ouro para o diagnóstico da doença arterial coronária, permitindo a localização e a quantificação das lesões obstrutivas, a estratificação de risco e o adequado planejamento terapêutico.

A cinecoronariografia se constitui em um luminograma em tempo real, restringindo-se à análise dos contornos do lúmen vascular e apresentando, por conseguinte, uma série de limitações: quanto à caracterização das estruturas da parede vascular, da composição das placas e da distribuição e extensão da doença aterosclerótica. A excentricidade das lesões, a presença de falhas de enchimento (decorrentes de trombos, prolapso de placas ou calcificação superficial), a presença de *hazy lesions* e as modificações compensatórias nos segmentos ateroscleróticos (remodelamento positivo), exemplificam condições que se impõem como restritivas à acurácia desse método.

A quantificação da gravidade das obstruções à angiografia é habitualmente realizada por estimativa visual (*eyeballing*): avaliação subjetiva do operador comparando o ponto de estenose com a região normal mais próxima, onde se observa elevada variabilidade inter e intraobservador, mesmo em centros de referência e entre operadores experientes (comumente superestimando a gravidade das lesões). A aplicação de *softwares* específicos que possibilitam a quantificação coronária automática (QCA) se associa a incremento apenas marginal quanto à acurácia diagnóstica e à estimativa de significância funcional das lesões.

A angiografia não é um método capaz de prever adequadamente o grau de significância fisiológica de uma determinada estenose coronária, principalmente quando o grau de redução luminal se apresenta entre 40 e 70% do seu diâmetro normal (lesões classificadas como intermediárias). Fatores adicionais ao percentual de estreitamento luminal estimado, como o comprimento das lesões, a rugosidade e a excentricidade das placas, o tono vasomotor e a contribuição da circulação colateral, influenciam diretamente na dinâmica de fluxo e, consequentemente, na repercussão hemodinâmica imposta pelas obstruções. O desenvolvimento de transdutores de pressão miniaturizados, acoplados à extremidade distal de fios-guia de 0,014 polegadas (*pressure-wires*), permitiu a mensuração de gradientes pressóricos por meio das estenoses com mínima influência e elevado grau de acurácia, bem como a concepção e validação de índices como a reserva fracionada de fluxo (FFR, do inglês: *fractional flow reserve*) e a iFR (do inglês: *instantaneous wave free ratio*) que permitem determinar o real impacto funcional das lesões obstrutivas coronárias.

Nos últimos 30 anos, o desenvolvimento de métodos adjuntos de imagem como o ultrassom intracoronário (USIC) e a tomografia de coerência óptica (OCT) tem proporcionado maior detalhamento anatômico (por meio da obtenção de imagens de alta resolução das estruturas intraluminais e transmurais) e maior conhecimento sobre a fisiopatologia da aterosclerose coronária, sobrepujando muitas das limitações da angiografia. Adicionalmente, a eficácia dessas tecnologias na otimização do implante das endopróteses coronárias e no diagnóstico dos mecanismos de falência do tratamento, tem sido repetidamente reportada na literatura, sobretudo na presença de maior complexidade anatômica.

Nesse capítulo serão revisados os princípios e as aplicações clínicas dos métodos adjuntos de imagem intravascular e de avaliação fisiológica invasiva das estenoses coronárias, mais utilizados na rotina do laboratório de cardiologia intervencionista.

Princípios Básicos da Reserva de Fluxo Fracionada (FFR)

A FFR expressa o fluxo máximo fornecido para o miocárdio na presença de uma estenose epicárdica, comparado ao fluxo máximo no mesmo território na ausência dessa estenose (representa então uma fração do fluxo normal). É determinada pela relação entre a Pd (pressão média distal à estenose coronária, mensurada com *pressure-wires*) e Pa (pressão média aórtica, mensurada na extremidade distal do cateter-guia) durante uma condição de mínima resistência microvascular e máximo fluxo coronário. Essencialmente, FFR = Pd/Pa, sob indução farmacológica de hiperemia máxima.

O postulado que possibilita à FFR estimar fluxo a partir de gradientes pressóricos se fundamenta nos conceitos da lei de Ohm, em que sob hiperemia máxima, a resistência é assumidamente mínima e constante, de tal modo que a relação entre pressão de perfusão distal e fluxo sanguíneo se torna linear.

A reserva fracionada de fluxo se apresenta hoje como o método de eleição para a avaliação da repercussão hemodinâmica das estenoses epicárdicas em pacientes com doença arterial coronária. Trata-se de método de fácil execução, com elevadas reprodutibilidade e resolução espacial e que independe de variáveis hemodinâmicas como a pressão arterial e a frequência cardíaca. De modo complementar, possui um valor normal inequívoco (1,0), um valor de referência (limiar) bem definido (0,75), uma zona cinzenta limitada (0,75-0,8) e incorpora a contribuição da circulação colateral à perfusão miocárdica. Por meio do FFR pode-se distinguir com elevado grau de acurácia se a estenose sob análise determina ou não isquemia miocárdica (Figura 4.1).

Valores de FFR ≤ 0,75 indicam redução de ≤ 25% no fluxo coronário em comparação ao esperado na ausência de estenose e associam-se à presença isquemia miocárdica reversível com acurácia diagnóstica de 93% e valores preditivos, positivo e negativo, respectivamente de 100 e 88%. Em um estudo que incluiu 45 pacientes uniarteriais com estenoses angiograficamente intermediárias, foi demonstrado que a FFR apresenta acurácia muito superior em distinguir estenoses hemodinamicamente significativas quando comparada a provas funcionais não invasivas, como o teste ergométrico, a cintilografia miocárdica e o ecocardiograma sob estresse.[1]

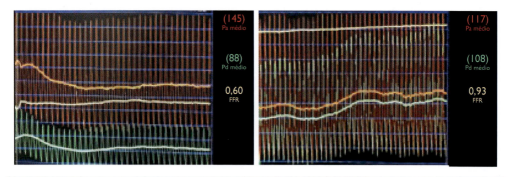

FIGURA 4.1. Exemplo de curvas pressóricas médias obtidas simultâneamente na aorta (Pa, em vermelho) e distal à estenose (Pd, em verde) após a administração sistêmica de adenosina (hiperemia máxima) com valores de FFR antes e após o tratamento percutâneo.

Obtenção da Hiperemia Máxima na Microcirculação

Para a realização da FFR é fundamental a obtenção de vasodilatação máxima nos 2 compartimentos da circulação coronária: de condutância (vasos epicárdicos) e de resistência (microvasculatura). A administração intracoronária (bolus) de nitroglicerina, no mínimo 30 segundos antes da realização das medidas, permite apropriada dilatação do sistema de condutância, prevenindo a ocorrência de vasoespasmo. Dentre os fármacos utilizados para indução de vasodilatação máxima na microcirculação coronária, a adenosina é o mais utilizado e validado. Deve ser administrada preferencialmente sob infusão contínua, que se associa à menor variabilidade nos achados e permite a realização do *pull-back* em caso de análise de lesões sequenciais. Publicações recentes comparando diferentes vias de administração de adenosina demostraram que tanto a via central como o acesso venoso periférico em antebraço produzem efeito similar na obtenção e estabilização da hiperemia máxima.[2]

A dose utilizada na administração contínua da adenosina é de 140 µg/kg/min, independentemente da via de acesso escolhida. O incremento dessa dose não se traduz em modificações relevantes nos dados hemodinâmicos obtidos.[3]

Outros agentes farmacológicos menos frequentemente utilizados são: a papaverina, a dopamina, o nitroprussiato de sódio, o nicorandil, o regadenoson e a dobutamina. Também é possível indução hiperêmica apenas com o uso do contraste (contrast FFR) e os resultados dos estudos disponíveis sugerem que essa técnica apresenta acurácia superior ao iFR e à relação Pd/Pa basal em predizer FFR funcionalmente significante. Todavia vale ressaltar que a utilização de contraste como agente hiperêmico ainda necessita ser testada em estudo clínico randomizado e que não há consenso sobre o volume a ser administrado. O curto período de meia-vida desse agente também se apresenta como fator limitante, principalmente à análise de estenoses sequenciais.[4]

Aplicação Clínica da Reserva de Fluxo Fracionada (FFR)

No estudo FAME[5], publicado em 2009, 1.005 pacientes com doença coronária multiarterial (definida pela presença de estenoses $\geq 50\%$ em no mínimo dois vasos epicárdicos principais, sem envolvimento do tronco da coronária esquerda) foram randomizados para revascularização percutânea de acordo com a presença de isquemia (FFR $\leq 0,8$) ou apenas com base na quantificação angiográfica das estenoses. O grupo de intervenção guiada por FFR apresentou menores taxas de eventos compostos (óbito, infarto não fatal e revascularização não planejada) no seguimento de 1 ano quando comparado à intervenção guiada apenas por dados angiográficos (18,3 *versus* 13,2%, p = 0,02), com importante redução no desfecho combinado de óbito/infarto não fatal (11,1 *versus* 7,3%, p = 0,04). O grupo que utilizou FFR também necessitou de menor volume de contraste (272 $\pm$ 133 mL *versus* 302 $\pm$ 127 mL, p < 0,001) e menor quantidade de *stents* (1,9 $\pm$ 1,3 *versus* 2,7 $\pm$ 1,2, p < 0,001) por procedimento. No mesmo estudo, 65% das estenoses quantificadas à angiografia como 50 a 70% e 20% das lesões quantificadas entre 71 e 90% se associavam a FFR negativo (> 0,80). Apenas 46% dos pacientes classificados inicialmente como multiarteriais com base na cinecoronariografia, mostraram-se também como multiarteriais, sob o ponto de vista funcional.[6]

O estudo FAME 2 randomizou pacientes com FFR $\leq 0,80$ para tratamento medicamentoso otimizado exclusivo ou associado à intervenção com implante de stents farmacológicos. Os pacientes que apresentavam apenas lesões não isquêmicas (FFR > 0,80) foram mantidos em tratamento clínico e incluídos no grupo registro. O recrutamento do estudo foi interrompido precocemente com 1.220 pacientes (888 randomizados e 332 no grupo registro) porque o comitê de segurança observou uma ocorrência significativamente superior do desfecho primário do estudo (óbito, infarto não fatal e revascularização não planejada) no grupo mantido apenas em tratamento medicamentoso (12,7 *versus* 4,3%, p<0,001). Essas diferenças foram decorrentes principalmente da maior necessidade revascularização de urgência.[7]

Análises de custo-efetividade dos estudos FAME e FAME 2 demonstraram que a aplicação do FFR na avaliação de pacientes multiarteriais, além de melhorar o prognóstico clínico, associa-se à redução significativa dos custos relacionados ao tratamento.[8,9]

Em metanálise que incluiu 49.517 pacientes presentes em 07 estudos que compararam ATC guiada por FFR *versus* ATC guiada por angiografia demonstrou-se redução significativa do desfecho combinado de eventos cardiovasculares adversos maiores (ECAM) tais como: morte, infarto e nova revascularização; OR: 1,71, 95% IC 1,31 a 2,23), de morte (OR: 1,64, 95% IC 1,37 a 1,96), infarto (OR: 2,05, 95% IC 1,61 a 2,60) e necessidade nova revascularização (OR: 1,25, 95% CI 1,09 a 1,44) favorável à revascularização guiada por dados funcionais.[10]

O estudo multicêntrico e randomizado DEFER incluiu 325 pacientes, divididos em 3 grupos com estenoses coronárias > 50%, sendo:

- grupo 1: pacientes com FFR ≥ 0,75 foram acompanhados em um registro, sem exame funcional prévio, realizado tratamento clínico otimizado;

- grupo 2: sem avaliação funcional prévia que foram encaminhados para tratamento percutâneo imediato e com FFR ≤ 0,75;

- grupo 3: sem exame funcional prévio, apresentaram FFR ≥ 0,75 e submetidos à ICP (intervenção coronária percutânea). Não houve diferenças entre os grupos quanto à incidência de ECAM após o seguimento de 5 anos, atestando a segurança de não realizar intervenção naqueles pacientes sem evidência objetiva de isquemia.[11] Após 15 anos de seguimento a taxa de infarto agudo do miocárdio (IAM) foi ainda significativamente inferior no grupo conservador.

Diversos estudos têm demonstrando uma correlação dos valores de FFR imediatamente após a ICP com a incidência de eventos clínicos. Metanálise publicada em 2017, indicou que um valor de FFR pós-ICP $\geq$ 0,90 estava associado à redução significativa no risco de repetidas intervenções (OR 0,43, 95% IC 0,34-0,56, p < 0,001) e ECAM (OR 0,71, 95% IC 0,59-0,85, p = 0,003).

Durante a fase aguda de um IAM com supradesnível de ST, a relevante disfunção microvascular observada no território suprido pelo vaso culpado minimiza os efeitos da hiperemia farmacológica, impedindo a obtenção de vasodilatação máxima, com subsequente subestimação dos resultados da FFR. Desse modo, não se recomenda a utilização desse método para a avaliação da artéria relacionada ao infarto nos primeiros 5 dias após o evento.[13] O papel da avaliação funcional de estenoses nos vasos não relacionados ao evento durante o mesmo período ainda se encontra sob avaliação. No estudo COMPARE-ACUTE que incluiu 885 pacientes com IAM com supradesnível de ST e doença multiarterial, observou-se redução significativa de 65% na ocorrência do desfecho composto de morte por qualquer causa, IAM não fatal, nova revascularização e eventos cerebrovasculares no grupo que teve o tratamento das lesões não culpadas guiado por FFR quando comparado ao grupo mantido apenas em tratamento conservador (OR: 0,35; 95% IC, 0,22 a 0,55; p < 0,001) ao final de 12 meses de seguimento.[14] Nas síndromes coronárias sem supradesnível de ST, as disfunções transitórias na microvasculatura são menos proeminentes e estudos recentes sugerem que a FFR pode ser utilizada com segurança na avaliação de estenoses intermediárias.[13]

A FFR pode ser utilizada também para a avaliação fisiológica em estenoses no tronco da coronária esquerda (TCE). Em estudo que incluiu 232 pacientes com estenoses intermediárias em TCE acompanhados por 3 anos e divididos em 2 grupos: FFR $\geq$ 0,8 (mantidos em tratamento conservador) e FFR < 0,8 (submetidos à revascularização miocárdica cirúrgica), o grupo de pacientes mantidos sob tratamento clínico exclusivo apresentou sobrevida livre de eventos ao final do seguimento de 74,2 *versus* 82,8% no grupo cirúrgico (p = 0,48), demonstrando a segurança em não indicar intervenção naqueles pacientes com FFR > 0,8 também em lesões no TCE. Nessa análise, apenas 23% das estenoses estimadas como ≥ 50% apresentavam FFR < 0,8, enfatizando a pobre correlação entre a severidade das estenoses e o seu impacto funcional. Vale ressaltar que a presença de lesões obstrutivas graves em outros segmentos vasculares podem influenciar as medidas e a interpretação dos dados funcionais invasivos relativos às estenoses em TCE.[15]

Reserva de Fluxo Instantânea (iFR)

Princípios Básicos da Reserva de Fluxo Instantânea (iFR)

A iFR se fundamenta no conceito de que a resistência da microvasculatura coronária é constante durante um período específico da meso-tele diástole, onde não há frentes de onda, os distúrbios na resistência microvascular são mínimos e o fluxo coronário tem sua velocidade mais elevada (*wave-free period*). Esse período começa após 25% do início da diástole e termina 5 mseg. antes do início da próxima sístole. Durante esse intervalo, a resistência microvascular é estável e promove uma relação linear entre a pressão e velocidade de fluxo intracoronários: condições semelhantes às obtidas por meio da indução farmacológica de hiperemia máxima nos exames de FFR. A iFR é então definida por meio da relação entre a pressão distal à estenose (Pd) e a pressão aórtica (Pa): Pd/Pa, durante o *wave-free period*. As medidas de iFR requerem o uso de *pressure-wires* (Pd) e o acoplamento com traçado eletrocardiográfico e dispensa do uso de agentes vasodilatadores como a adenosina, evitando seus efeitos colaterais e minimizando tempo de procedimento e custos.

Aplicação Clínica da Reserva de Fluxo Instantânea (iFR)

O estudo ADVISE foi o primeiro a validar a iFR em um contexto clínico. Foram analisados 131 pacientes (157 estenoses) onde a iFR apresentou uma boa correlação com o FFR (r = 0,9, p < 0,001), com uma elevada acurácia em predizer estenoses com FFR < 0,8 (85% de sensibilidade e 91% de especificidade utilizando-se um ponto de corte de 0,83).[16] Posteriormente, o estudo VERIFY demonstrou elevada especificidade (96%), mas uma baixa sensibilidade (54%) utilizando-se esse mesmo ponto de corte (iFR ≤ 0,83) em predizer um FFR ≤0,8.[17] No estudo ADVISE II, a utilização de uma abordagem híbrida (onde estenoses com iFR < 0,86 eram consideradas como significativas, estenoses com iFR > 0,93, como não significativas, e aquelas com iFR entre esses valores eram submetidas à avaliação complementar por FFR) resultou em 94% de concordância entre as duas técnicas e reduziu a necessidade de uso de adenosina em 69%.[18]

O estudo DEFINE-FLAIR incluiu 2.492 pacientes com doença arterial coronária e pelo menos uma lesão intermediária à angiografia que foram randomizados 1:1 para intervenção coronária percutânea guiada por FFR ou iFR. Nesse trial se demonstrou taxa de ECAM de 6,8% no grupo iFR e de 7% no grupo FFR (p < 0,001 para não inferioridade).O risco de cada componente do desfecho primário também não diferiu entre os grupos.[19]

O estudo iFR-SWEDEHEART randomizou 2.037 pacientes com angina estável ou síndrome coronária aguda sem supra ST com indicação para avaliação fisiológica intracoronária (pelo menos uma lesão intermediária) para serem tratados com intervenção coronária percutânea (ICP) guiada por FFR ou iFR.[18] Ao final do seguimento, a incidência de ECAM foi de 6,7% no grupo iFR e de 6,1% no grupo FFR (p = 0,007 para não inferioridade).[20]

A utilização do iFR nesses estudos resultou em menor tempo de procedimento e menor incidência de desconforto do paciente (manifesto por sintomas como precordialgia e dispneia) ou eventos adversos como broncoespasmo e arritmias ventriculares.

Ambos os métodos de fisiologia intracoronária (FFR e iFR) resultam na redução da necessidade de tratamento em comparação à avaliação exclusivamente angiográfica. Entretanto, nos dois estudos citados houve maior número de intervenções no braço FFR, sugerindo que a iFR pode ser menos sensível na avaliação da severidade das estenoses. De fato, os dados obtidos nessas duas modalidades podem ser discordantes em até 20% dos casos, principalmente na avaliação de lesões no TCE ou na artéria descendente anterior. A necessidade real de se revascularizar esses pacientes que apresentam FFR baixo e iFR normal necessita ainda de maior esclarecimento.

Em pacientes que apresentam estenoses sequenciais, a utilização da iFR pode oferecer vantagem adicional, uma vez que os gradientes pressóricos medidos em repouso são teoricamente menos susceptíveis aos efeitos da interdependência de fluxo entre as estenoses, apresentando maior acurácia em predizer o impacto hemodinâmico de cada estenose ao longo do vaso coronário quando comparados aos dados hiperêmicos (Figura 4.2).

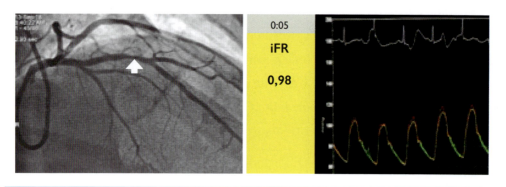

FIGURA 4.2. Angiografia demonstrando lesão intermediária em terço médio de artéria descendente anterior (seta). Ao lado, avaliação por iFR demonstrando tratar-se de estenose funcionalmente não significativa.

MÉTODOS ADJUNTOS DE IMAGEM

Ultrassom Intracoronário

O ultrassom intracoronário (USIC) é um método diagnóstico invasivo que utiliza ondas refletidas de ultrassom em alta frequência (20 a 45 MHz) para a aquisição de imagens tomográficas bidimensionais de alta resolução (100 a 200 µm) em uma escala de tons de cinza. Por meio de um sistema de *pull-back* automatizado, que permite a varredura da extensão do vaso a uma velocidade constante (0,5 a 1,0 mm/seg.), o USIC fornece imagens transversais e longitudinais simultâneas e em tempo real.

De modo diverso à angiografia, o USIC permite a visualização de toda a circunferência arterial proporcionando melhor caracterização dos componentes da arquitetura vascular trilaminar (túnicas íntima, média e adventícia) e da doença ateromatosa: localização, extensão, comprometimento de vasos adjacentes, morfologia e composição das placas. Adicionalmente permite a análise qualitativa de morfologias incomuns, como aneurismas, dissecções espontâneas, *hazy lesions*, trombos, hematoma intramural e de reestenose intra-*stent*. A análise quantitativa também oferece informações como os diâmetros e a área do vaso (área da membrana elástica externa), a área luminal, a carga de placa (*plaque burden*: quantidade de placa que ocupa a área do vaso) e a extensão das lesões ateroscleróticas, úteis na avaliação da severidade das lesões e no planejamento terapêutico (Figura 4.3).

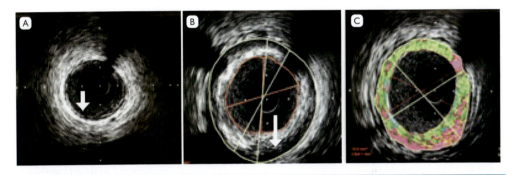

FIGURA 4.3. A) Aspecto tomográfico de artéria coronária ao USIC diferenciando-se suas 3 camadas (seta); B) presença de placa ateromatosa (seta) e delimitação das áreas e diâmetros luminais (linhas vermelhas) e do vaso (linhas amarelas); e C) diferentes componentes da placa ateromatosa evidenciados à histologia virtual (iMAPTM).

Aplicação Clínica do Ultrassom Intracoronário

Aplicação de Estenoses Intermediárias

A utilização do ultrassom intracoronário como ferramenta para se determinar a significância funcional das lesões, baseando-se em medidas anatômicas como a área e o diâmetro luminais mínimos, não têm demonstrado forte correlação com os métodos rotineiramente utilizados e extensamente validados para a detecção de isquemia miocárdica reversível, como a reserva fracionada de fluxo (FFR) e a cintilografia miocárdica de perfusão.[21,22]

Os métodos adjuntos de imagem tendem a superestimar a importância das lesões quando comparados aos métodos de avaliação fisiológica. Com efeito, os principais estudos disponíveis demonstram que o USIC possui um valor preditivo positivo limitado (39 a 73%) em estimar o impacto funcional das estenoses, de tal modo que as medidas obtidas por esse método não devem ser utilizadas isoladamente para justificar uma intervenção. Há também uma ampla variação nos pontos de corte utilizados como parâmetros para definir lesões "isquêmicas" derivados dos estudos com USIC e a maioria deles não contempla vasos de fino calibre, enxertos aortocoronários e lesões reestenóticas.[13,23]

Em estudo que incluiu 201 pacientes com 236 lesões intermediárias submetidas à avaliação por USIC e FFR antes do tratamento intervencionista, Kang SJ e cols. demonstraram que o uso isolado do USIC resulta em excesso de indicação de tratamento quando comparada ao FFR. Em sua análise, a utilização de um valor de corte para área luminal mínima (ALM) < 4 mm^2 resultaria em 69% de lesões "isquêmicas" ao USIC, sem que houvesse alteração relevante ao FFR. Reduzindo-se o ponto de corte para 2,4 mm^2, 32% das lesões ainda não se apresentariam como significativas ao FFR.[24] No estudo FIRST (*Fractional Flow Reserve and Intravascular Ultrasound Relationship Study*), a utilização da ALM como critério para indicar ICP em lesões intermediárias (40 a 80%) apresentou acurácia limitada (sensibilidade e especificidades de 64 e 65%, respectivamente) e elevada variabilidade em função de características como o diâmetro do vaso.[25]

Embora a correlação entre os dados morfométricos do USIC e fisiológicos do FFR seja fraca em demonstrar a significância funcional das lesões, o elevado valor preditivo negativo do USIC (72 a 96%) nesse contexto torna aceitável deferir o tratamento em situações selecionadas, baseando-se na área e nos diâmetros luminais mensurados. Em análise que incluiu 300 pacientes com 357 lesões intermediárias em coronárias nativas com diâmetros entre 3 e 3,5 mm, a presença de área luminal mínima ≥ 4 mm^2 ou diâmetro luminal mínimo > 2 mm se associaram à sobrevida livre de eventos (morte por causas cardiovasculares, infarto e revascularização da lesão alvo) superior a 95% durante seguimento médio de 13 meses.[26]

Na avaliação específica de lesões intermediárias no TCE os dados ultrassonográficos têm demonstrado uma correlação mais forte com os dados funcionais invasivos (FFR). A menor variabilidade quanto ao diâmetro, extensão e área miocárdica irrigada por esse segmento justificariam essa melhor correlação. De um modo geral, considera-se como lesão significativa no TCE a presença de diâmetro luminal mínimo < 2 mm e/ou área luminal mínima $\leq$ 5,5 a 6 mm².[13] No estudo prospectivo e multicêntrico LITRO que incluiu 354 pacientes com estenoses angiograficamente dúbias no TCE, a presença de ALM > 6 mm² foi utilizada como critério para deferir a intervenção. Ao final de 2 anos de seguimento, os 179 pacientes mantidos em tratamento conservador apresentaram sobrevida livre de ECAM de 94%, demonstrando ser essa uma estratégia segura.[27] Na população asiática que apresenta coronárias com menores diâmetros, um menor ponto de corte ultrassonográfico (ALM $\leq$ 4,5 mm²) tem sido proposto.

Guia de Intervenções Coronárias

A utilização de métodos adjuntos de imagem como o USIC, e mais recentemente o OCT, associam-se a uma provável melhora nos desfechos clínicos em pacientes submetidos à intervenção percutânea, sobretudo quando da presença de maior complexidade anatômica, como nas lesões extensas, oclusões crônicas, bifurcações e lesões em TCE. Vários estudos têm avaliado o uso do USIC como guia para as ICP, porém ainda não há consenso sobre os critérios que devem ser utilizados como referência na otimização do implante das próteses.

Esses métodos proporcionam informações relativas à necessidade de preparo das lesões (por exemplo, presença e extensão de calcificação), à seleção das próteses (diâmetros de referência e extensão da lesão, maximizando o diâmetro final e minimizando os riscos de má aposição e perda geográfica), à optimização da expansão das hastes dos *stents* e à identificação das complicações agudas (trombose, dissecção nas bordas, protusão tissular) bem como dos mecanismos de falência do tratamento (fratura das hastes, neo aterosclerose, hiperplasia neointimal, subexpansão).

Múltiplas análises têm demonstrado que o uso adjunto do USIC durante as ICP resulta em *stents* mais longos, maior diâmetro luminal mínimo angiográfico e maior área luminal intra-*stent*. Também se associa a um menor volume de contraste e em aumento na utilização de pós-dilatação.[23]

O estudo randomizado e multicêntrico IVUS-XPL (*Impact of Intravascular Ultrasound Guidance on Outcomes of Xience Prime Stents in Long Lesions*) incluiu 1.400 pacientes com lesões longas (≥ 28 mm) e ao final de 1 ano de seguimento a ICP guiada por USIC resultou em redução de 50% na necessidade de nova revascularização na lesão alvo, sem diferenças quanto à incidência de morte por causas cardíacas e infarto.[28] Uma análise de meta-regressão de 14 estudos randomizados demonstrou que para cada 10 mm de aumento na extensão da lesão, a utilização de USIC como guia para intervenções determina redução de 19% na incidência de ECAM.[29]

Em análise que incluiu 471 lesões em bifurcação (89% com anatomia complexa) submetidas à ICP com (n = 247) e sem (n = 202) o uso do USIC, demonstrou-se por meio de um escore de propensão, redução estatisticamente significativa na incidência de eventos adversos cardiovasculares (morte, infarto, infarto peri-procedimento, revascularização de lesão e vaso alvos) e menor uso de *stents* no grupo ICP guiada por USIC[30].

No estudo randomizado e multicêntrico CTO-IVUS que comparou ICP com *stents* farmacológicos para o tratamento de oclusões crônicas, guiada por USIC ou por angiografia após o cruzamento da oclusão com o fio-guia, observou-se uma redução significativa na incidência de ECAM favorável ao grupo guiado por ultrassom (2,6 *versus* 7,1%, p = 0,035).[31]

Os autores do estudo prospectivo e não randomizado: *Assessment of Dual Antiplatelet Therapy With Drug-Eluting Stents* (ADAPT-DES), que incluiu 8.583 pacientes submetidos à ICP com *stents* farmacológicos de segunda geração, também utilizando um modelo de escore de propensão, demonstraram que os indivíduos submetidos à intervenção guiada por USIC (39% da população do estudo) apresentaram redução de 34% na ocorrência de IAM não fatal, de 60% na ocorrência de trombose do *stent* e de 30% na taxa de ECAM combinados. Essa redução de eventos foi significativa em todos os grupos, todavia mais pronunciada nos pacientes com anatomia mais complexa ou com diagnóstico de síndromes coronárias agudas.[32] Metanálises publicadas posteriormente ao estudo ADAPT-DES demonstraram melhora no diâmetro luminal mínimo final e nas taxas de reestenose associados ao uso de USIC como guia para as ICP com implante de *stents* farmacológicos.[33]

Vale ressaltar que diferentemente do observado nos estudos iniciais com *stents* convencionais, onde o benefício da ICP guiada por USIC se apresenta embasado por evidências mais robustas, os dados disponíveis sobre as vantagens da aplicação do USIC na otimização do implante dos *stents* farmacológicos são derivados principalmente de estudos observacionais, metanálises e poucos estudos randomizados com número limitado de participantes.

Há poucos estudos também sobre a influência do USIC nas ICP em TCE. Em análise *post-hoc* do registro MAIN-COMPARE, a estratégia de ICP guiada por USIC para o tratamento de lesões estáveis em TCE não protegido associou-se a menores taxas de mortalidade cumulativa em 3 anos (4,7 *versus* 16%, p = 0,048). Esse benefício foi exclusivo nos pacientes tratados com *stents* farmacológicos.[34] No maior estudo que incluiu 1670 pacientes demonstrou-se redução significativa em 3 anos na incidência do desfecho composto morte, infarto e revascularização da lesão-alvo em favor da ICP com *stents* farmacológicos guiada por USIC (11,3 *versus* 16,4% no grupo angiográfico, p = 0,04). Essa redução de eventos foi mais proeminente na presença de lesões no TCE distal. Nesse estudo também se evidenciou maior diâmetro nos *stents* utilizados, maior utilização de pós-dilatação e menor uso de técnicas com 2 *stents* no grupo guiado por USIC.[35] Recentemente, os estudos randomizados EXCEL e NOBLE compararam ICP com *stents* farmacológicos *versus* tratamento cirúrgico para revascularização em lesões no TCE. O EXCEL demonstrou resultados comparáveis entre as duas estratégias enquanto os resultados do NOBLE foram favoráveis à cirurgia. A diferença entre os resultados desses estudos poderia ser parcialmente explicada pelo uso mais frequente do USIC no EXCEL.[36,37]

Ultrassonografia com Radiofrequência (USIC-RF)

Trata-se de modalidade de imagem que combina a análise espectral (frequência) com a análise da amplitude (utilizada na USIC convencional, monocromática) proporcionado a obtenção de algoritmos que permitem classificar a placa ateromatosa em 4 diferentes componentes: fibrótico, lipídico, necrótico e calcífico. O desenvolvimento desses algoritmos foi baseado em análises histológicas ex-vivo e para cada componente foi atribuída uma cor. A ultrassonografia com radiofrequência (USIC-RF) se encontra representada, principalmente, pela Histologia Virtual™ e pelo i-Map™.

O maior estudo prospectivo utilizando USIC-RF foi o PROSPECT trial onde as implicações prognósticas da extensão e da composição das placas de ateroma em 697 pacientes portadores de síndromes coronárias de alto risco foi analisada em seguimento de 3 anos. Por meio de análises multivariadas os principais preditores independentes de eventos futuros nas lesões não culpadas foram: a presença de fibroateroma de capa fina (inferido pela presença de conteúdo necrótico >10% e em contato com o lúmen vascular), ALM < 4 mm² e carga de placa >70%. Todavia essa publicação falhou em demonstrar uma acurácia preditiva clinicamente útil para o USIC-RF, uma vez que apenas 18% das placas com tais preditores de eventos evoluíram de fato com ECAM.[38]

Outras aplicações do Ultrassom Intracoronário

Avaliação da Doença Vascular do Enxerto

Estudos angiográficos seriados demonstraram que 10 a 20% dos pacientes transplantados desenvolvem doença obstrutiva coronária dentro do primeiro ano de evolução e, por se tratar de órgão denervado, os sintomas clássicos de angina estão raramente presentes, sendo a morte súbita ou a insuficiência cardíaca progressiva as manifestações mais prevalentes. Ademais, as modificações vasculares difusas e concêntricas presentes no primeiro ano após o transplante não são detectadas à angiografia tradicional. Em estudo que explorou o valor prognóstico do USIC em 143 pacientes submetidos à avaliação por USIC, 1 e 12 meses após o transplante, o desenvolvimento de espessamento da camada neointimal > 0,5 mm (definida como vasculopatia rapidamente progressiva) se associou a maior mortalidade (26 *versus* 11%, p = 0,03) e maior incidência do desfecho combinado de morte e infarto (51 *versus* 16%, p < 0,0001) após 6 anos de acompanhamento clínico.[39]

Ferramenta em Pesquisas Clínicas

De modo complementar às suas aplicações clínicas, os métodos adjuntos de imagem têm se mostrado ferramentas úteis em pesquisas relacionadas à evolução da doença ateromatosa e à incorporação de novos tratamentos medicamentosos ou intervencionistas.

No estudo ESTABLISH, por exemplo, 75 pacientes admitidos por síndromes coronárias agudas e submetidos à ICP foram randomizados para terapia intensiva com atorvastatina 20 mg/dia ou tratamento medicamentoso habitual. Análises volumétricas pelo USIC foram realizadas no momento da cinecoronariografia emergencial e após 6 meses e demonstraram redução significativa no volume das placas de ateroma no grupo tratamento intensivo quando comparado ao grupo controle. Também se observou correlação significativamente positiva entre as modificações volumétricas percentuais das placas de ateroma e a redução percentual do colesterol LDL.[40]

TOMOGRAFIA DE COERÊNCIA ÓPTICA (OCT)

A tomografia de coerência óptica se apresenta como o análogo óptico do USIC. Trata-se de método diagnóstico baseado na utilização de luz, com comprimento de onda próximo ao infravermelho (aproximadamente 1.300 μm) para aquisição de imagens intravasculares de alta resolução. Uma vez que a velocidade da luz (3×10^8 m/seg) é muito superior à do som (1.500 m/seg), a OCT proporciona resolução espacial 10 vezes superior e aquisição de imagens 40 vezes mais rápida que o USIC. Em contrapartida, tem menor penetração tissular, limitada a 1 a 3 mm (*versus* 8 a 10 mm do USIC), dificultando, por exemplo, a identificação da membrana elástica externa e consequentemente a quantificação da carga de placa (*plaque burden*) em segmentos com doença grave e eventualmente limitando a análise de segmentos vasculares de maior calibre, como o TCE. A necessidade de *clearence* do sangue intraluminal para a aquisição das imagens, dificultando a avaliação das estenoses aorto-ostiais, mostra-se como limitação adicional (Figura 4.4).

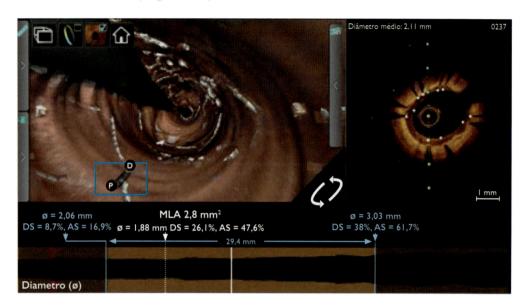

FIGURA 4.4. O painel superior esquerdo demonstra reconstrução tridimensional intraluminal em vaso previamente submetido à ICP. O painel superior direito demonstra secção transversal evidenciado hastes metálicas de stent previamente implantado (pontos brancos) recobertos por tecido neointimal. O painel inferior demonstra imagem longitudinal com medidas de área luminal mínima e diâmetro luminais de referência.
Screen shot of one view from the St. Jude medical cardiovascular SS-OCT imaging system user interface. The upper left shows a 3D rendering of the inside of a human coronary artery. The upper right shows a cross sectional 2D image and the bottom image shows a longitudinal pullback 2D image also showing the artery, stent, and guidewire. Image courtesy St. Jude Med.

As versões iniciais da OCT utilizavam um sistema denominado Time-Domain (TD-OCT) onde a remoção transitória do sangue intracoronário era realizada através da oclusão temporária do vaso por um balão complacente no segmento proximal à região sob avaliação. Essa técnica limitava, pois, a avaliação de lesões proximais, de doença difusa e de lesões em bifurcações e aumentava o risco de isquemia transitória. A geração mais recente de dispositivos utiliza o sistema Frequency-Domain (OCT-FD) onde a aquisição mais rápida de imagens possibilita que sejam obtidas durante a administração intracoronária de contraste (*flush* coronário), prescindindo da necessidade de oclusão vascular e minimizando o desenvolvimento de isquemia. Em pacientes com disfunção ventricular severa, instabilidade hemodinâmica ou insuficiência renal, outros agentes como o dextran (expansor de volume plasmático) podem ser utilizados em substituição aos contrastes iodados.

Aplicações Clínicas da Tomografia de Coerência Óptica

Avaliação Qualitativa das Lesões Ateroscleróticas

A maior resolução espacial dos aparelhos de OCT permite de modo inédito, um maior detalhamento das estruturas da parede vascular, em um nível próximo ao histológico, com elevada acurácia em discriminar suas diferentes camadas.

As lesões ateroscleróticas são definidas pela perda da arquitetura trilaminar dos vasos ou pela presença de uma lesão em massa ou espessamento focal em suas paredes, ambos definidos com elevada acurácia pela OCT. Doença aterosclerótica subclínica e estágios iniciais da doença vascular do aloenxerto, manifestos por espessamento da túnica íntima, podem ser detectados por essa técnica. Em adição, a OCT permite, com elevadas sensibilidade (71 a 96%) especificidade (90 a 98%), a caracterização dos componentes diversos das placas de ateroma (como a presença de fibrose, calcificações ou conteúdo lipídico), bem como de características associadas ao maior risco de erosão e ruptura: fibroateromas de capa fina, núcleo necrótico, nódulos de cálcio e infiltração de macrófagos.[41]

Em pacientes com síndromes coronárias agudas, observa-se ruptura da placa de ateroma em 60 a 65% dos casos, erosão da placa em 30 a 35% e nódulos calcificados em aproximadamente 5% dos casos. Em estudo comparativo em pacientes com infarto agudo do miocárdio, a OCT apresentou maior capacidade que o USIC e a angiografia em detectar ruptura de placas, presença de trombo intraluminal ou erosão em sua capa fibrótica.[42] A OCT apresenta também elevada sensibilidade e especificidade em detectar nódulos calcificados e em diferenciar trombos brancos e vermelhos. Em contraste com as ondas de ultrassom, a luz penetra no cálcio, possibilitando uma melhor definição de sua distribuição circunferencial, profundidade e relação com o lúmen vascular, informações importantes no planejamento das intervenções coronárias (como na necessidade de pré-dilatação agressiva ou uso de dispositivos de ateroablação). A presença de arco de cálcio >180° ou espessura máxima/comprimento maiores que 5 mm, associam-se a um maior risco de subexpansão das hastes dos *stents*.[23]

Estudos seminais em autópsia demonstram que fibroateromas com capa fibrótica < 65 μm de espessura são associados à ruptura de placa e eventos aterotrombóticos agudos.[43] Os denominados fibroateromas de capa fina (tipo mais comum de placa vulnerável) possuem 3 componentes essenciais: núcleo lipídico, infiltrado inflamatório e uma fina capa fibrótica. Embora a sua limitada penetração dificulte a quantificação de grandes núcleos lipídicos, por meio da OCT, podem-se identificar capas fibróticas muito finas (< 100 μm). Diversos estudos têm demonstrado maior sensibilidade (> 90%) e especificidade (> 79%) da OCT em identificar fibroateromas de capa fina em comparação ao USIC, com pequena variabilidade em relação à histopatologia (p < 0,001).[22]

Avaliação das Lesões Intermediárias

Analogamente ao USIC, a OCT possui aplicação limitada na determinação do impacto funcional das estenoses coronárias. Quando comparado ao FFR, o OCT apresenta um razoável valor preditivo positivo (80 a 92%), um baixo valor preditivo negativo (66 a 89%) e uma modesta acurácia (72 a 87%) em discriminar estenoses significativas. Há ainda poucos estudos que correlacionam o prognóstico clínico com a gravidade das estenoses estimada pela OCT *versus* FFR, principalmente quanto à análise de lesões obstrutivas no TCE.[13,23,41] Por conseguinte, e de modo similar aos dados ultrassonográficos, a área e o diâmetro luminais mínimos medidos à OCT não devem ser utilizados pontualmente para indicar uma intervenção.

Quando comparado à angiografia e ao USIC, a OCT proporciona medidas das dimensões vasculares mais acuradas e próximas do real. Modelos experimentais têm demonstrando que o USIC superestima as dimensões lineares em aproximadamente 10%.[22] No estudo comparativo Opus-Class, as medidas do diâmetro luminal mínimo e da área luminal mínima, obtidas com a OCT, foram significativamente inferiores àquelas do USIC (1,91 ± 0,69 mm *versus* 2,09 ± 0,60 mm; p < 0,001) e (3,27 ± 2,22 mm *versus* 3,68 ± 2,06 mm; p < 0,001), respectivamente.[44]

Os pontos de corte para ALM que se correlacionam com a presença de isquemia ao FFR também são menores ao OCT. Em metanálise, que incluiu 2.581 (2.807 lesões) presentes em 15 diferentes estudos e que analisou a acurácia da OCT e do USIC em identificar estenoses funcionalmente significativas, a área luminal mínima média associada a lesões "isquêmicas" pelo OCT foi significativamente menor que à do USIC (1,96 mm² [1,85 a 1,98 mm²] *versus* 2,8 mm² [2,7 a 2,9 mm²]) e variou em função do diâmetro do vascular. Nesse estudo, a ALM à OCT apresentou acurácia de 80% em predizer estenoses importantes ao FFR, com sensibilidade e especificidade respectivas de 81 e 77%[45].

Recentemente Ha e colaboradores, por meio de um algoritmo computadorizado de dinâmica de fluidos, que permite o cálculo de FFR a partir dos dados da OCT (FFR-OCT), analisaram 92 pacientes com estenoses intermediárias em artéria descendente anterior e demonstraram uma boa correlação desse método com os dados obtidos pela FFR medida invasivamente (R = 0,72; p < 0,001, para FFR < 0,8).[46]

Em lesões intermediárias no TCE, os valores de ALM que se correlacionariam com os dados funcionais ainda não foram estabelecidos, de tal modo que sua aplicação neste contexto não se encontra recomendada.[13]

Guia para Intervenções Coronárias

Até o presente momento há relativamente poucos dados sobre a aplicação do OCT como guia de ICP e nenhum ensaio clínico randomizado sobre o impacto clínico de tal estratégia frente ao uso exclusivo da angiografia. Há dois estudos randomizados em andamento (ILUMINEN-IV e o OCTOBER) que trarão informações relevantes nesse contexto.

O DOCTORS trial foi um estudo multicêntrico e randomizado que comparou ICP guiadas por OCT *versus* angiografia em 240 pacientes com síndromes coronárias agudas. O desfecho primário desse estudo foi o FFR após a intervenção. Tanto os valores de FFR após a ICP, quanto a prevalência de FFR > 0,9, foram significativamente superiores no braço OCT (0,94 ± 0,04 *versus* 0,92 ± 0,05; p < 0,005; e 82,5% *versus* 64,2%; p < 0,0001). Esse benefício foi derivado principalmente de uma maior expansão dos stents neste grupo. O uso da OCT motivou otimização do procedimento em 50% dos casos (*versus* 22,5%, no grupo angiográfico).[47]

Habara e colaboradores randomizaram 70 lesões coronárias para ICP guiada por OCT ou IVUS. A área mínima intra-*stent* (AMS) foi significantemente maior no braço USIC (7,1± 2,1 mm² *versus* 6,1± 2,2 mm²) em função da melhor visualização da membrana elástica externa (MEE) com esse método, traduzindo-se no uso de *stents* e balões de maior diâmetro. Nesse estudo, 40% das ICP no braço OCT foram baseadas apenas na avaliação angiográfica devido à limitada caracterização da MEE.[48]

O ILUMINEN III foi um estudo randomizado que incluiu 450 pacientes e comparou os efeitos das estratégias de ICP guiada por OCT, USIC e angiografia na expansão dos *stents*. O desfecho primário, área mínima intra-*stent* (AMS) após a intervenção, foi semelhante entre os grupos: 5,79 mm² (OCT), 5,89 mm² (USIC) e 4,49 mm² (angiografia). Nesse interim, o OCT foi não inferior ao USIC ($P_{não\ inferioridade} < 0,01$) e não superior ($P_{superioridade} = 0,12$) à angiografia. As expansões mínima e média dos *stents* foram comparáveis entre as duas estratégias e significativamente superiores àquelas observadas no grupo angiográfico. A OCT se mostrou superior às outras estratégias quanto à detecção de dissecções em bordas e má-aposição das hastes.[49]

No estudo randomizado OPINION, a ICP por OCT foi não inferior à guiada por USIC quanto ao desfecho clínico de falência do vaso-alvo no seguimento de 12 meses (5,2 *versus* 4,9%, $P_{não\ inferioridade} = 0,04$). Nesse estudo o diâmetro dos *stents* implantados foi selecionado com base no diâmetro luminal ao OCT e no diâmetro do vaso ao USIC, e foi menor no grupo OCT (2,92 ± 0,39 mm *versus* 2,99 ± 0,39 mm; p < 0,005). As áreas mínimas intra-*stent* após a intervenção também foram menores no braço OCT. Seguimento após 8 meses demonstrou semelhante diâmetro luminal mínimo intra-*stent*, avaliado por angiografia quantitativa, e idêntica incidência de reestenose binária entre os grupos.[50]

Publicada em 2017, metanálise em rede incluindo 17.882 pacientes submetidos à ICP guiada por USIC, OCT ou angiografia, presentes em 31 estudos (14 registros e 17 ensaios clínicos randomizados), demonstrou significativa redução na incidência de ECAM e mortalidade cardiovascular associada à ICP guiada por métodos adjuntos de imagem, sem diferenças relevantes quanto à eficácia entre as duas técnicas.[51]

Os métodos de imagem intravascular proporcionam o reconhecimento imediato de complicações e de morfologias relacionadas aos stents ou ao lúmen vascular que apresentam potenciais impactos clínicos. Nesse interim, a OCT apresenta maior acurácia que o USIC e suas imagens são de mais fácil interpretação. A presença de uma área luminal intra-*stent* (excluindo-se lesões em TCE) <4,5 ou 5 mm² (*stents* farmacológicos) ou <5,6 mm² (*stents* convencionais), a identificação de dissecções com extensão lateral > 60° ou longitudinal > 200 µm na borda distal ou de uma área de referência luminal < 4,5 mm² nas bordas proximal/distal dos *stents*, apresentaram-se como preditores de eventos cardiovasculares maiores em algumas publicações, principalmente por aumento na necessidade de revascularização da lesão-alvo, e podem exigir uma pronta correção. A presença de protusão tissular irregular também se apresentou como preditor independente de eventos clínicos e de revascularização de lesão-alvo.[41] A relevância clínica da má-aposição aguda é ainda controversa e não tem sido associada a elevadas taxas de ECAM, principalmente na ausência de subexpansão das próteses. Todavia, a identificação de extensas má-aposições imediatamente após a ICP deve motivar correção, se anatomicamente factível.[33]

A utilização dos dispositivos de imagem intravascular na identificação e elucidação dos mecanismos de falência das ICP (reestenose e trombose das próteses) é altamente recomendada e a OCT se apresenta como modalidade preferencial. Diversas são as anormalidades passíveis de correção associadas à falência do tratamento e uma vez identificadas, estratégias específicas, como a pós-dilatação com balão no caso das subexpansões/má-aposições ou o implante de *stent* adicional para a correção de dissecções em bordos, fratura de hastes ou na presença de neoaterosclerose, podem ser implementadas.[23]

Os dispositivos biorreabsorvíveis de suporte vascular (BVS) são compostos por material polimérico com inerentes limitações mecânicas, notadamente a menor força radial e a menor tolerância a pós-dilatações mais agressivas, que podem resultar em fraturas e desarranjo estrutural durante o seu implante. Adicionalmente, a radiolucência desses dispositivos é fator limitante para a identificação de anormalidades estruturais como a ruptura aguda e a descontinuidade à angiografia tradicional. Deste modo, embora não consensual, é justificável a utilização rotineira da imagem intravascular para a seleção e otimização do implante de tais dispositivos.[13,23] Em estudo comparativo de 45 pacientes incluídos no estudo ABSORB, a OCT apresentou maior habilidade que o USIC em detectar protusões (9,6 *versus* 3,2%), dissecções (9 *versus* 0,2%) e má-aposições (20,6 *versus* 4,5%) após o implante dos BVS.[52]

REFERÊNCIAS

1. Pijls NH, De Bruyne B, Peels K, et al. Measurement of fractional flow reserve to assess the functional severity of coronary-artery stenoses. N Engl J Med. 1996 Jun 27;334(26):1703-8.

2. Scott P, Sirker A, Dworakowski R, et al. Fractional Flow Reserve in the Transradial Era: Will Hand Vein Adenosine Infusion Suffice? A Comparative Study of the Extent, Rapidity, and Stability of Hyperemia from Hand and Femoral Venous Routes of Adenosine Administration. JACC Cardiovasc Interv. 2015 Apr 20; 8(4):527-35.

3. Al-Obaidi FR, Fearon WF, Yong ASC. Invasive physiological indices to determine the functional significance of coronary stenosis. Int J Cardiol Heart Vasc. 2018 Feb 23; 18:39-45.

4. Sparv D, Götberg M, Harnek J, et al. Assessment of increasing intravenous adenosine dose in fractional flow reserve. 2017 Feb 14;17(1):60.

5. Tonino PA, De Bruyne B, Pijls NH et al. FAME Study Investigators. Fractional flow reserve versus angiography for guiding percutaneous coronary intervention. N Engl J Med. 2009 Jan 15;360(3):213-24.

6. Tonino PA, Fearon WF, De Bruyne B, et al. Angiographic versus functional severity of coronary artery stenoses in the FAME study fractional flow reserve versus angiography in multivessel evaluation. J Am Coll Cardiol. 2010 Jun 22;55(25):2816-21.

7. De Bruyne B, Pijls NH, Kalesan B, et al. FAME 2 Trial Investigators Fractional flow reserve-guided PCI versus medical therapy in stable coronary disease. N Engl J Med. 2012;367:991-1001.

8. Fearon WF, Bornschein B, Tonino PA, et al. Fractional Flow Reserve Versus Angiography for Multivessel Evaluation (FAME) Study Investigators. Economic evaluation of fractional flow reserve-guided percutaneous coronary intervention in patients with multivessel disease. Circulation. 2010;122:2545-2550.

9. Fearon WF, Shilane D, Pijls NH, et al. Fractional Flow Reserve Versus Angiography for Multivessel Evaluation 2 (FAME 2) Investigators. Cost-effectiveness of percutaneous coronary intervention in patients with stable coronary artery disease and abnormal fractional flow reserve. Circulation. 2013;128:1335-1340.

10. Zhang D, Lv S, Song X, et al. Fractional flow reserve versus angiography for guiding percutaneous coronary intervention: a meta-analysis. Heart. 2015;101:455-62.

11. Pijls NH, van Schaardenburgh P, Manoharan G et al. Percutaneous coronary intervention of functionally nonsignificant stenosis: 5-year follow-up of DEFER study. J Am Coll Cardiol. 2007;49:2105-2111.

12. Rimac G, Fearon WF, De Bruyne B, et al. Clinical value of post-percutaneous coronary intervention fractional flow reserve value: a Systematuc review and meta-analysis. Am Heart J 2017;183:1-9.

13. Feres F, Costa RA, Siqueira D, et al. Diretriz da Sociedade Brasileira de Cardiologia e da Sociedade Brasileira de Hemodinâmica e Cardiologia Intervencionista sobre Intervenção Coronária Percutânea. Arq Bras Cardiol 2017;109(1Supl.1):1-81.

14. Smits PC, Abdel-Wahab M, Neumann FJ, et al. Compare-Acute Investigators. Fractional Flow Reserve-Guided Multivessel Angioplasty in Myocardial Infarction. N Engl J Med. 2017 Mar 30;376(13):1234-1244.

15. Hamilos M, Muller O, Cuisset T, et al. Long-term clinical outcome after fractional flow reserve-guided treatment in patients with angiographically equivocal left main coronary artery stenosis. Circulation. 2009;120 (15):1505-12.

16. Sen S, Escaned J, Malik IS, et al. Development and validation of a new adenosine-independent index of stenosis severity from coronary wave-intensity analysis: results of the ADVISE (ADenosine Vasodilator Independent Stenosis Evaluation) study. J Am Coll Cardiol. 2012;59:1392-1402.

17. C. Berry, M. van't Veer, N. Witt, et al., VERIFY (VERification of instantaneous wave-free ratio and fractional flow Reserve for the Assessment of coronary artery stenosis severity in EverydaY practice): a multicenter study in consecutive patients, J. Am. Coll. Cardiol. 61 (13)(2013)1421–1427.

18. J. Escaned, M. Echavarría-Pinto, H.M. Garcia-Garcia, et al., Prospective assessment of the diagnostic accuracy of instantaneous wave-free ratio to assess coronary stenosis relevance: results of ADVISE II international, multicenter study (ADenosine vasodilator independent stenosis evaluation II), J. Am. Coll. Cardiol. Intv. 8(6)(2015)824–833.

19. M. Gotberg, E.H. Christiansen, I.J. Gudmundsdottir, et al., Instantaneous wave-free ratio versus fractional flow reserve to guide PCI, N. Engl. J. Med. 376(19)(2017)1813–1823.

20. Götberg M, Christiansen EH, Gudmundsdottir IJ, et al. iFR-SWEDEHEART Investigators. Instantaneous Wave-free Ratio versus Fractional Flow Reserve to Guide PCI. N Engl J Med. 2017;376:1813-1823.

21. Ben-Dor I, Torguson R, Gaglia MA, et al. Correlation between fractional flow reserve and intravascular ultrasound lumen area in intermediate coronary artery stenosis. EuroInterventioN: journal of EuroPCR in collaboration with the Working Group on Interventional Cardiology of the European Society of Cardiology. 2011;7:225-33.

22. Matthews SD, Frishman WH. A Review of the Clinical Utility of Intravascular Ultrasound and Optical Coherence Tomography in the Assessment and Treatment of Coronary Artery Disease. Cardiology in Review 2017;25:68-76.

23. Räber L, Mintz GS, Koskinas KC, et al. Clinical Use of Intracoronary Imaging. Part 1: Guidance and Optimization of Coronary Interventions. An Expert Consensus Document of the European Association of Percutaneous Cardiovascular Interventions. Eur Heart J 2018; May 22: [Epub ahead of print].

24. Kang SJ, Lee JY, Ahn JM, et al. Validation of intravascular ultrasound-derived parameters with fractional flow reserve for assessment of coronary stenosis severity. Circ Cardiovasc Interv 2011;4:65-71.

25. Waksman R, Legutko J, Singh J, et al. FIRST: Fractional Flow Reserve and Intravascular Ultrasound Relationship Study. Journal of the American College of Cardiology. 2013;61:917-23

26. Abizaid AS, Mintz GS, Mehran R, et al. Long-term follow-up after percutaneous transluminal coronary angioplasty was not performed based on intravascular ultrasound findings: importance of lumen dimensions. Circulation. 1999;100:256-61.

27. de la Torre Hernandez JM, Hernandez Hernandez F, Alfonso F, et al. Prospective application of pre-defined intravascular ultrasound criteria for assessment of intermediate left main coronary artery lesions results from the multicenter LITRO study. J Am Coll Cardiol. 2011;58:351-8.

28. Hong S-J, Kim B-K, Shin D-H, et al. Effect of intravascular ultrasound-guided vs. angiography-guided everolimus-eluting stent implantation: the IVUS-XPL Randomized Clinical Trial. JAMA. 2015;314:2155-2163.

29. Elgendy IY, Mahmoud AN, Elgendy Ay, et al. Does the baseline coronary length impact outcomes with IVUS-guided percutaneous coronary intervention? J Am Coll Cardiol. 2016;68:569-70.

30. Patel Y, Depta JP, Novak E, et al. Long-term outcomes with the use of intravascular ultrasound for the treatment of coronary bifurcation lesions. Am J Cardiol. 2012;109(7):960-5.

31. Kim BK, Shin DH, Hong MK et al. CTO-IVUS Study Investigators. Clinical impact of intravascular ultrasound-guided chronic total occlusion intervention with zotarolimus-eluting versus biolimus-eluting stent implantation:randomized study. Cir Cardiovasc Interv 2015;8e002592.

32. Witzenbichler B, Maehara A, Weisz G, et al. Relationship between intravascular ultrasound guidance and clinical outcomes after drug-eluting stents: the assessment of dual antiplatelet therapy with drug-eluting stents (ADAPT-DES) study. Circulation. 2014;129:463-70.

33. Mahtta Dhruv, Elgendy AY, Elgendy IY, et al. Intravascular Ultrasound for Guidance and Optimization of Percutaneous Coronary Intervention. Intervent Cardiol Clin. 2018;315-328.

34. Park S, Kim Y, Park D et al. Impact of intravascular ultrasound guidance on long-term mortality in stenting for unprotected left main coronary artery stenosis. Circ Cardiovasc Interv; 2009:167-77.

35. de la Torre Hernandez JM, Baz Alonso JÁ, Gómez Hospital JÁ, et al. Clinical impacto f intravascular ultrasound guidance in drug eluting stent implantation for unprotected left main coronary disease: pooled analysis at the patient level of 4 registres. JACC Cardiovasc Interv. 2014;7(3):244-54.

36. Stone GW, Sabik JF, Serruys PW, et al, on behalf of the EXCEL trial Investigators. Everolimus-eluting stents or bypass surgey for left main coronary artery disease. N Engl J Med. 2016;375:2223-5.

37. Makikallio T, Holm NR, Lindsay M et al. NOBLE study investigators. Percutaneous coronary angioplasty versus coronary artery bypass grafting in treatment of unprotected left main stenosis (NOBLE): a prospective randomized, open-label,non-inferiority trial. Lancet. 2016;388:2743-52.

38. Stone GW, Maehara A, Lansky AL et al. A prospective natural-history study of coronary atherosclerosis. N Engl J Med 2011;364:226-35.

39. Pinto FJ, Chenzbraun A, Botas J, et al. Feasibility of serial intracoronary ultrasound imaging for assessment of progression of intimal progression of intimal proliferation in cardiac transplant recipientes. Circulation. 1994;90:2348-55.

40. Okazaki S, Yokoyama T Miyauchi K et al. Early statin treatment in patients with acute coronary syndrome: demonstration of the beneficial effect on atherosclerotic lesions by serial volumetric intravascular ultrasound analysis during half a year after coronary event: the ESTABLISH Study.Circulation. 2004;110(9):1061-8.

41. Ali AZ, Galougahi KK, Maehara A et al. Intracoronary Optical Coeherence Tomography 2018. Current Status and Future Directions. J Am Coll Cardiol Intv. 2017;10:2473-87.

42. Burke AP, Farb A, Malcom GT et al. Coronary risk factors and plaque morphology in men with coronary disease who died suddenly. N Engl J Med. 1997;336:1276-82.

43. Kubo T, Imanishi T, Takarada S, et al. Assessment of culprit lesion morphology in acute myocardial infarction: ability of optical coherence tomography compared with intravascular ultrasound and coronary angioscopy. J Am Coll Cardiol. 2007;50:933-9.

Capítulo 4 • Métodos Adjuntos de Imagem e Avaliação Funcional Invasiva

44. Kubo T, Akasaka T, Shite J, et al. OCT compared with IVUS in a coronary lesion assessment: the OPUS-CLASS study. JACC Cardiovasc Imaging. 2013;6:1095-104.

45. D'Ascenzo F, Barbero U, Cerrato E, et al. Accuracy of intravascular ultrasound and optical coherence tomography in identifying functionally significant coronary stenosis according to vessel diameter: a meta-analysis of 2581 patients and 2807 lesions. Am Heart J. 2015;169:663-73.

46. Ha J, Kim JS, Lim J et al. Assessing computational fractional flow reserve from optical coherence tomography in patients with intermediate coronary stenosis in the left anterior descending artery. Circ Cardiovasc Intv 2016;9:e003613.

47. Meneveau N, Souteyrand G, Motreff P et al. Optical Coherence Tomography to Optimize Results of Percutaneous Coronary Intervention in Patients With Non-ST-Elevation Acute Coronary Syndrome: Results of Multicenter, Randomized DOCTORS (Does Optical Coherence Tomography Optimize Results of Stenting) study. Circulation. 2016;134:906-17.

48. Habara M, Nasu K, Terashima M et al. Impact of frequence-domain optical coherence tomography guidance for optimal coronary stent implantation in comparison with intravascular ultrasound guidance. Cir Cardiovasc Interv. 2012;5:193-201.

49. Ali ZA, Maehara A, Genereux P, et al. Optical coherence tomography compared with intravascular ultrasound and with angiography to guide coronary stent implantation (ILUMIEN III: OPTIMIZE PCI): a randomised controlled trial. Lancet. 2016;388:2618-28.

50. Kubo T, Shinke T, Okamura T, Hibi K, Nakazawa G, Morino Y, et al. Optical frequency domain imaging vs. intravascular ultrasound in percutaneous coronary intervention (OPINION trial): Study protocol for a randomized controlled trial. J Cardiol. 2016;68:455-60.

51. Buccheri S, Franchina G, Romano S et al. Clinical outcomes following Intravascular imaging-guided versus coronary angiography-guided percutaneous coronary intervention with stent implantation: A Systematic Review and Bayesian Network Meta-Analysis of 31 studies and 17,882 patients. J Am Coll Cardiol Interv. 2017;10:2499-2501.

52. Gomez-Lara J, Brugaletta S, Diletti, et al. Agreement and reproducibility of gray-scale intravascular ultrasound and optical coherence tomography for the analysis of the bioresorbable vascular scaffold. Catheter Cardiovasc Interv. 2012;79:890-902.

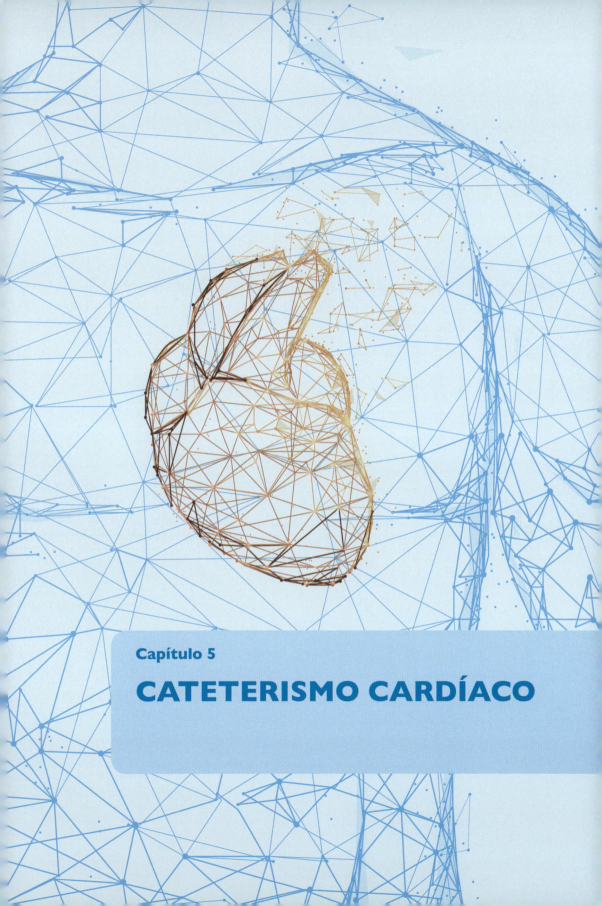

Capítulo 5

CATETERISMO CARDÍACO

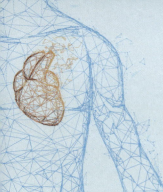

Capítulo 5
CATETERISMO CARDÍACO

Ana Paula Lima da Silva
Andréa Aparecida Fabrício de França
Ricardo Peressoni Faraco

INTRODUÇÃO

Nos últimos anos, a técnica de cateterização cardíaca sofreu diversas modificações não só na evolução da técnica, mas de materiais e principalmente tecnologias. O principal objetivo de um laboratório de hemodinâmica (LH) é a realização de procedimentos diagnósticos e terapêuticos, devendo ser realizados com máxima segurança e aliados à alta tecnologia.

O cateterismo cardíaco continua revolucionando os dias atuais no que se refere ao método de imagem invasivo e no quão os resultados podem se relacionar com outros métodos de imagens não invasivos, como o eletrocardiograma, cintilografia do miocárdio, tomografia computadorizada, ressonância magnética, entre outros. Para melhor compreensão desse procedimento, será feita uma breve revisão histórica a respeito do cateterismo cardíaco e a seguir uma abordagem de alguns conceitos fundamentais.

HISTÓRICO

Gottschall, em 2009, resumiu de forma cronológica e brilhante todo o histórico, dos primórdios do cateterismo cardíaco e sua evolução até o momento atual[1]:

- em 1711, Stephen Hales, inseriu tubos nos ventrículos de um cavalo;
- no século XIX, Claude Bernard, pai da fisiologia experimental, utilizou cateteres pré-moldados por meio da veia jugular e artéria carótida até os ventrículos de um animal para registrar as pressões intracardíacas e a partir daí, surgiu o termo cateterismo cardíaco;
- em 1861, Jean-Baptiste Auguste Chauveau e Etiene-Jules Marey, também introduziram tubos no coração de um cavalo e obtiveram medidas simultâneas de pressões atrial e ventricular de câmaras direitas e, da aorta e ventrículo esquerdo. Concluíram que a sístole ventricular e o batimento apical cardíaco começam e terminam simultaneamente;
- Werner Forssmann, na Alemanha (1929), realizou o primeiro cateterismo cardíaco em um ser humano. Na ocasião, realizou seu próprio cateterismo por meio da introdução de um cateter uretral na veia braquial;
- André Cournand e Dickinson Richards, em 1941 declararam ter realizado o primeiro cateterismo cardíaco direito. O ventrículo direito e artéria pulmonar foram abordados em 1942 e 1944, respectivamente;
- sabe-se que entre o período de 1940 e 1950, ocorreram estudos da aorta para medidas de pressão e aortografia, sem cateterismo cardíaco esquerdo até então. Nesse período também, ocorreram algumas modificações de materiais dos cateteres que inicialmente eram caracterizados por sondas uretrais emborrachadas sendo compostos por: polietileno, náilon, dácron, teflon, poliuretano e até metal;
- em 1950, Zimmerman e Limón Lason pioneiramente realizaram o cateterismo retrógrado do ventrículo esquerdo;
- em 1953, Sven Seldinger, implantou uma nova técnica por meio da punção de artéria femoral. Essa técnica facilitou o desenvolvimento do cateterismo cardíaco visto que até então, o procedimento era realizado por dissecção arterial seguida de punção, punção diretamente na aorta e outras tentativas de punção em vasos menores como braquial, ulnar e radial. Até os dias de hoje, a técnica de Seldinger é amplamente utilizada e considerada segura;

- cabe evidenciar que em meados de 1949, houve avanço tecnológico quanto ao equipamento utilizado que evoluiu de chapas radiográficas para cassetes e em seguida, o intensificador de imagem que permitia imagem contínua, claras e visíveis, utilizando menos contraste e menor exposição à radiação;
- algumas imagens de artérias coronárias já haviam sido realizadas antes do procedimento de Sones, porém, eram consideradas bastante grosseiras e o meio de contraste era aplicado por injeções diretamente na aorta ascendente;
- o doutor Mason Sones, em 1958 realizou o primeiro angiograma coronariano, considerado um procedimento acidental. Testes eram realizados por injeção de contraste no seio de Valsalva, já que se acreditava que injetar contraste diretamente na coronária era um ato que precederia uma arritmia letal. Contudo, devido à migração do cateter e injeção inevitável (impossibilidade de abortar a injeção) de contraste na coronária direita, Sones descobriu que o fato não causaria fibrilação ou PCR (parada cardiorrespiratória) – pelo menos não ocorreu naquele momento. Tal fato permitiu que a técnica fosse introduzida, aperfeiçoada e amplamente utilizada em todo o mundo;
- no Brasil, a primeira coronariografia foi realizada em 1966, por meio da técnica de Sones (via braquial) pelo doutor J. Eduardo Sousa;
- em 1963, Charles T. Dotter e Melvin Judkins realizaram uma dilatação de artéria poplítea após experiências em cadáveres;
- Melvin Judkins e Amplatz realizaram em 1967 a coronariografia percutânea por meio da técnica de Judkins;
- em 1977, Gruentzig, estabeleceu a primeira dilatação coronariana em um paciente de 38 anos, com diagnóstico de angina, por meio de balão de PVC, ou seja, a primeira angioplastia coronariana transluminal percutânea (ACTP) com balão do mundo;
- já em 1979, foi realizada a primeira ACTP no Brasil, em Curitiba e em 1980, em São Paulo pelo doutor J. Eduardo Sousa;
- os *stents* expansíveis começaram a ser explorados por Andrew Cragg em 1982 e Julio Palmaz em seguida. Somente em 1984, Ulrich Sigwart et al, utilizaram os *stents* em vasos periféricos e coronários (Wallstent);

- em 1999, o doutor J. Eduardo Sousa implantou o primeiro *stent* farmacológico (com agente antiproliferativo sirolimus), carreados por um polímero na estrutura metálica, no Instituto Dante Pazzanese de Cardiologia (IDPC). O *stent* revestido inibe a hiperplasia neointimal após angioplastia diminuindo de forma significativa os casos de reestenose.

CONCEITOS

O cateterismo cardíaco é definido pela inserção e passagem de cateteres por meio de artérias e veias. Quando atinge o coração é possível obter imagens radiográficas da circulação coronária, câmaras cardíacas e mensuração das pressões do coração.

Quanto aos avanços do cateterismo cardíaco podemos citar a angiografia quantitativa para determinar o débito cardíaco e fração de ejeção, angioplastia coronária transluminal percutânea (ACTP), aterectomia, implante de *stent*, estudo eletrofisiológico e ablação com cateter para avaliação de arritmias, valvoplastias e mais recentemente os implantes percutâneos de válvula aórtica, pulmonar e posicionamento de *clip* mitral.

Diversos procedimentos podem ser realizados no laboratório de Hemodinâmica, tais como:

- cateterismo cardíaco diagnóstico: procedimento com objetivo de realizar o diagnóstico e se necessário quantificar lesões;
- cateterismo cardíaco direito: inserção de cateter por meio do sistema venoso, geralmente braço ou perna, progredindo até a veia cava superior ou inferior, átrio direito, ventrículo direito, tronco e ramos da artéria pulmonar e leito distal da circulação pulmonar para registro de pressão "capilar";
- cateterismo cardíaco esquerdo: também conhecido como cateterismo cardíaco retrógrado onde, por meio de punção ou dissecção (atualmente menos utilizada) de artéria periférica, é possível acessar a cavidade ventricular esquerda por visualização fluoroscópica;
- cateterismo cardíaco terapêutico: a intenção do procedimento é realizar o tratamento de uma condição cardíaca.[2]

INDICAÇÕES

O cateterismo cardíaco é indicado para identificar ou descartar uma grande quantidade de anormalidades cardíacas, dentre elas a doença aterosclerótica das artérias coronárias ou periféricas, anormalidades do músculo (miocardiopatia e infarto) e anomalias cardíacas valvulares ou congênitas. As indicações variam de acordo com as características clínicas específicas do paciente sendo ele assintomático, sintomático, com dor torácica de origem incerta e nos casos de infarto agudo do miocárdio (IAM).[2,3]

Sabe-se que as indicações são divididas em: classes I – quando há concordância em todos os termos para a realização da angiografia coronária e classe II – quando o procedimento é feito, porém, há divergência de opinião quanto à justificativa.

Nos pacientes assintomáticos, com doença cardíaca coronária conhecida ou não, as indicações classe I são:

- anormalidades nos resultados de ECG devido a exercício sem angina pectoris;
- na presença de resultados de risco em testes não invasivos, incluindo teste de esforço, cintilografia do miocárdio, ecocardiograma bidimensional, entre outros;
- funções que possa envolver a segurança de outras pessoas, como, pilotos de avião, controladores de tráfego aéreo, bombeiros, oficiais de polícia, entre outros;
- RCP de parada cardíaca sem causa aparente.

Quando na vigência da doença cardíaca coronária e na presença de sintomas, podemos observar outras indicações classe I:

- angina pectoris refratária à terapia clínica, trombólise, ACTP ou revascularização coronariana;
- angina pectoris instável;
- angina pectoris de Prinzmetal ou variante;
- angina pectoris associada a resultados de risco em testes não invasivos, com histórico de infarto agudo do miocárdio (IAM) com infradesnive-

lamento do segmento ST, ausência de resposta à terapia clínica, tipo de ocupação ou estilo de vida, edema pulmonar ou sintoma de falência ventricular esquerda sem causa conhecida;

- pré-operatório de cirurgia vascular maior;
- pós-RCP ou taquicardia ventricular sustentada na ausência de IAM.

Ainda sobre as indicações classe I após IAM:

- no período de 6 horas do início dos sintomas em doentes candidatos a ACTP e com contraindicação de trombólise endovenosa;
- após período de 6 horas do início dos sintomas, antes de alta hospitalar, em doentes com dor torácica, suspeita de regurgitação da valva mitral ou até mesmo ruptura do septo interventricular que gera insuficiência cardíaca, choque ou suspeita de ruptura cardíaca subaguda;
- pacientes que apresentem angina em repouso ou com atividade mínima, insuficiência cardíaca congestiva, fração de ejeção baixa (inferior a 45%), sinais de isquemia miocárdica, resultado de exame laboratorial ou IAM sem a presença de onda Q.[3,4]

CONTRAINDICAÇÕES

Qualquer condição que possa comprometer a segurança do procedimento deverá ser considerada e corrigida antes de realizar o cateterismo cardíaco. Entre elas:

- arritmia: condições de irritabilidade ventricular;
- distúrbio hidroeletrolítico como hipocalemia não corrigida;
- toxicidade digitálica;
- insuficiência cardíaca descompensada;
- insuficiência renal grave e anúria (exceto nos casos onde haja a programação de diálise posterior ao cateterismo).

Algumas contraindicações são relativas e devem ser consideradas, das quais podemos citar: acidente vascular encefálico (no período de 1 mês), sangramento gástrico e/ou infecção ativa, hipertensão grave descontrolada, falta de leito em Unidade de Terapia Intensiva (UTI) e até mesmo a recusa do paciente ao tratamento proposto após o cateterismo. A anticoagulação deve ser avaliada de forma individual e de acordo com os sintomas do paciente, geralmente a dose do anticoagulante é suspensa por 48 horas ou de acordo com o fármaco.[2,5]

CATETERISMO CARDÍACO DIREITO

O primeiro cateterismo de câmaras direitas ocorreu em 1929, quando Werner Forssmann acessou seu próprio coração por punção venosa em veia antecubital direita. Nos dias atuais, essa técnica é bastante explorada principalmente para avaliação e estudo de cardiopatias congênitas, avaliação de doença vascular pulmonar, *shunts* intracardíacos, doença valvar, débito cardíaco e insuficiência cardíaca. O acesso venoso para o estudo, normalmente ocorre por meio das veias femoral ou jugular interna, sendo que as complicações mais comuns estão intimamente ligadas a presença de hematomas decorrente de tentativa de punção mal sucedida ou até de compressão inapropriada do sítio de punção venosa (femoral, jugular ou subclávia). Acredita-se que a abordagem femoral aumente a permanência do paciente no ambiente hospitalar, principalmente devido ao repouso e imobilização temporária do membro cateterizado. Sabe-se que o acesso também pode ser via radial, porém, quase não há relatos de estudos realizados por essa via. O uso do método de imagem por meio de ultrassonografia para manejo do acesso venoso durante as punções tem sido amplamente utilizado com o objetivo de minimizar o risco de complicações vasculares. Obtido o acesso adequado, o cateter progride por fluxo anterógrado por meio da veia cava inferior ou superior, passando posteriormente, pelo átrio direito, ventrículo direito, até a artéria pulmonar onde é possível obter a mensuração das pressões, medidas de débito cardíaco por hemodiluição, avaliação da saturação de oxigênio para comprovar *shunt* direito-esquerdo e reconhecer patologias das valvas relacionadas ao coração direito (tricúspide e pulmonar).[6,7,8]

CATETERISMO CARDÍACO ESQUERDO

Seguindo o raciocínio do cateterismo cardíaco direito, é sabido que o cateterismo cardíaco esquerdo avalia possíveis anormalidades das câmaras cardíacas à esquerda.

A cineangiografia ou angiografia digital ocorre por meio da filmagem de uma sequência de imagens em um intensificador de imagem, feito por uma câmara em movimento durante o cateterismo cardíaco. Nos estudos de coronárias, conhecidos como cineangiocoronariografias, diversas filmagens de projeções e lateralidade são adquiridas para certificar a presença ou não de doença arterial coronária. Pode ser solicitado ao paciente, uma respiração profunda para remoção do diafragma do campo de imagem e manobras de tosse para que o contraste seja removido rapidamente das coronárias.

Uma infinidade de materiais deve estar ao alcance das equipes médicas e de enfermagem nas salas de procedimentos: cateteres (modelos, curvas e tamanhos), balões (para intervenções coronárias, vasculares, valvulares, congênitas), *stents* (convencionais ou farmacológicos), introdutores (calibre e comprimento variado), acessórios (manifold, extensões, manômetros, guias de diversos modelos e indicações) são utilizados no laboratório de hemodinâmica, visto que a unidade recebe perfis de pacientes diferentes e uma ampla gama de exames diagnósticos e intervenções.

Frequentemente, o acesso ocorre por via arterial periférica, por fluxo retrograda ao avanço do cateter e sendo guiado por fluoroscopia.

A técnica de Seldinger é bastante utilizada, pois, promove segurança dos acessos e contempla os sistemas venosos e arteriais. Desse modo, o cateter avança pela aorta, arco aórtico, cruzando a valva aórtica até alcançar o ventrículo esquerdo. Assim, pode-se avaliar a função da válvula aórtica e as pressões por meio de recuo do cateter do ventrículo esquerdo para a aorta.

Dentre as principais avaliações, podemos citar a ventriculografia que tem por objetivo analisar a função valvar e sua estrutura além de definir a anatomia e função ventricular. O procedimento ocorre por injeção de contraste na cavidade e filmagem do movimento ventricular determinando assim a sístole final e diástole final.

De maneira menos frequente, é possível adentrar o átrio esquerdo por meio da valva mitral, mas essa prática é pouco utilizada. Outra forma de adentrar o átrio esquerdo seria por punção transeptal, avançando por acesso venoso, veia cava, átrio direito e avançando com agulha no septo interatrial ao nível da fossa oval. É contraindicada a punção septal nos casos de uso de anticoagulantes devido ao risco de tamponamento cardíaco e hemorragia.[3,9,10]

VIAS DE ACESSO

A escolha da via de acesso é a primeira etapa de um procedimento hemodinâmico, pois, a escolha correta da via resulta em menores complicações vasculares, risco de sangramento, menor tempo de internação e consequentemente na diminuição nos custos hospitalares.[11]

Ao longo dos anos, vários estudos identificaram maior morbimortalidade associada às complicações hemorrágicas e transfusões sanguíneas. Portanto, é imprescindível pensar na redução das complicações hemorrágicas e a necessidade de transfusões sanguíneas.[12]

Historicamente, a primeira via de acesso utilizada foi a braquial. Tendo sido substituída pela femoral (universalmente consagrada). Porém, atualmente a via radial tem ganhado cada vez mais espaço na área médica. De qualquer forma, o local da punção é determinado pelo histórico clínico do paciente, aspectos relacionados ao procedimento, bem como pela experiência do cardiologista intervencionista.[13]

Acesso Femoral

Anatomicamente, a punção femoral deve ser realizada acima do ligamento inguinal, estrutura que faz interligação entre a crista ilíaca e púbis. Uma artéria calibrosa, que possibilita uma troca rápida e mais versátil de materiais numa situação de maior complexidade e também por exigir menor curva de aprendizagem do intervencionista. Ao fim do procedimento, o introdutor é retirado e então se realiza a hemostasia do local da punção, seja por compressão manual ou mecânica.

Nos casos de compressão manual, a retirada do introdutor pode ocasionar, em determinadas situações, uma reação vagal, por meio da estimulação parassimpática, causando bradicardia, consequentemente vasodilatação pela ativação dos barorreceptores e o paciente poderá apresentar náuseas, diaforese, palidez, sensação de desmaio, por isso, manter-se atento a esses sinais clínicos.

Nos casos de intervenções percutâneas, onde é administrado o anticoagulante por via endovenosa, recomenda-se aguardar o intervalo da ação do medicamento ou controle via TCA (tempo de coagulação ativado) para realizar a retirada do introdutor. Outra opção, bastante utilizada é a utilização de dispositivos de fechamento vascular (tampão de colágeno ou sutura mecânica), como Perclose Proglide® e Angio-Seal™. Tais dispositivos reduzem o tempo de repouso com o membro puncionado, já que ao término do procedimento se retira o introdutor e implanta-se o dispositivo. Estão entre as contraindicações para a escolha da via femoral: ausência e/ou diminuição de pulso (pedioso, poplíteo e/ou tibial posterior), sopro em região inguinal, cirurgia prévia na região femoral que impossibilite o acesso, fibrose, doença arterial ou tortuosidade ilíacas significativas, aneurisma de aorta abdominal, ou até mesmo, impossibilidade de manter-se no leito após procedimento para o repouso do membro.[8,14]

Acesso Radial

Observa-se que na última década houve um aumento significativo da utilização da via radial. Estudos apontam que a técnica de punção em artéria radial resulta em menos complicações vasculares (hematomas e sangramentos), maior conforto ao paciente, redução no tempo de internação e menos custos hospitalares. A habilidade médica para punção radial contribui diretamente para o sucesso da via escolhida.[15]

A superficialidade da artéria radial possibilita maior segurança após a retirada do introdutor, visto que, sangramentos nessa área são prontamente notados e de fácil controle hemostático. Uma vez que a mão é irrigada também pela artéria ulnar, em casos de complicações graves, com perda do fluxo sanguíneo radial, há compensação por meio de suprimento pela artéria ulnar.

Para que o procedimento seja realizado por via radial, é necessário avaliar a patência do arco palmar por meio do teste de Allen ou ainda pelo teste do oxímetro. Atualmente, sabe-se que há maior sensibilidade nos resultados do teste do oxímetro do que pelo teste de Allen quando aplicados na triagem por abordagem radial.[16]

Os critérios utilizados para a não escolha dessa via são: resultado de não patência na avaliação do arco palmar, história prévia de mastectomia, presença ou planejamento de fístula arteriovenosa para hemodiálise ou uso para enxerto em cirurgia de revascularização do miocárdio. Por facilidade e comodidade do médico intervencionista e paciente, a artéria radial direita é a primeira escolha, porém, em casos de insucesso de punção, utiliza-se a artéria radial esquerda, bem como nos de estudo de pontes, já que facilita a cateterização da artéria mamária interna. Na impossibilidade de acesso radial a alternativa seria a via femoral.[13]

Ao término do procedimento, tanto nas cinecoronariografias como nas intervenções coronarianas, retira-se o introdutor e utiliza-se uma pulseira de compressão pneumática radial com seringa para desinsuflação, devendo seguir um protocolo específico para tal. O protocolo da instituição para desinsuflação da pulseira radial acontece 1 hora após a retirada do introdutor (nos casos de cateterismo) e 2 horas (nos casos de angioplastia); desinsuflar 2 mL a cada 15 minutos até que a pulseira esteja totalmente sem ar. Em casos de sangramento, insuflar novamente 4 mL de ar e reiniciar todo o processo após 30 minutos. Como alternativa a pulseira pneumática pode ser utilizado o curativo compressivo após a retirada do introdutor. Sugere-se que o tempo de compressão seja de no máximo 2 horas e que não haja interrupção do fluxo sanguíneo mantendo a patência do vaso. Após a liberação do local, realizar apenas curativo oclusivo.[11,13]

COMPLICAÇÕES VASCULARES

As possíveis complicações vasculares relacionadas às vias de acesso serão apresentadas e comentadas individualmente a seguir.

Sangramento

O sangramento do sítio de punção poderá ocorrer por diversos motivos que podem estar relacionados ao paciente, procedimento e a terapia medicamentosa. Na Tabela 15.1, observa-se a relação dos principais fatores relevantes para o sangramento.

Tabela 5.1. Relação dos principais fatores relacionados a sangramentos pós-punção percutânea		
Relacionado ao paciente	**Relacionado ao procedimento**	**Relacionado à farmacologia**
Idade	Altura do local da punção	Anticoagulação
Sexo feminino	Bainha arterial maior	Inibidores da GP IIb/IIIa
Hipertensão	Tempo prolongado de uso da bainha	Anticoagulação endovenosa
Obesidade/baixo peso	Uso de dispositivos de assistência ventricular (BIA/ Impella)	Uso de trombolíticos
Insuficiência renal	Bainha venosa concomitante	
Distúrbios de coagulação	Reabordagem do sítio de punção	

Hematoma/Equimose

Equimose, por definição, é a presença de área arroxeada, sem tumefação, ao redor do sítio de punção. Sua incidência é alta, varia de 21 a 39%. Já o hematoma é a presença de uma tumefação local não pulsátil, visível e palpável, podendo ser ao redor do sítio de punção ou uma abrangência maior da área. Podem variar entre hematomas de maior proporção sendo considerados significativos a hematomas leves ou moderados.[12]

Hematoma Retroperitoneal

É uma complicação vascular grave e rara (varia de 0,12 a 0,44%). Caracteriza-se por uma coleção sanguínea na cavidade retroperitoneal com sinais de palidez, dor lombar, distensão abdominal, dormência no membro adjacente e hipotensão, todos sinais clínicos condizentes com essa complicação. Vários fatores podem predispor o hematoma retroperitoneal, incluindo sexo feminino, alteração na coagulação, punção arterial alta. Porém, ter ciência das características clínicas do paciente são determinantes para a prevenção e reconhecimento antecipado para um tratamento efetivo dessa grave complicação.[12,17]

Isquemia do Membro e/ou Síndrome Compartimental

Considerada uma complicação muito rara que tem como preditores: tromboembolismo, dissecção e oclusão arterial. Apesar dos estudos serem escassos, acredita-se que a incidência seja de 0,004%.

No acesso radial, tão logo se observa edema e/ou dor no braço, é necessário a implementação de um protocolo específico. Na instituição, consiste na insuflação de um manguito no ponto de dor/edema. O manguito é inflado durante 15 minutos até 10 a 15 mmHg abaixo da pressão sistólica do paciente (a fim de permitir um fluxo pulsátil distal para mão ou antebraço), manter sempre a monitorização do membro com oxímetro de pulso. Tal processo pode ser realizado por duas vezes durante 15 minutos com o objetivo se estancar o sangramento e diminuir a pressão no antebraço.[15,16]

Pseudoaneurisma

Definido como uma tumefação pulsátil à palpação, seu diagnóstico pode ser realizado por arteriografia ou ultrassonografia. Fatores de risco como: local de punção baixa, sexo feminino, idade superior a 70 anos, diabetes e obesidade. Sua incidência varia de 0,05 a 1% entre os procedimentos diagnósticos e em 6% nos terapêuticos.[12]

Fístula Arteriovenosa

Caracteriza-se pela comunicação entre artéria e veia femoral. O fluxo sanguíneo arterial é alto se comparado com o fluxo sanguíneo venoso, sendo assim, resulta num turbilhonamento com presença de sopro à ausculta. O diagnóstico também ocorre por meio de arteriografia ou ultrassonografia. Fatores de risco: local de punção baixa e anticoagulação prévia. Sua incidência é baixa, menor que 1%.[12]

Neuropatia

É uma complicação rara, que ocorre devido a uma grande hemorragia ou secundária à pseudoaneurisma, onde há uma pressão sobre o nervo femoral decorrente de acúmulo de fluídos. Podem ocasionar danos permanentes como parestesia e dor crônica.[15]

Infecção

Alguns fatores predispõem à infecção, como: múltiplas punções no mesmo local num curto período de tempo, quebra da técnica estéril, presença de corpo estranho, tempo de permanência aumentado do introdutor no sítio de punção, procedimentos extensos, hematoma e diabetes. Os sinais e sintomas de infecção são: dor, eritema, febre, edema e secreção purulenta no local da punção. Há ainda outros critérios preditores infecção, como: idade avançada, quadro de plaquetopenia, uso de fibrinolíticos, aumento de creatinina, tipo de procedimento, duração, uso de dispositivos de assistência ventricular prolongado, reabordagens no sítio de punção e falha nos dispositivos hemostáticos.[15,16]

A habilidade na técnica de punção bem como as técnica para promoção da hemostasia são de extrema importância para o desfecho clínico. Certamente complicações poderão ocorrer, mas cabe à equipe reconhecer rapidamente e assim promover uma assistência de qualidade e que traga menor dano ao paciente.[17,18]

MEIO DE CONTRASTE IODADO

Os contrastes utilizados atualmente são compostos por iodo orgânico que absorve RX, e devido ao seu número atômico elevado e versatilidade química são bastante utilizados para opacificar o meio intravascular.

Os contrastes de alta osmolaridade (iônicos) possuem osmolaridade de 5 a 8 vezes mais elevada que a do sangue. Tem pH entre 6 e 7, e a concentração de sódio de 1 a 7 vezes maior que a plasmática. Possui aditivos que quelam (sequestram/inativam íons metálicos como cálcio e possibilitam a eliminação dessas substâncias pelo organismo) o cálcio iônico. Possuem propriedades antitrombóticas expressivas.

A osmolaridade aumentada do contraste também eleva a osmolaridade sérica e assim o volume plasmático aumenta já que a água presente no espaço extravascular vai em direção ao espaço intravascular. Por este motivo, as pressões diastólicas final do VE e AE se elevam e pode haver queda de hemoglobina e hematócrito.

O contraste de baixa osmolaridade também é iônico e tem a osmolaridade reduzida, consequentemente, há redução dos efeitos relacionados à hipertonicidade. Não quelam o cálcio iônico e mantêm as propriedades antitrombóticas.

Não iônicos tem redução da osmolaridade superior a 50% quando comparada a do sangue. Não quelam o cálcio iônico e possuem propriedades antitrombóticas reduzidas. Produzem menos efeitos colaterais e alterações hemodinâmicas especialmente nos pacientes de alto risco. Em determinadas condições, indica-se a utilização do contraste não iônico, sendo elas: IAM, síndromes isquêmicas instáveis, insuficiência cardíaca congestiva, diabetes, baixa fração de ejeção (inferior a 30%), insuficiência renal, hipotensão ou bradicardia, alergia prévia ao contraste, doença valvar grave, estudo de mamária interna, histórico de AVC ou AIT (acidente isquêmico transitório) recentes.

Isosmolares é a osmolaridade semelhante à plasmática, com significativa redução dos efeitos atribuídos à hiperosmolaridade.

Os efeitos produzidos pelo meio de contraste variam de acordo com o volume injetado, osmolaridade, conteúdo de sódio e concentração de cálcio. Para contextualizar claramente, após a ventriculografia, ocorre depressão da contratilidade do ventrículo e aumento do volume de contraste no meio intravascular, desse modo, a pressão diastólica final ventricular aumenta. Atingindo a circulação sistêmica, ocorre a vasodilatação arteriolar e diminuição na pressão arterial. Esse processo leva de 2 a 5 minutos, retornando ao estado normal.

A injeção de contraste intracoronária gera efeitos hemodinâmicos, sendo eles: bradicardia sinusal, hipotensão arterial sistêmica, pressão diastólica final do VE aumentada, possíveis arritmias, isquemia do miocárdio e alterações eletrocardiográficas. Esses efeitos são revertidos rapidamente quando o cateter é retirado do óstio coronário e com manobras de tosse como mencionado anteriormente. De modo geral, observa-se que os contrastes tem uma função de diurético osmótico, pois são provenientes da deficiência de água e salino causando até mesmo a hipotensão. Ressalta-se a importância da hidratação via oral ou endovenosa pós-procedimento hemodinâmico.[3,14]

COMPLICAÇÕES DURANTE E APÓS CATETERISMO CARDÍACO

Embora ocorram com pouca frequência, as complicações devem ser conhecidas para que haja detecção precoce e rápida resolução evitando danos maiores podendo ser irreversíveis. As arritmias ventriculares são decorrentes da manipulação de cateteres ou devido a injeção de contraste. Arritmias atriais, juncionais, bloqueios também podem ser gerados em resposta ao estímulo ventricular. Bradicardia sinusal se dá pela injeção de contraste nas coronárias.

As reações alérgicas ao contraste se manifestam por meio de espirros, urticária, pruridos e pápulas na pele e/ou face, edema palpebral, broncoespasmo e até edema de glote. Além das complicações citadas anteriormente, outras situações mais graves podem ocorrer e representam menos de 1% dos casos, sendo caracterizadas por: IAM, AVC, hemorragia e complicações vasculares, trombose, edema agudo pulmonar, PCR, dissecção ou perfuração coronária ou de cavidade.[18]

CUIDADOS DE ENFERMAGEM PÓS-CATETERISMO

Os protocolos de cuidados pós-cateterismo variam de acordo com a instituição, mas estão baseados na observação e intervenção em situações críticas. É fundamental realizar orientações ao paciente e familiar principalmente em relação aos cuidados com curativo e via de acesso do procedimento a fim de detectar possíveis complicações de modo ágil e que colabore para o bem-estar e rápido restabelecimento das condições de saúde normais.[19] Na Tabela 5.2, observa-se uma relação dos principais cuidados de enfermagem pós-cateterismo cardíaco.

Tabela 5.2. Principais cuidados de enfermagem pós-procedimento de cateterismo cardíaco	
1	Avaliar sinais vitais de 1 em 1 hora até o término do repouso. Após período de repouso seguir protocolo do hospital
2	Avaliar o sítio de punção do cateterismo, verificando a presença de: sangramento, abaulamento, equimose (coloração arroxeada), hematoma (entumecimento) e dor no local
3	Avaliar a presença de pulso periférico, aquecimento do membro e perfusão periférica
4	Orientar quanto ao repouso no leito de acordo com o procedimento e horas estipuladas pelo médico intervencionista, não fletir o membro cateterizado, não carregar peso ou forçar o membro
5	Caso não haja novos exames, restabelecer dieta adequada à condição do paciente
6	Prevenir situações que possa causar queda: manter cama travada, grades elevadas, manter campainha próxima ao paciente e orientar a acionar a enfermagem sempre que necessário
7	Orientar paciente e familiares sobre cuidados pós-exame

Continua ››

Capítulo 5 • Cateterismo Cardíaco

›› Continuação

Tabela 5.2. Principais cuidados de enfermagem pós-procedimento de cateterismo cardíaco	
8	Incentivar a ingesta hídrica caso não haja restrição
9	Observar e comunicar ao médico quaisquer anormalidades encontradas durante o repouso: reação alérgica tardia, sangramento no local do curativo, dor, naúsea, vômito, alterações de sinais vitais, entre outras
10	Manter cabeceira do leito elevada em no máximo 30°
11	Auxiliar nas eliminações fisiológicas durante o repouso
12	Avaliar integridade da pele (sítio de punção)
13	Auxiliar na primeira deambulação após o término do repouso no leito
14	Iniciar planejamento educacional visando cuidados pós-alta hospitalar, tais como: cuidados com o membro, possíveis situações críticas buscando o serviço de urgência ou retorno ao hospital, além de incentivar o retorno ambulatorial para consulta médica

CONCLUSÃO

Por ser um tema fundamental no laboratório de hemodinâmica (LH), os conceitos abordados e comentados no presente capítulo possivelmente contribuirão para construção de conhecimentos básicos para a enfermagem. Ressaltando que os cuidados de enfermagem pós-procedimentos devem envolver não só o paciente, mas a família e todos os membros da equipe de saúde.

REFERÊNCIAS

1. Gottschall CAM. 1929-2009: 80 Anos de Cateterismo Cardíaco – uma História Dentro da História. Rev Bras Cardiol Invas. 2009; 17(2):246-68.

2. Kern, MJ, Sorajja P, Lim MJ. Manual de Cateterismo Cardíaco. São Paulo: Elsevier Brasil, 2017.

3. Woods SL, Froelicher ESS, Motzer SU. Enfermagem em cardiologia. Barueri: Editora Manole, 2005.

4. Feitosa, ACR, et al. II Diretriz de avaliação perioperatória da sociedade brasileira de cardiologia. Arq. Bras. Cardiol. 2011;(96):1-68.

5. Lopes AC. Diagnóstico e tratamento. Barueri: Editora Manole, 2006.

6. Valle, FH, et al. Cateterismo cardíaco direito por acesso venoso antecubital guiado por ultrassonografia. Revista Brasileira de Cardiologia Invasiva. 2016;24(1):35-37.

7. Reusz G, Csomos A. The role of ultrasound guidance for vascular access. Curr Opin Anaesthesiol. 2015;28(6):710-6.

8. Cunha AIG, et al. A Enfermagem na Cardiologia Invasiva. São Paulo: Editora Atheneu, 2007.

9. Gubolino LA, et al. Diretrizes da sociedade brasileira de cardiologia sobre qualidade profissional e institucional, centro de treinamento e certificação profissional em hemodinâmica e cardiologia intervencionista *Arq. Bras. Cardiol.* 2013;101(6)-suppl.4.

Enfermagem em Cardiologia Intervencionista

10. Conti, C R. Sistema Cardiovascular-: Coleção Netter de Ilustrações Médicas. São Paulo: Elsevier Brasil, 2015.

11. Almeida et al. ICP via radial versus femoral. Rev Bras Cardiol Invasiva. 2013;21(4):373-7.

12. Bogabathina H, et al. Reduction of vascular complication rates from femoral artery access in contemporary women undergoing cardiac catheterization. Cardiovascular Revascularization Medicine, 2018.

13. Abizaid A, Costa Júnior, JR. Manual de Cardiologia Intervencionista do Instituto Dante Pazzanese. 1.ed. São Paulo: Elsevier, 2013.

14. Feres F, et.al. Diretriz da sociedade brasileira de cardiologia e da sociedade brasileira de hemodinâmica e cardiologia intervencionista sobre intervenção coronária percutânea. Arq Bras Cardiol. 2017;109(1Supl.1):1-81.

15. Nobrega ER, Covello CM, Buril GO, Carvalho PO, Sobral PD, Batista LL, et al. Comparação randomizada de tempos de hemostasia após acesso radial para cateterismo cardíaco. J Transcat Interven. 2018;26(1):1-6. https://doi.org/10.31160/ JOTCI2018;26(1)A0004.

16. Barbeau GR, et al. Evaluation of the unopalmar arterial arches with pulse oximetry and plethysmography: comparion with the Allen´s test in 1010 patients. Am Heart J. 2004;147-489-93.

17. Covello CM. Complicações vasculares no sítio de acesso femoral em idosos após procedimentos percutâneos: comparação entres as técnicas hemostáticas de compressão manual e mecânica com dispositivo grampo C. 2011. [dissertação]. Recife: Faculdade de Enfermagem/UFPE; 2011 [Acesso em: 15 ago 2018]. 108 p. Disponível em: http://repositorio.ufpe.br/bitstream/handle/123456789/1643/arquivo2889_1.pdf?sequence=1.

18. BONOW RO et al. Braunwald – Tratado de doenças cardiovasculares. 9.ed.. Rio de Janeiro: Elsevier, 2013.

19. Lima VCGS. Protocolo de cuidados básicos de enfermagem para clientes pós-angioplastia transluminal coronariana. 2018. 105 f. Dissertação (Mestrado Profissional em Enfermagem Assistencial) – Escola de Enfermagem Aurora de Afonso Costa, Niterói, 2018.

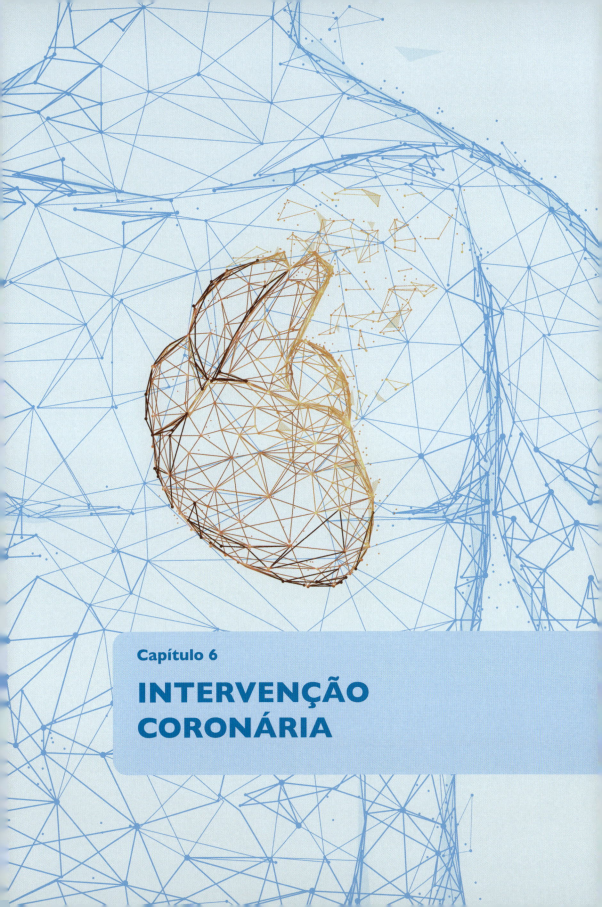

Capítulo 6

INTERVENÇÃO CORONÁRIA

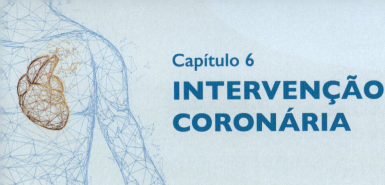

Capítulo 6
INTERVENÇÃO CORONÁRIA

José de Ribamar Costa Junior
Guilherme Barreto G. Silva
José Eduardo Sousa

INTRODUÇÃO

A partir do final da década de 1980, o advento dos *stents* para o tratamento de obstruções no leito coronariano revolucionou a terapêutica percutânea da doença aterosclerótica. O uso desses dispositivos reduziu significativamente a retração elástica e o remodelamento negativo, dois importantes mecanismos responsáveis pelo insucesso da terapêutica percutânea com cateter-balão.

Mais recentemente, a introdução dos *stents* farmacológicos e a marcante supressão da hiperplasia neointimal em seu interior consolidaram sua utilização como tratamento de escolha na abordagem percutânea da doença coronária, ampliando seu cenário de aplicação clínica. Na prática, esses novos dispositivos reduziram em 50 a 70% a necessidade de nova revascularização da lesão-alvo, quando comparados aos stents metálicos sem fármaco.

Na última década, essa tecnologia sofreu marcante evolução com surgimento de novas plataformas, polímeros e fármacos antiproliferativos.

Nesse capítulo, serão discutidos brevemente os diferentes instrumentais que fazem parte do arsenal terapêutico da cardiologia intervencionista contemporânea bem como suas mais frequentes e principais complicações imediatas e tardias.

ANGIOPLASTIA TRANSLUMINAL CORONÁRIA (ATC): ASPECTOS TÉCNICOS FUNDAMENTAIS

A angioplastia por balão, desenvolvida em Zurique por Andrea Gruentzig em 1977, revolucionou o tratamento da doença arterial coronária. Nos últimos 20 anos, o papel da dilatação por balão se tornou restrito a raríssimos cenários, tornando-se obsoleto como prática isolada. Atualmente, é utilizada de modo adjunto no preparo e na otimização do implante dos *stents*.[1]

O procedimento é realizado por meio de um sistema que consiste em componentes básicos: um cateter-guia, que fornece acesso estável ao óstio da artéria coronária, uma via para injeção de contraste; um fio-guia, que é manualmente passado por meio da lesão-alvo e oferece um trilho sobre o qual os dispositivos podem ser avançados; e um cateter de dilatação com um balão expansível na ponta, preenchido por meio de contraste.

A intervenção coronária percutânea é um procedimento significativamente mais complexo do que uma cineangiocoronariografia, envolvendo risco aproximadamente 10 vezes maior (1 *versus* 0,1%). Os riscos da angioplastia variam amplamente com a condição clínica inicial do paciente, com as características da lesão a ser tratada e com as técnicas utilizadas. Ao obter o consentimento livre e esclarecido, o paciente deve ser informado com clareza sobre os possíveis riscos e benefícios aos quais será submetido e sobre quais são as alternativas ao procedimento. Para prevenção dos riscos reais de complicações maiores, a angioplastia deve ser realizada apenas por pessoal experiente, em um ambiente em que haja apoio cirúrgico e anestésico cardíaco completo e prontamente acessível.

Historicamente, os pacientes eram internados na noite anterior à angioplastia eletiva, mas atualmente são admitidos na manhã do procedimento. Detalhes da avaliação do paciente e aplicação do consentimento informado são realizados em um breve encontro imediatamente antes do procedimento.[2] Embora uma grande parte das intervenções sejam executadas *ad hoc* (imediatamente após a cineangiocoronariografia, no mesmo procedimento), considerar o estadiamento é importante quando há programação de uso de grandes volumes de contraste, quando o paciente é portador de doença renal crônica, quando o paciente não

Os pacientes devem ser avaliados quanto ao risco de nefropatia induzida por contraste. Fatores de risco importantes incluem idade avançada, insuficiência renal, diabetes melito, insuficiência cardíaca congestiva e o volume de contraste utilizado durante o procedimento. Hidratação adequada e minimizar o volume de contraste administrado são as únicas intervenções demonstradas para reduzir o risco de lesão renal aguda induzida por contraste. Maior atenção deve ser dada a pacientes com *clearence* de creatinina <60 mL/kg/min. Atualmente, as evidências apontam que a administração de N-acetilcisteína não é benéfica.[4]

As diretrizes de intervenção coronária percutânea defendem que um *timeout* deve ser realizado antes de todos os procedimentos para verificar se o paciente será submetido ao procedimento pretendido. O objetivo desse processo é melhorar o atendimento ao paciente por meio da discussão coletiva do caso pela equipe multiprofissional imediatamente antes do procedimento.

O procedimento pode ser realizado por meio da via femoral ou da via radial, baseado em considerações sobre potenciais complicações relacionadas ao acesso vascular, bem como na experiência do operador e preferência do paciente. Optar pelo acesso radial é razoável para diminuir a incidência de complicações locais, reduzindo morbimortalidade em alguns cenários, como na síndrome coronária aguda com supradesnivelamento do segmento ST. No entanto, o acesso femoral continua sendo o mais utilizado pela praticidade da técnica. Os cateteres de *Judkins* foram idealizados e são pré-moldados para cateterização coronária seletiva pela via femoral, tendo sua manipulação dificultada quando utilizados por outras vias. Complicações hemorrágicas pela via femoral podem ser minimizadas quando guiadas por ultrassonografia. As punções baixas estão associadas a hematomas e pseudoaneurismas, enquanto punções altas aumentam o risco de hematoma retroperitoneal.

Depois da inserção do introdutor arterial, a terapia anticoagulante é iniciada. O mais utilizado é a heparina não fracionada na dose de 70 a 100 U/kg, devendo-se utilizar 50 a 70U/kg quando o uso de inibidores da glicoproteína IIb/IIIa (abciximab, tirofiban) estiver programado. A heparina de baixo peso molecular (enoxaparina) é uma alternativa para os pacientes que estiveram em uso de tais agentes pré-procedimento.[5]

As angiografias de base do vaso-alvo são obtidas por meio de um cateter-guia terapêutico, que possui parede mais finas do que os cateteres diagnósticos, aumentando sua luz, mantendo o mesmo diâmetro externo. A angiografia basal serve para avaliar qualquer alteração em relação a angiografia prévia (desenvolvimento de oclusão total, formação de trombos) e permitir a seleção das projeções angiográficas que permitam a visualização ideal das estenoses, auxiliando no planejamento da estratégia a ser utilizada. Injeções coronárias de meio de contraste devem ser realizadas após a administração de nitroglicerina intracoronária para demonstrar que o espasmo não é um componente significativo da lesão-alvo e para minimizar a ocorrência de espasmo coronário subsequente, além de indicar o diâmetro real do vaso.

O cateter-guia é conectado ao transdutor de pressão por meio de uma extensão e uma válvula hemostática. A válvula hemostática contém um anel ajustável que permite a livre movimentação dos dispositivos, mantendo uma vedação suficiente para permitir a aferição da pressão e a injeção de contraste, minimizando a perda de sangue. O fio-guia de angioplastia é introduzido pela primeira vez no cateter-guia por meio de uma agulha. Em seguida, é avançado por meio da lesão com o auxílio de um rotor, guiado por pequenas injeções de contraste. Uma vez que o posicionamento da ponta do fio-guia no vaso distal foi confirmado, o balão de angioplastia desejado é selecionado. Resultados otimizados da angioplastia com balão são obtidos usando balões com diâmetros que se aproximam do diâmetro de um segmento de referência presumivelmente sem doença, adjacente ao local a ser tratado (relação balão/artéria = 0,9 a 1,1). Balões com perfis menores são utilizados quando existe dificuldade em estimar a referência correta do tamanho de um vaso difusamente doente ou quando a dificuldade em cruzar a lesão é antecipada. Após o advento dos *stents*, tornou-se rotina pré-dilatar a lesão-alvo com um balão ligeiramente subdimensionado em relação ao diâmetro de referência e que possui comprimento semelhante à lesão-alvo.

Capítulo 6 • Intervenção Coronária

O mecanismo da angioplastia com balão envolve fratura da placa (dissecção) na camada média com expansão da lâmina elástica externa, bem como redistribuição axial da placa ao longo do comprimento do vaso tratado. A maioria dos vasos submetidos à angioplastia com balão obtém lúmen adequado; entretanto, altas taxas de trombose aguda eram encontradas devido à intensa injúria aguda, com dissecção, em uma era de pré-dupla antiagregação plaquetária. A combinação de retração elástica e remodelamento negativo do vaso levam ao fenômeno mais tardio da reestenose (6 a 9 meses), com taxas significativamente maiores dos que os encontrados na era moderna.

Uma vez que a dilatação adequada é realizada, o sucesso do procedimento é verificado quando o fluxo da artéria tratada é considerado normal e quando não há lesões residuais significativas. Em seguida, retira-se o cateter balão completamente do cateter guia, deixando o fio-guia através do segmento dilatado para permitir fácil acesso caso qualquer sinal de deterioração angiográfica seja observado. Uma nova administração de nitroglicerina intracoronária é realizada e novas projeções ortogonais são adquiridas para descartar qualquer complicação do procedimento ou qualquer lesão residual. Finalmente, o fio-guia é removido e as projeções finais são adquiridas.[6,7]

O manejo pós-procedimento tem sido progressivamente simplificado. Antigamente, era rotineiro manter o introdutor na artéria braquial durante a noite com infusão contínua de heparina, para facilitar o acesso em caso de oclusão aguda do vaso. O advento dos *stents* e o uso dos inibidores da glicoproteína IIb/IIIa reduziram muito a incidência desse tipo de complicação, mudando a prática para a retirada do introdutor no mesmo dia, assim que o tempo de coagulação ativado (TCA) for menor que 180 segundos, o que ocorre aproximadamente 2 horas após a administração da última dose da heparina não fracionada. Ademais, com a ampla adoção de dispositivos de fechamento do sítio de punção femoral e a ampla utilização da via de acesso radial, é comum remover a bainha arterial no laboratório de hemodinâmica, ao final do procedimento, apesar de um estado totalmente anticoagulado, permitindo a deambulação precoce desses pacientes. Os pacientes permanecem em repouso por aproximadamente 3 a 6 horas após a retirada dos introdutores femorais, dependendo do calibre do introdutor utilizado.

ATC COM *STENT*

O *stent* coronário foi concebido como uma plataforma endoluminal desenvolvida para criar um lúmen inicial maior, selar dissecções, resistir à retração elástica e ao remodelamento vascular tardio, melhorando assim os resultados iniciais e tardios da angioplastia com balão.

O implante de *stents* tem sido o tratamento de escolha para a maioria dos pacientes com doença arterial coronária desde o final dos anos 1990, devido aos resultados mais previsíveis em comparação com o balão convencional. A técnica de implante é semelhante a técnica descrita para angioplastia com balão, com alguns passos adicionais. Em outubro de 1987, o doutor Eduardo Sousa implantou o primeiro *stent* metálico balão expansível (Palmaz-Schatz) em humanos. Esse dispositivo se tornou eficaz, superando as principais limitações da angioplastia por balão.[8, 9]

A angioplastia com balão se tornou um passo adjuvante na angioplastia com implante de *stent*. Com um balão subdimensionado, realiza-se a pré-dilatação com cateter-balão semicomplacente, para preparo da lesão-alvo. Esse passo a passo é importante para facilitar a entrega do *stent* e permitir que sua liberação ocorra com o máximo de expansão. O dispositivo é entregue por dentro do cateter-guia, sobre um fio-guia de 0,014 polegadas. Seu posicionamento ideal geralmente ocorre quando a placa aterosclerótica está totalmente coberta, envolvendo pelo menos 2 mm de vaso angiograficamente normal nas bordas proximal e distal do *stent*. O *stent* é então liberado, respeitando-se a relação balão/artéria, por meio da insuflação por um manômetro específico, procurando se obter o maior diâmetro luminal possível e uma boa aposição das hastes nas paredes do vaso. Má expansão, má aposição e perda geográfica (incapacidade de cobertura total da lesão) são preditores de trombose e reestenose dos *stents*. Má expansão e má-aposição podem ser corrigidas e o resultado angiográfico pode ser otimizado por meio da pós-dilatação *intrastent* com balões não complacentes, que podem ser insuflados a altas pressões, sem grandes modificações do diâmetro do balão. Apesar da grande evolução do tratamento com stents convencionais, reduzir ainda mais as taxas de reestenose ainda era um desafio.

Stents Farmacológicos

Os *stents* farmacológicos (SF) surgiram da combinação do aumento da compreensão da biologia da reestenose com a escolha de fármacos direcionados a uma ou mais séries de modificações biológicas do processo reestenótico. O primeiro stent farmacológico a mostrar efetividade clínica foi o stent Cypher (Cordis, Johnson & Johnson, Warren, JN, EUA), com o fármaco antiproliferativo sirolimo, testado de forma piorneira no Instituto Dante Pazzanese no ano de 1999. O acompanhamento dos primeiros 30 pacientes tratados com esse dispositivo demonstrou hiperplasia neointimal insignificante aos 4, 12, 24 e 48 meses.[10] Em seguida, surgiu o *stent* Taxus, com o fármaco paclitaxel, demonstrando sua eficácia em diversos ensaios clínicos controlados. Diante dos resultados desses dois dispositivos, as indicações de intervenção coronária percutânea se expandiram consideravelmente, levando essa modalidade a competir pela primeira vez com a cirurgia de revascularização miocárdica em condições de igualdade, nos mais diversos cenários clínicos. Entretanto, embora tenham atingido o objetivo principal de reduzir a ocorrência de reestenose, a segurança dos *stents* farmacológicos de primeira geração foi questionada pela biocompatibilidade subótima do polímero utilizado, o que dificultava a endotelização dos *stents*, podendo ocasionar tromboses tardias (de 1 mês a 1 ano) e muito tardias (> 1 ano).[11,12]

Com o objetivo de minimizar as respostas anormais do endotélio aos *stents* farmacológicos de 1ª geração e superar a tecnologia dos seus antecessores, uma série de dispositivos foram desenvolvidos, com modificações específicas implementadas. Os SF de nova geração incorporaram mecanismos de entrega mais eficientes, estruturas com menor perfil e polímeros mais biocompatíveis. Os polímeros são elementos centrais para o desenvolvimento dos *stents* farmacológicos, pois, além de servirem como reservatório e carrearem o fármaco antiproliferativo, controlam a sua liberação.[12,13]

Polímeros biocompatíveis geram menor resposta inflamatória, em parte pelos novos elementos utilizados para sua confecção e, em parte, por serem aplicados apenas na superfície abluminal externa da estrutura metálica, reduzindo significativamente a massa polimérica utilizada. Embora a tendência atual seja o desenvolvimento de sistemas com polímero biodegradável (Synergy, Ultimaster, Biomatrix, Inspiron, Orsiro) ou livres de polímero (Biofreedom), três dos *stents* mais utilizados no mundo (Xience®/Promus® – eluidores de everolimus (SEE), e Resolute – eluidor de zotarolimus (SEZ) ainda utilizam o conceito de polímero durável (Tabela 6.1). Ambos construíram evidência científica robusta em termos de eficácia e segurança, tornando-se o padrão-ouro contra os quais as novas tecnologia são comparadas. As Tabelas 6.1 e 6.2 apresentam os principais *stents* farmacológicos com polímeros duráveis e bioabsorvíveis em uso clínico na atualidade.

Os *stents* com polímeros bioabsorvíveis tem a prerrogativa de acelerar o processo de cicatrização tecidual, uma vez que ao terminarem de realizar o armazenamento e a liberação do fármaco, "desaparecem", permanecendo apenas a estrutura metálica, o que potencialmente reduz a inflamação local, e potencialmente poderia reduzir o tempo de dupla antiagregação plaquetária.[14]

Tabela 6.1. *Stents* farmacológicos com polímeros duráveis mais comuns na prática clínica						
Stent	Fabricante	Fármaco antiproliferativo (dose) e tempo de liberação	Liga metálica, espessura	Polímero, espessura, localização	Perda luminal tardia	Estudo clínico
Endeavor™	Medtronic	Zotarolimus (10 µg/mm) 100% liberado em 14 dias	CoCr, 91 µm	Fosfoforilcolina, 3 µm, abluminal	0,61 mm 12 meses	ENDEAVOR II
Promus Element™	Boston Scientific	Everolimus (1 µg/mm²) 87% liberado em 3 meses	PtCr, 81 µm	Copolímero ode polivinilideno fluoreto co-hexafluoropropileno e Poli n-butil metacrilato (PBMA), 6µm, circunferencial	0,17 mm 9 meses	PLATINUM QCA
Resolute Integrity™	Medtronic	Zotarolimus (10 µg/mm) 85% liberado em 2 meses	CoCr, 91 µm	BioLinx (polímero hidrofílico C19/polivinil pirrolidinona/polímero hidrofílico C10), 4,1µm, abluminal	0,22 mm 9 meses	RESOLUTE FIM
Xience V Prime Expedition Alpine	Abbott Vascular	Everolimus (1µg/mm²) 80% liberado em1 mês e 100% em até 3 meses	CoCr, 81 µm	Copolímero ode polivinilideno fluoreto co-hexafluoropropileno e Poli n-butil metacrilato (PBMA), 7,6 µm, circunferencial	0,10 mm 9 meses	SPIRIT I

Continua >>

>> Continuação

Tabela 6.2. *Stents* farmacoógicos com polímeros biorreabsorvíveis mais comuns na prática cínica

Stent	Fabricante	Fármaco antiproliferativo, dose e tempo de liberação	Liga metálica, espessura	Polímero, espessura, localização, absorção	Perda luminal tardia	Estudo Clínico
BioMatrix/ NOBORI™	Biosensor/ Terumo	Biolimus A9 (15,6 µg/mm), 45% liberado em 1 mês e 100% libera-do em 3 meses	SS, 112 µm	PLA, 10µm, abluminal, absorção em 9 meses	0,11 a 0,13 mm 9 meses	LEADERS/ NOBORI I
Biomime™	Meril Life Science	Sirolimus (1,25µg/mm²), 100% liberado em 1 mês	CoCr, 65 µm	PLLA/PLGA, 2µm, abluminal, absorção N/A	0,15 mm 8 meses	MERIT I
Excel™	Biosensors	Sirolimus (195 a 376 µg), perfil de liberação não informado	SS, 119 µm	PLA, 10-15µm, absorção em 6 a 9 meses	0,21mm 6 a 12 meses	CREATE
INSPIRON™	SCITECH	Sirolimus (1,4 µg/mm²), 80% liberado em 1 mês	CoCr, 75 µm	PLA, PLGA, 5µm, abluminal, absorção em 6 a 9 meses	0,19 mm 6 meses	INSPIRON I
ORSIRO™	Biotronik	Sirolimus (1,4 µg/mm²), 50% liberado em 1 mês	CoCr, 60 µm	PLLA com camada de carboneto de silício, 7 µm, circunferencial, absorção em 12 a 24 meses	0,10 mm 9 meses	BIOFLOW II
SYNERGY™	Boston Scientific	Everolimus (5,6 µg/mm), 50% liberado em 2 meses	PtCr, 71 µm	PLGA, 4 µm, abluminal, absorção em 4 meses	0,10 mm 6 meses	EVOLVE I
Ultimaster™	Terumo	Sirolimus (3,9 µm/mm), 100% liberado em 3 a 4 meses	CoCr, 80 µm	PDLLA/PCL, abluminal Espessura não infor-mada, absorção em3 a 4 meses	0,04 mm 6 meses	CENTURY I

CoCr: Cromo-cobalto; N/D: não disponível; PCL: poli (L-lático-co-caprolactona); PDLLA: poli (D-L-ácido lático); PLA: ácido polilático; PLGA: poli (ácido lático-co-ácido glicólico); PLLA: ácido L-polilático; PtCr: platina-cromo; PVP: poli-vinil-pirrolidona; SS: ácido inoxidável.

Finalmente, em teoria, melhor que utilizar um sistema de polímero absorvível seria desenvolver um *stent* farmacológico sem polímero. Entretanto, conforme já mencionado, a presença do polímero está intimamente relacionada não somente ao transporte do fármaco antiproliferativo ao sítio da lesão aterosclerótica a ser trata-da, mas também desempenha papel central no controle da liberação desse fármaco, o que pode ser decisivo para a eficácia ou falência de um *stent* farmacológico.[15,16]

A maioria dos sistemas não poliméricos utiliza modificações microscópicas na superfície do *stent* a fim de criar microporos capazes de carrear o fármaco. Entretanto, *sprays*, colas e outras tecnologias também têm sido testadas. (Figura 6.1).

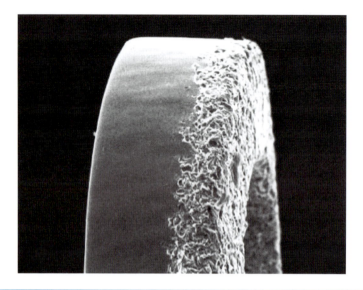

FIGURA 6.1. *Stent* farmacológico Biofreedom®: visualização microscópica das microestruturas seletivas na superfície abluminal da estrutura de aço inoxidável que será preenchida pelo fármaco antiproliferativo Biolimus A9.

Cabe lembrar que, esse ainda é um campo incipiente da cardiologia intervencionista, estando a maioria dos dispositivos em fase inicial de avaliação, com poucos dados clínicos de eficácia e segurança disponíveis.

COMPLICAÇÕES PÓS-INTERVENÇÃO CORONÁRIA PERCUTÂNEA

Embora segura, a intervenção coronária percutânea (ICP) pode se associar a potenciais complicações que cursam com significativa morbimortalidade. Didaticamente podemos dividir as complicações em imediatas (peri-procedimento) e tardias.

A seguir, indica-se algumas dessas complicações, com enfoque em seus preditores, formas de prevenção e de tratamento.

Complicações peri-procedimento

Oclusão Coronária Aguda

O comprometimento do fluxo coronário ou a oclusão aguda do vaso durante a ICP podem ser determinados por dissecções, formação de trombo local e/ou embolização de trombo ou debris ateroscleróticos preexistentes, pela ocorrência de espasmo coronário, disfunção microvascular ou por embolia aérea.

Essas complicações cursam com isquemia miocárdica de intensidade e consequências diversas: se demasiadamente prolongada, pode resultar em infarto peri-procedimento, disfunção ventricular esquerda e arritmias ventriculares; nos casos de oclusões proximais de vasos de grande calibre, podem se associar a choque cardiogênico e óbito. As principais causas de oclusão coronária aguda são a dissecção coronária e o fenômeno do *no reflow*.

Dissecção Coronária

A ICP determina invariavelmente algum grau de agressão ao endotélio e às camadas vasculares subjacentes. Na dependência de características anatômicas do vaso ou da lesão a ser tratada, da técnica aplicada ou do material empregado, tal agressão pode resultar em dissecções que acometem a camada média, com extensão variável e risco de obstrução mecânica ao fluxo; a agregação plaquetária superimposta pode levar à formação de trombo local.

A dissecção pode ocorrer durante todas as etapas de uma ICP rotineira, ou seja, na manipulação do cateter-guia, no posicionamento do fio-guia coronário, após a insuflação do balão ou o implante do *stent*, ou ainda, na pós-dilatação.

A propagação da dissecção usualmente se faz no sentido anterógrado: nesse aspecto, a manutenção da posição distal do guia coronário constitui etapa básica e fundamental da ICP, que permite manter ou restaurar a patência coronária com o implante de *stent*(s) adicional(is). A sua propagação retrógrada pode acometer o óstio coronário ou a aorta.

Existem várias maneiras de classificar as dissecções coronárias, sendo possivelmente a da NHBLI (National Heart , Blood and Lung Institute)[17] a mais utilizada, pois estima também o risco de oclusão arterial:

- tipo A: presença de "Hazziness" intraluminal, sem retenção de contraste (risco de oclusão < 2%);

- tipo B: dissecção linear, sem retenção de contraste (risco de oclusão de 2 a 4%);

- tipo C: dissecção com retenção de contraste extraluminal (risco de oclusão de 10%);

- tipo D: dissecção em espiral (risco de oclusão de 30%);

- tipo E: dissecção com novas falhas de enchimento (risco de oclusão de 9%);

- tipo F: dissecção com oclusão do vaso ou com redução de fluxo (risco de oclusão de 69%).

No reflow/Slow flow

O fenômeno de *no reflow* se refere à ausência de perfusão miocárdica adequada, em território suprido por vaso coronário que se apresenta patente em nível epicárdico[18], ou seja, não exibe evidências angiográficas de obstrução mecânica (dissecções, trombo, espasmo ou estenose residual ao nível da lesão tratada). O termo engloba as situações de fluxo distal TIMI 0, 1 ou 2 após a intervenção (termo relacionado ao enchimento coronário), e também a presença de fluxo distal TIMI 3, porém com blush miocárdio insatisfatório (também denominadas: *slow flow, no flow, slow reflow*).

O diagnóstico de *no reflow*, portanto, deve ser aventado não só quando se detecta o surgimento de fluxo TIMI < 3 à angiografia, mas também quando se observa a persistência de dor precordial, de instabilidade hemodinâmica ou de alterações eletrocardiográficas de isquemia. A incidência dessa complicação é de aproximadamente 2% em ICPs eletivas, quando se aborda lesões em vasos nativos; de 20%, quando a lesão-alvo se situa em enxertos de ponte de safena; e de até 26% no cenário do infarto com supradesnivelamento de segmento ST.[19]

Capítulo 6 • Intervenção Coronária

A sua fisiopatologia envolve a interação complexa de vários mecanismos, como a embolização distal de agregado de plaquetas, debris ateroscleróticos ou trombo, a injúria de reperfusão e o espasmo e edema microvascular.

A ocorrência de *no reflow* tem profundo impacto prognóstico, com maiores taxas de eventos cardíacos adversos. Sua prevenção engloba a identificação de indivíduos sob risco (angioplastia primária ou de resgate, ICP pós-fibrinólise, ICP em pontes de safena, presença de trombo à angiografia e tratamento de vasos de grande calibre).

Após o diagnóstico estabelecido, o seu tratamento visa inicialmente à restauração hemodinâmica, com reposição volêmica, início de vasopressores, oxigenoterapia e instalação de balão de contrapulsação aórtico ou outros dispositivos de assistência circulatória, em casos de instabilidade refratária às medidas inicialmente citadas. Embora as evidências consistentes acerca do benefício clínico da administração intracoronária de vasodilatadores não estejam disponíveis, diversos desses fármacos são utilizados na prática.[20] Abaixo listamos os principais:

- adenosina: 60 mcg em bolus (pode ser repetido diversas vezes);

- nitroprussiato: 50 a 200 mcg em bolus (dose máxima de 1.000 mcg);

- verapamil: 100 a 200 mcg em bolus (dose máxima de 1.000 mcg);

- diltiazem: 0,5 a 2,5 mg em 1 minuto (dose máxima de 5 mg);

- papaverina: 10 a 20 mcg em bolus.

- epinefrina: 50 a 200 mcg.

Perfuração Coronária

Embora incomum (0,1 a 3%), a perfuração coronária consiste em uma das complicações da ICP com potencial de gravidade mais significativo, podendo determinar a rápida instalação de tamponamento cardíaco e óbito. Cerca da metade dos casos tem como etiologia, a perfuração do vaso pelo fio-guia coronário. Nos dias atuais, a utilização de guias hidrofílicos e com alto poder de penetração para o tratamento de oclusões crônicas, com a aplicação de técnicas que envolvem a penetração no espaço subintimal ou acesso retrógrado por heterocolaterais, associa-se à maior frequência dessa complicação. O uso de dispositivos de aterectomia rotacional, a abordagem de lesões calcificadas em vasos tortuosos e o superdimensionamento de balões e *stents* em relação ao diâmetro do vaso (relação balão/*stent*-artéria > 1,2) são outros determinantes de sua ocorrência.

Proposta por Ellis et al. há cerca de 25 anos, a classificação das perfurações coronárias foi recentemente revisitada e permanece sendo de grande valia para se estimar o risco de tamponamento cardíaco:[21]

- tipo I: cratera extraluminal, sem extravasamento de contraste linear que sugira dissecção (risco de tamponamento de 8%);

- tipo II: *blush* pericárdico ou miocárdico, com orifício de saída < 1 mm (risco de 13%);

- tipo III: franco extravasamento de contraste para o pericárdio através de orifício > 1 mm de diâmetro (risco de 63% de tamponamento);

- tipo IV: perfuração com derramamento de contraste diretamente para o ventrículo esquerdo, para o seio coronário ou para outra câmara vascular, excluindo o pericárdio (baixo risco de tamponamento);

- tipo V: perfuração de segmento distal do vaso ou de ramo lateral, usualmente determinado pelo guia coronário 0,014.

As perfurações do tipo I usualmente não levam a consequências clínicas e, na maioria dos casos, selam espontaneamente. As perfurações do tipo II requerem a inativação da heparina não fracionada com protamina (na dose de 1 mg por via endovenosa para cada 100 UI de heparina administrada), e a insuflação prolongada (10 a 20 minutos) com cateter-balão a baixas pressões. As perfurações do tipo III, por sua vez, comumente necessitam de medidas como o implante de um ou mais *stents* recobertos, pericardiocentese ou cirurgia de emergência. Nessas situações, o extravasamento continuado de sangue para a cavidade pericárdica pode levar a comprometimento hemodinâmico abrupto e severo; a insuflação do cateter-balão no sítio da perfuração não deve ser interrompida. As perfurações do tipo IV (ou cavitárias), por sua vez, têm curso benigno e não requerem tratamento específico, embora possam cursar com insuficiência cardíaca (principalmente se o deságue ocorre em cavidades direitas). As perfurações do tipo V, por definição ocorridas em sítios distais e em ramos laterais, demandam alto grau de prevenção e suspeição, uma vez que nem sempre são identificadas à angiografia. Nesses casos, a embolização do vaso com coils, gelfoam ou trombina constituem alternativa de tratamento.

Em todos os casos de perfuração, recomenda-se a realização da ecocardiografia transtorácica ainda no setor de hemodinâmica, visando determinar a presença de derrame pericárdico e para guiar a pericardiocentese. Exame ecocardiográfico seriado na unidade de terapia intensiva se faz necessário pela possibilidade de formação mais tardia (até 5 horas) de derrame pericárdico, principalmente se a perfuração foi ocasionada pela corda-guia e se o esquema farmacológico administrado ao paciente envolve o uso de inibidores G IIb/IIIa ou os mais novos e potentes antiplaquetários orais (ticagrelor ou prasugrel).

De natureza distinta, a perfuração da cavidade ventricular direita por cabo de marcapasso provisório é muito infrequente, mas pode ser observada no contexto do infarto agudo do miocárdio complicado por distúrbios de condução e/ou bradiarritmias e uso concomitante de inibidores de glicoproteína IIb/IIIa. A perfuração do ventrículo esquerdo é ainda mais rara, ocorrendo durante a realização inadvertida da ventriculografia com cateteres de furo terminal, em substituição ao cateter pigtail.

COMPLICAÇÕES TARDIAS

Reestenose

Ao longo do tempo, a evolução tecnológica aliada ao aperfeiçoamento da técnica empregada na intervenção coronária percutânea, contribuiu para a redução das taxas de reestenose. Na era da angioplastia com balão, sua incidência variava entre 30 a 61%, dependendo das características do paciente e das lesões.

Com o advento dos *stents* no final dos anos 1980, essas cifras foram reduzidas para aproximadamente 16 a 44%, até que, na fase atual, taxas de reestenose entre 5 e 10% são relacionadas com procedimentos com implante de stents farmacológicos. Apesar dessa redução significativa, abolir esse fenômeno ainda é um desafio à cardiologia invasiva.

Definições

Do ponto de vista angiográfico, a reestenose consiste na presença de lesão > 50% do segmento tratado (dentro do *stent* e nos 5 mm antes e depois do mesmo). Esse conceito é o mais utilizado e se baseia em estudos de fisiologia que revelam o comprometimento da reserva de fluxo coronário a partir desse grau de obstrução da luz do vaso[22]. A reestenose clínica consiste no retorno dos sintomas e/ou dos sinais de isquemia miocárdica, associado à confirmação angiográfica, resultando em revascularização da lesão-alvo, definida como qualquer nova intervenção percutânea ou cirúrgica realizada por reestenose ou complicação da lesão-alvo. Todas devem ser classificadas como clinicamente indicadas ou não.

Mecanismos

A reestenose representa a resposta cicatricial à injuria causada na parede arterial e compreende dois mecanismos básicos: remodelamento vascular e hiperproliferação neointimal.

Remodelamento Arterial

O termo remodelamento engloba tanto alterações que resultam na ampliação quanto na redução da luz vascular, embora tenha sido inicialmente descrito como um processo compensatório nas fases iniciais do desenvolvimento do ateroma. Posteriormente, avaliando-se o resultado das intervenções com cateter-balão em modelos animais, notou-se que o aumento dos miofibroblastos, capazes de sintetizar colágeno e consequentemente induzir retração tecidual poderia resultar em "encolhimento" do vaso, ou seja, remodelamento negativo.

Hiperplasia Neointimal

O advento dos *stents* metálicos praticamente aboliu o remodelamento vascular negativo, uma vez que seu arcabouço metálico impede a retração vascular no segmento tratado.

Por outro lado, a presença de um "corpo estranho" metálico no interior da coronária, em associação ao barotrauma decorrente da pressão empregada para liberar a endoprótese, exacerbam a resposta inflamatória local, dando início a uma cascata reparatória local que em alguns casos pode resultar em hiperproliferação neointimal, cuja tradução clínica mais comum é a reestenose. Esse é o mecanismo relacionado diretamente a reestenose após o implante de *stents*. A insuflação do balão causa uma fratura da placa aterosclerótica. As plaquetas ativadas liberam mitógenos, incluindo o tromboxano A_2, serotonina e fator de crescimento derivado da plaqueta, que promovem a proliferação das células musculares lisas. Ocorre também aumento de proto-oncogenes mitogênicos, incluindo c-fos, c-jun, fosB, junB e junD nas células musculares lisas. Essa ativação das células musculares lisas altera seu fenótipo de contrátil para sintético, e 20 a 40% das células musculares lisas da média entram no ciclo celular em 3 dias. Adicionalmente, células musculares lisas elaboram proteínas pró-migratórias, incluindo CD44v6, receptor ativador de plasminogênio uroquinase, integrina alfa(v), transformando o fator de crescimento, MDC9 e gene h3 induzido. Consequentemente, muitas células musculares lisas ativadas migram para a camada íntima.

Embora a maioria dessas células tenha origem na camada média, fibroblastos da adventícia também migram para a íntima. A disfunção endotelial deve contribuir para a proliferação e migração das células musculares lisas, porque as células endoteliais saudáveis inibem o crescimento das mesmas por meio da produção de óxido nítrico. Durante os primeiros meses após a angioplastia, a neoíntima se expande e o volume adicional compreende células musculares lisas e matriz extracelular.

As explicações sobre as possíveis alterações processadas no endotélio vascular que poderiam resultar na reestenose no interior *stent* se encontram em agrupadas em um modelo com base celular e molecular proposto por Welt and Rogers em 2002.

Padrões de Reestenose

A classificação de Mehran[23] é a mais utilizada, pois foi demonstrada a associação direta entre os diferentes tipos e o prognóstico em relação à nova recorrência após nova intervenção. A reestenose *intrastent* foi dividida em quatro padrões: focal, quando menor que 10 mm de comprimento; difusa *intrastent*, com comprimento superior a 10 mm, porém ainda restrita ao dispositivo metálico; difusa-proliferativa, com comprimento superior a 10 mm e invasão das margens do *stent*, seja proximal ou distal; e oclusiva, quando não existe mais fluxo anterógrado.

O padrão de reestenose mais frequentemente visto após o implante dos *stents* não farmacológicos é o difuso, enquanto a reestenose focal é mais encontrada após o uso de stents farmacológicos.

Fatores Envolvidos na Ocorrência de Reestenose

Na gênese da reestenose, estão envolvidos fatores relacionados ao paciente, à lesão tratada e o procedimento realizado.

Dentre os fatores relacionados ao paciente, destacam-se o diabetes melito e o tratamento de pacientes em fase aguda de síndrome coronária, em especial no infarto agudo do miocárdio (IAM). Além disso, considera-se, ainda, reações de hipersensibilidade ao polímero ou à plataforma metálica. Fatores genéticos podem estar envolvidos, incluindo os polimorfismos para o genótipo D/D da enzima conversora da angiotensina, receptor da glicoproteína IIIa PIA1/PIA2, 4G/5G provedor do inibidor do ativador de plasminogênio.

Do ponto de vista angiográfico, destacam-se o tratamento de vasos finos (< 2,5 mm), lesões longas (> 20 mm), ponte de safena, oclusões crônicas e bifurcações.

Capítulo 6 • Intervenção Coronária

No que tange ao procedimento, o instrumental e a técnica de implante utilizados têm papel central na gênese da reestenose. Fatores como a espessura das hastes do *stent*, a presença e tipo de polímero utilizado e o tipo de fármaco anti-proliferativo podem interferir na intensidade e qualidade da hiperplasia neointimal resultante. No que se refere à técnica de implante do *stent*, a sua adequada expansão e aposição constituem elementos centrais para prevenir a recorrência da obstrução no sítio coronário previamente tratado. Adicionalmente, destacamos a cobertura incompleta da placa aterosclerótica (perda longitudinal) e traumas/disseções nos bordos dos *stents* como possíveis mecanismos associados à reestenose.

Tratamento da Reestenose

Antes do surgimento dos *stents* farmacológicos, a braquiterapia era o único procedimento a demonstrar eficácia clínica. Os *stents* com eluição de sirolimo e paclitaxel demonstraram superioridade no tratamento da reestenose *intrastent*, quando comparados à braquiterapia.

Novas estratégias têm sido propostas como, por exemplo, o uso dos balões farmacológicos demonstrando superioridade em relação ao balão convencional. A evolução após o tratamento está relacionada ao padrão de reestenose tratado. A mais elevada taxa de nova reestenose ocorre no padrão difuso.

Os métodos de imagem intracoronário (ultrassom e tomografia de coerência óptica) podem ser úteis na identificação da causa da reestenose e, desse modo, definir a melhor estratégia terapêutica. Caso seja detectada a inadequada expansão das hastes do *stent*, a utilização de um balão farmacológico pode ser o suficiente. Se há doença além das hastes, ultrapassando as bordas do *stent*, um novo *stent* com eluição de fármaco deve ser considerado.

Trombose

A incorporação dos *stents* no final da década de 1980, trouxe maior previsibilidade à intervenção coronária percutânea devido à redução da oclusão aguda e, consequentemente, à necessidade de revascularização de urgência.

Entretanto, a presença da plataforma metálica do *stent* induz à ativação plaquetária e à formação de trombo dentro da prótese. No início dos anos 1990, antes da definição da terapêutica antiplaquetária ideal, a trombose do *stent* era mais frequente (até 24%).[24,25] A associação da aspirina a um tienopiridínico como terapêutica adjunta reduziu significativamente sua incidência.[26-30]

Embora de ocorrência rara, consiste em uma preocupação sempre atual devido a sua alta correlação com eventos clínicos graves como infarto agudo do miocárdio (70% dos casos) e óbito (20 a 40%).[31-33]

Definições

O Academic Research Consorptium classifica a trombose protética de acordo com o tipo de evidência e o intervalo de tempo desde o implante do *stent* até sua ocorrência.[34] Publicada em 2007, essa é a definição mais frequentemente empregada, possibilitando a comparação das taxas de trombose nos diversos estudos.

De acordo com a evidência de sua ocorrência, a trombose pode ser considerada:

- definitiva: confirmação angiográfica: presença de trombo no segmento tratado (dentro do stent e nos 5 mm proximais e distais ao mesmo), acompanhada de, pelo menos, um dos seguintes critérios, dentro das primeiras 48 horas: surgimento súbito de sintomas em repouso ou alterações eletrocardiográficas sugestivas de isquemia miocárdica aguda, ou típica elevação e queda dos marcadores cardíacos. Confirmação patológica da trombose do *stent* por meio de autópsia ou trombectomia;

- provável: ocorrência de qualquer morte sem causa definida dentro dos primeiros 30 dias após o implante do *stent* ou na presença de infarto agudo do miocárdio relacionado com isquemia no território tratado sem confirmação angiográfica e na ausência de qualquer outra causa óbvia, independentemente do tempo após o procedimento index;

- possível: qualquer morte sem causa definida ocorrida após 30 dias do implante do *stent*.

Com relação ao momento de seu surgimento após o procedimento, a trombose pode ainda ser classificada como: a) aguda (< 24 horas); b) subaguda (24 horas a 30 dias); c) tardia (1 mês a 12 meses) e; d) muito tardia (> 12 meses).

Preditores/Mecanismos

A trombose do *stent* é sabidamente um fenômeno multifatorial. Muitos fatores têm sido descritos como preditores de trombose do *stent*, sendo alguns relacionados ao paciente como, por exemplo, a síndrome coronária aguda, função ventricular esquerda, diabetes melito, insuficiência renal e interrupção da terapêutica antiplaquetária. Esse último é o mais forte preditor da trombose precoce. Estudos demonstraram a relação entre resistência à terapêutica antiplaquetária e a ocorrência de trombose. A resistência à aspirina é descrita entre 5,5 e 43% e ao clopidogrel entre 11 e 44%. Wenaweser et al. mostraram que 52% dos pacientes com trombose do *stent* apresentavam resistência à aspirina e ao clopidogrel. Outros são relacionados com a lesão tratada: extensão da lesão, diâmetro do vaso, diâmetro luminal mínimo e porcentual de estenose antes do procedimento, lesões tipo C e bifurcações. Há, ainda, aqueles relacionados ao procedimento realizado: extensão total do *stent*, diâmetro máximo do balão, diâmetro luminal mínimo após o procedimento e estenose residual, número de *stents* implantados, total e por lesão, expansão e/ou aposição inadequada do *stent*, fluxo final (TIMI), trombo residual, dissecção residual e uso da braquiterapia.

Os fatores mecânicos associados ao procedimento, especialmente a dissecção residual e a braquiterapia, estão mais relacionados à ocorrência antecipada da trombose precoce, até 30 dias.

Tratamento

O objetivo principal é a reperfusão do vaso, buscando alcançar o fluxo coronário normal. A intervenção coronária percutânea primária é a primeira escolha de tratamento, devendo ser realizada tão rápido quanto possível.

EXPERIÊNCIA DO HOSPITAL DO CORAÇÃO (HCOR)

Iniciado em 2002 no Hospital do Coração (HCor), quando da aprovação do primeiro *stent* farmacológico para uso clínico no Brasil, o Registro DESIRE (Drug-Eluting Stent In the REal world) representa um dos mais longevos acompanhamentos de uma população de "mundo real", tratada exclusivamente com *stents* farmacológicos.

Nesse registro de centro único, que recentemente celebrou 15 anos de existência e conta com mais de 8.000 pacientes (> 11.000 *stents*), os principais preditores independentes de reestenose foram: lesão-alvo situada em ponte de safena (RR 2,2, IC 95% 1,3-3,5, p ≤ 0,001), apresentação inicial como síndrome coronária aguda (RR 1,47, IC 95% 1,05-2,07, p = 0,02) e dislipidemia (RR 1,7, IC95% 1,2-2,3, p = 0,001). Por outro lado, o implante adequado com mínima lesão residual (RR 0,57, IC 95% 0,40 -0,82, p = 0,002) foi fator protetor contra a ocorrência desse evento adverso.

No que tange à trombose, os principais preditores foram: tratamento de pacientes com IAM agudo ou recente (RR 2,52 1,54-4,12, p < 0,001), tabagismo atual (RR 1,64, IC 95%1,06-2,55, p = 0,003), lesão longa (> 20 mm) [RR 2,10, IC 95% 1,49-2,97, p < 0,001] e presença de calcificação moderada/importante (RR 5,03, IC 95% 1,85-13,70, p = 0,007).

REFERÊNCIAS

1. Gruentzig A, Kumpe DA. Technique of percutaneous transluminal angioplasty with the Gruentzig balloon catheter. AJR Am J Roentgeno.1979;132:547.
2. Levine GN , Kern MJ, Berger P B , et al. American Heart Association Diagnostic and Interventional Catheterization Committee and Council on Clinical Cardiology Management of patients undergoing percutaneous coronary revascularization. Ann Intern Med 2003; 139:123-136.
3. Shamir R Mehta, Salim Yusuf, Ron G Peters et al. for the Clopidogrel in Unstable angina to prevent Recurrent Events trial (CURE) Investigators . Effects of pretreatment with clopidogrel and aspirin followed by long-term therapy in patients undergoing percutaneous coronary intervention: the PCI-CURE study. Lancet. 2001;358:5 27- 533.
4. Klein LW, Sheldon MW, Brinker et a. The use of radiographic contrast media during PCI: a focused review: a position statement of the Society of Cardiovascular Angiography and Interventions. Catheter Cardiovasc Interv. 2009;74:728-746.
5. Nundy S, Mukherjee A, Sexton JB, et al. Impact of preoperative briefings on operating room delays: a preliminary report. Arch Surg. 2008;143:1068-1072

6. Wong GC, Giugliano RP, Antman EM. Use of low-molecular weight heparins in the management of acute coronary artery syndromes and percutaneous coronary intervention. JAMA. 2003; 289:331-342.

7. Roubin GS, Douglas JSJ, King SB 3rd, et al. Influence of balloon size on initial success, acute complications, and restenosis after percutaneous transluminal coronary angioplasty. Circulation. 1988;78:557.

8. Sousa JE, Costa JR Jr, Abizaid A. 10-year follow-up of the first Cypher stent implanted in human: an invasive evaluation with angiography, intravascular ultrasound, and optical coherence tomography. JACC Cardiovasc Interv. 2010 May;3(5):556-8

9. Sousa JE, Missel E, Abizaid A, Sousa A. Are paclitaxel-eluting stents safe and effective in patients with acute coronary syndromes? Nat Clin Pract Cardiovasc Med. 2005 Nov;2(11):566-7.

10. Sousa JE, Sousa AG, Mattos LA, Pinto I. Coronary angioplasty in Brazil. Rev Port Cardiol. 1999 Feb;18 Suppl 1:I31-5.

11. Kastrati A, Dibra A, Spaulding C, et al. Meta-analysis of randomized trials on drug-eluting stents vs. bare-metal stents in patients with acute myocardial infarction. Eur Heart J. 2007; 28(22):2706–2713.

12. Stettler C, Allemann S, Wandel S, et al. Drug eluting and bare metal stents in people with and without diabetes: collaborative network meta-analysis. BJM. 2008;337:a1331.

13. Finn AV, Nakasawa G, Joner M, et al. Vascular responses to drug eluting stents: importance of delayed healing. Ateroscler Thromb Vasc Biol. 2007;27(7):1500-10.

14. Bangalore S, Toklu B, Amoroso N, et al. Bare metal stents, durable polymer drug eluting stents, and biodegradable polymer drug eluting stents for coronary artery disease: mixed treatment comparison meta-analysis. BMJ. 2013;347:f6625.

15. Chen W, Habraken TC, Hennink WE, Kok RJ. Polymer-free drug-eluting stents: an overview of coating strategies and comparison with polymer-coated drug-elutingstents. Bioconjug Chem. 2015;26(7):1277–1288.

16. Urban P, Meredith IT, Abizaid A, Pocock SJ, Carrie D, Naber C, et al. Polymer-free Drug-Coated Coronary Stents in Patients at High Bleeding Risk. N Engl J Med. 2015;373:2038-47.

17. Holmes DR Jr, Holubkov R, Vlietstra RE, et al. Comparison of procedural complications during percutaneous transluminal angioplasty from 1977 to 1981 and from 1985 to 1986: the National Heart, Lung and Blood Institute Percutaneous Transluminal Coronary Angioplasty Registry. J Am Coll Cardiol. 1988;12:1149-55.

18. Eeckhout E, Kern MJ. The coronary no-reflow phenomenon:a review of mechanisms and therapies. Eur Heart J. 2001;22(9):729-39.

19. Muller O, Windecher S, Cuisset T, et al. Management of two major complications in the cardiac catheterisation laboratory: the no-reflow phenomenon and coronary perforations. EuroIntervention. 2008;4:181-92.

20. Klein LW, Kern MJ, Berger P, et al. Society of cardiac angiography and interventions:suggested management of the no-reflow phenomenon in the cardiac catheterization laboratory. Catheter Cardiovasc Interv. 2003;60(2):194-201.

21. Ellis SG, Ajluni S, Arnold AZ, et al. Increased coronary perforation in the new device era. Incidence, classification, management, and outcome. Circulation. 1994;90:2725-30.

22. Roubin GS, King SB, 3rd, Douglas JS, Jr. Restenosis after percutaneous transluminal coronary angioplasty: the Emory University Hospital experience. Am J Cardiol.1987;60(3):39B-43B.

23. Mehran R, Dangas G, Abizaid AS, et al. Angiographic patterns of in-stent restenosis: classification and implications for long-term outcome. Circulation. 1999;100(18):1872-8.

24. Schatz RA, Baim DS, Leon M, et al. Clinical experience with the Palmaz-Schatz coronary stent. Initial results of a multicenter study. Circulation. 1991;83(1):148-61.

25. Serruys PW, Strauss BH, Beatt KJ, et al. Angiographic follow-up after placement of a self-expanding coronary-artery stent. N Engl J Med. 1991;324(1):13-7.

26. Leon MB, Baim DS, Popma JJ, et al. A clinical trial comparing three antithrombotic drug regimens after coronary-artery stenting. Stent Anticoagulation Restenosis Study Investigators. N Engl J Med. 1998;339(23):1665-71.

27. Spaulding C, Daemen J, Boersma E, et al. A pooled analysis of data comparing sirolimus-eluting stents with bare-metal stents. N Engl J Med. 2007;356(10):989-97.

28. Stone GW, Moses JW, Ellis SG, et al. Safety and efficacy of sirolimus- and paclitaxel eluting coronary stents. N Engl J Med. 2007;356(10):998-1008.

29. Wenaweser P, Rey C, Eberli FR, et al. Stent thrombosis following bare-metal stent implantation: success of emergency percutaneous coronary intervention and predictors of adverse outcome. Eur Heart J. 2005;26(12):1180-7.

30. Daemen J, Wenaweser P, Tsuchida K, et al. Early and late coronary stent thrombosis of sirolimus-eluting and paclitaxel-eluting stents in routine clinical practice: data from a large two-institutional cohort study. Lancet. 2007;369(9562):667-78.

31. Cutlip DE, Baim DS, Ho KK, et al. Stent thrombosis in the modern era: a pooled analysis of multicenter coronary stent clinical trials. Circulation. 2001;103(15):1967-71.

32. Kereiakes DJ, Choo JK, Young JJ, et al. Thrombosis and drug-eluting stents: a critical appraisal. Rev Cardiovasc Med. 2004;5(1):9-15.

33. Popovic B, Casu AG, Angioi M, et al. [Acute or sub-acute thrombosis of steel stents]. Thrombose aigue ou subaigue des stents en acier. A propos d'une serie consecutive de 2 997 pacientes. Arch Mal Coeur Vaiss. 2005;98(12):1187-91.

34. Cutlip DE, Windecker S, Mehran R, et al. Clinical end points in coronary stent trials: a case for standardized definitions. Circulation. 2007;115(17):2344-51.

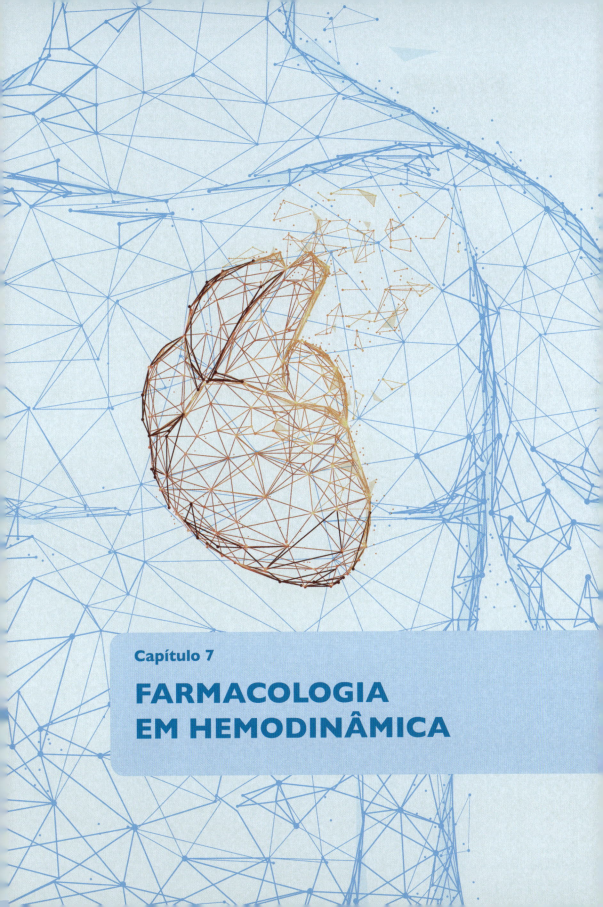

Capítulo 7

FARMACOLOGIA EM HEMODINÂMICA

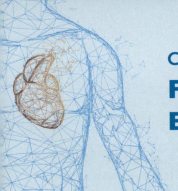

Capítulo 7
FARMACOLOGIA EM HEMODINÂMICA

Renata Baccaro Madeu
Janaina Cardoso Nunes
Evelyn Cristina Torretta Menezes
Gustavo Coulon Perim
Manuel Nicolas Cano

INTRODUÇÃO

Para ser considerado um medicamento, uma substância necessita apresentar propriedades profiláticas, curativas, paliativas ou diagnósticas. No contexto das doenças coronarianas é perceptível a aplicação dessa definição em todo o processo desde o diagnóstico até o tratamento.

A compreensão da formação e composição do trombo arterial a partir de estímulos inflamatórios permitiu o desenvolvimento de ampla gama de medicamentos que modificam o cenário de doenças cardiovasculares. A partir disto, torna-se importante que todos os profissionais envolvidos no cuidado ao paciente possam compreender os mecanismos desta terapia e sua utilização também no pré-procedimento de intervenção coronária percutânea cujo objetivo é impedir a formação de trombos após o implante de *stent* e prevenir novos eventos.

A participação das plaquetas na formação de trombo ocorre em 3 fases:

1. uma fase de iniciação envolvendo adesão plaquetária;
2. uma fase de extensão incluindo ativação, recrutamento adicional e agregação de plaquetas;
3. fase de perpetuação caracterizada por contínua estimulação plaquetária e estabilização do coágulo.

O processo de hemostasia é constituído pelas definições apresentadas na Tabela 7.1.

Tabela 7.1. Definições de processo hemostático	
Plaquetas	Agregado plaquetário sobre o endotélio e quando ativados iniciam a formação do tampão hemostático
Fatores de coagulação	Pró-enzimas hepáticas que são ativadas pela cascata de coagulação e resultam na formação de fibrina. Geram o depósito dos polímeros de fibrina sobre o agregado plaquetário
Fatores fibrinolíticos	Enzimas que possuem poder de dissolver o coágulo para controle de sua extensão, após a cobertura da área lesada
Inibidores proteicos	Previnem a propagação anormal do tampão relacionado a área de injúria e regulam os fatores da coagulação
Células endoteliais	Normalmente, contribuem para a manutenção do fluxo sanguíneo e revestem os vasos sanguíneos. Quando há alteração, o endotélio estimula a agregação plaquetária, a coagulação, a ativação dos inibidores e a fibrinólise

AGREGAÇÃO PLAQUETÁRIA

Em condições normais, as plaquetas não interagem com as paredes do vaso e as propriedades antitrombóticas do endotélio serão ativadas quando ocorre uma injúria vascular expondo assim as moléculas adesivas do subendotélio. A adesão plaquetária à parede do vaso danificado é a primeira fase da hemostasia que envolve a participação das plaquetas e essas por sua vez, interagem com os componentes da matriz extracelular presentes na parede do vaso sanguíneo. A Figura 7.1 demonstra o processo de hemostasia diante de uma injúria.

A plaqueta exibe muitos receptores de adesão, tais como: o complexo glico-proteico (glicoproteína [Gp]) Ib-IX-V e GpVI, que se liga respectivamente ao Fator de von Willebrand (FvW) e ao colágeno, uma proteína importante da matriz extracelular. Essas moléculas são responsáveis pelo processo inicial da adesão plaquetária. Essas interações permitem a prisão e ativação de plaquetas aderentes.

O ADP (adenosina-difosfato) é um dos mais importantes mediadores da trombose, tendo sido ativado pelos fatores trombogênicos já citados, aumentando assim afinidade pela integrina. Dessa forma, após a adesão, as plaquetas já ativadas secretam agonistas, como tromboxane A_2 (TXA_2), a própria ADP e

Capítulo 7 • Farmacologia em Hemodinâmica

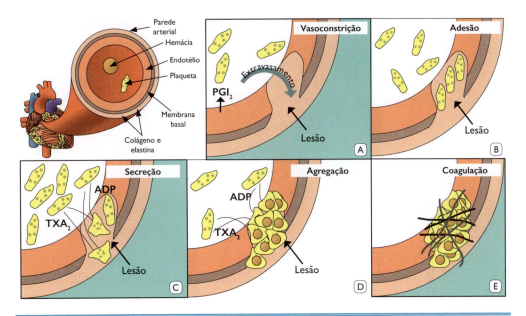

FIGURA 7.1. Ativação das plaquetas no processo de hemostasia durante a formação do tampão. A) Processo de injúria (lesão) com exposição de agonistas plaquetários; B) adesão das plaquetas ao subendotélio; C) mudança de forma da plaqueta com secreção dos grânulos; D) ligação plaqueta/plaqueta; E) depósito da fibrina sobre o tampão plaquetário.
Adaptado de: Castro, H. C. et al. Plaquetas: ainda um alvo terapêutico.J Bras Patol Med Lab .2006. v.42(n° 5); p.321-332.
ADP: adenosina-difosfato; TXA_2: tromboxane A_2; PGI_2: prostaciclina.

serotonina (5-HT) que são responsáveis pela ativação de outras plaquetas circulantes. O tromboxane A_2 (TXA_2) é um agonista plaquetário chave, que deriva do ácido aracdônico presente na membrana celular por conversão pela ciclo-oxigenase-1 (COX-1) e tromboxane sintetase. A ligação desses agonistas a seus respectivos receptores ativa a glicoproteína (GP) IIb/IIIa, que promove interação de plaquetas adjacentes através do fibrinogênio.

Essas plaquetas ativadas vão se agregar umas às outras formando um tampão que fornecerá a superfície o processo de coagulação do sangue, produzindo um coágulo resistente.

Tanto a adesão quanto a agregação plaquetárias, induzem sinalização intracelular que permite várias respostas, como formação e secreção de serotonina, ADP e TXA_2, que servem como amplificadores da resposta plaquetária e como agentes pró-trombóticos. Essas moléculas reforçam a vasoconstrição, com a diminuição do fluxo sanguíneo, a ativação plaquetária, e aumentam a afinidade das

Enfermagem em Cardiologia Intervencionista

integrinas facilitando a formação do trombo, e também o aumento da adesão plaqueta/plaqueta e plaqueta/parede vascular.

Os eventos de vasoconstrição, adesão, secreção e agregação plaquetária são denominados hemostasia primária, enquanto o processo de hemostasia secundária é conhecido como coagulação sanguínea.

COAGULAÇÃO SANGUÍNEA

Os eventos de coagulação se iniciam pelas vias intrínsecas (via de ativação do fator IX) e extrínsecas (via de ativação do fator X), culminando na conversão da protrombina em trombina. A clivagem de fibrinogênio em fibrina é mediada pela trombina e rapidamente formam uma rede estável sobre o trombo plaquetário. A regulação negativa das plaquetas é essencial para prevenir o processo de formação inespecífico de trombo denominado trombose. O óxido nítrico (NO) e da prostaciclina (PGI$_2$) participam do processo de regulação da função plaquetária que são descritos como essenciais.

A fase de perpetuação da formação do trombo é mediada célula a célula, por mecanismos dependentes de contato, na maioria intermediados pelo fator de von Willebrand (vWF) sob condições de alto *shear stress* (estresse de cisalhamento), que levam a mudanças na morfologia das plaquetas, expressão de fatores pró-coagulantes e pró-inflamatórios e agregação plaquetária. O coágulo plaquetário é estabilizado pela fibrina derivada da cascata de coagulação (Figura 7.2).

Os princípios básicos farmacológicos relacionados a síndrome coronária aguda (SCA) foram rapidamente apresentados a fim de esclarecer a importância do uso de fármacos antiagregantes e anticoagulantes para o sucesso pré e pós--procedimento hemodinâmico diante da injúria causada nas artérias coronárias.

ANTICOAGULANTES

Os anticoagulantes são classificados de acordo com a enzima-alvo da coagulação que está sendo inibida (exemplo: antifator IIa ou antitrombina, antifator IXa e antifator Xa). Eles são adicionalmente categorizados por seus efeitos inibitórios que podem ser diretos ou indiretos.

Capítulo 7 • Farmacologia em Hemodinâmica

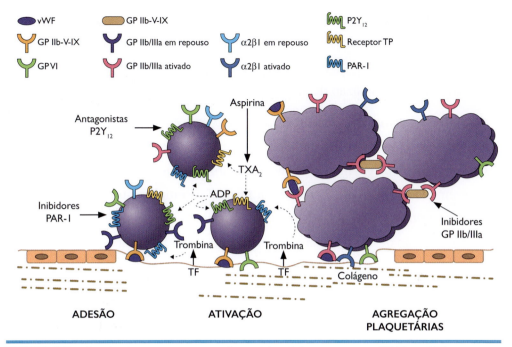

FIGURA 7.2. Adesão, ativação e agregação plaquetárias. A interação entre GP Ib e vWF promove a adesão plaquetária, permitindo interação subsequente entre GP VI e colágeno. Essas ligações ativam as plaquetas promovendo liberação de ADP e TXA_2 que se ligam aos receptores $P2Y_{12}$ e TP (receptores do tromboxane A2), respectivamente. O fator tecidual promove a formação de trombina localmente, que contribui para ativação plaquetária se ligando ao receptor PAR-1.
Adaptado de: Angiolillo DJ, Ueno M, Goto S. Basic principles of platelet biology and clinical implications. Circ J 2010;74:597-607.
GP: glicoproteína; ADP: adenosina-disfofato; TXA_2: tromboxane A_2; vWF: fator de von Willebrand; TP: tempo de protrombina; $P2Y_{12}$: receptor plaquetário; PAR-1: antiplaquetários inibidores dos receptores ativados por protéase 1.

A trombina tem papel essencial na fisiopatologia do infarto agudo do miocárdio (IAM) com supra de ST e, por esse motivo, ressalta-se a importância do uso da heparina, possuindo efeitos inibitórios indiretos da trombina e estabelecendo assim, a patência da artéria culpada pelo IAM.

Inibidores Indiretos da Trombina

Inibidores indiretos da trombina incluem heparina não fracionada (HNF) e heparina de baixo peso molecular (HBPM).

A trombina possui um sítio ativo e dois exosítios, sendo o exosítio 1 que se liga a fibrina, orientando-a em direção ao sítio ativo e, o exosítio 2 da trombina e antitrombina, que forma um complexo ternário (3 componentes). Esse complexo é necessário para que ocorra a inibição da trombina por antitrombina.

Enfermagem em Cardiologia Intervencionista

A HNF é um anticoagulante que leva a inativação da trombina e dos fatores de coagulação XI, X, IX ativados e do fator tissular-fator VIIa, o que gera alterações no tempo de tromboplastina parcial ativado (TTPa) e do tempo de protrombina (TP). A razão de atividade anti-Xa para antitrombina é igual a 1.

Já HBPM é caracterizada por derivados de moléculas de cadeias menores de HNF, ou seja, é derivada da fragmentação ou despolimerização da heparina por processo químico ou enzimático. Devido ao fato da maioria das cadeias de HBPM não serem suficientemente longas para formar o complexo ternário, necessário para inativação da trombina, sua ação é basicamente direcionada para o fator Xa, portanto, a razão de atividade anti-Xa para antitrombina varia de 1,9 a 3,8.

A HBPM, quando comparada à HNF, possui um melhor perfil de eficácia e similar perfil de segurança. A primeira não requer monitorização da anticoagulação e ajuste de dose enquanto a HNF é amplamente utilizada em pacientes submetidos a cateterismo diagnóstico e angioplastia coronária eletiva ou de urgência (SCA), devido a sua facilidade de administração, rápido início de ação, fácil medida de eficácia (TCA) e reversibilidade.

No serviço de hemodinâmica do Hospital do Coração (HCor), a enoxaparina é a heparina de baixo peso molecular utilizada. Os esquemas e doses utilizados são condizentes com o estabelecido em diretriz e estão relacionados na Tabela 7.2.

ANTIAGREGANTES PLAQUETÁRIOS

O manejo das síndromes coronárias agudas como a angina instável e IAM tem como pilar a utilização de antiplaquetários. Do ponto de vista fisiopatológico, a lesão endotelial e ruptura da placa aterosclerótica vulnerável levam a ativação e agregação de plaquetas contribuindo para a formação de trombos e vasoconstrição no local. Ressalta-se a importância dessa classe medicamentosa que age em sítios de ativação e agregação plaquetária. Sabe-se que na vigência do IAM com supra ST, o uso do antiplaquetário pode reduzir mortalidade e outros eventos cardiovasculares maiores.

Tabela 7.2. Doses anticoagulantes parenterais

	Intervenção coronária percutânea	Síndromes coronarianas agudas
Heparina não fracionada	Com inibidores de GP IIb/IIIa: 50 a 70 unidades/kg de bolus IV com bolus adicionais, para manter o TCA de 200 a 250 segundos, independente do dispositivo Sem inibidores da GP IIb/IIIa: 70 a 100 unidades/kg em bolus IV com bolus adicionais, para manter TCA de 250 a 300 segundos, dependendo do dispositivo utilizado	Com terapia fibrinolítica: 60 unidades/kg de dose de ataque intravenosa (máx. 4.000 unidades), seguida por uma infusão inicial de 12 unidades/kg/h (máx. 1.000 unidades) ajustada ao TTPa de 1,5 a 2,0 basal. Não recomenda-se administrar por mais de 48 horas Após fibrinólise: administrar bolus IV adicionais, conforme necessário, para manter o TCA terapêutico, dependendo do uso de antagonistas do receptor GP IIb/IIIa
Heparina de baixo peso molecular (enoxaparina)	Tempo de uso antes do procedimento Inferior a 8 horas (caso tenham sido administradas pelo menos duas doses terapêuticas): não administrar Entre 8 a 12 horas ou apenas uma dose terapêutica: administrar dose única IV de 0,3 mg/kg Se > 12 horas: pode usar o regime de anticoagulação estabelecido (por exemplo, heparina não fracionada em dose plena) Se tiver recebido terapêutica anticoagulante prévia: 0,5 a 0,75 mg/kg, dose IV em bolus	Recomenda-se 30 mg IV em bolus acompanhado de 1 mg/kg a cada 12 horas (máx.: 100 mg via SC apenas nas primeiras duas doses); Pacientes com idade ≥ 75 anos: Não administrar bolus IV inicial; Recomenda-se: 0,75 mg/kg a cada 12 horas (duas primeiras doses devem ser no máximo de 75 mg cada e as demais 0,75mg/kg SC); Pacientes com IR (*clearence* de creatinina < 30 mL/min): Recomenda-se: 30 mg bolus IV acompanhado de 1mg/kg SC, uma vez dia Pacientes com idade ≥ 75 anos: 1 mg/kg SC 1xdia, sem bolus inicial, seguindo dose máxima 100 mg

ICP: intervenção coronária percutânea; TCA: tempo de coagulação ativado; GP: glicoproteína; IV: intravenoso; SC: subcutâneo; IR: insuficiência renal.

Ácido Acetilsalicílico

O ácido acetilsalicílico (AAS) teve seu uso disseminado a partir de 1763 por sua atividade analgésica e antipirética, porém nos últimos 30 anos de estudos buscou-se compreender seu benefício em favor das síndromes coronarianas. O AAS é capaz de inibir irreversivelmente por acetilação a enzima COX-1 e, consequentemente, a geração de tromboxane A_2, inibindo desse modo, a agregação plaquetária por essa via. Níveis de pico plasmático ocorrem 30 a 40 minutos após a ingestão de AAS, porém, pode levar de 3 a 4 horas após administração de formulação entérica recoberta. Por se tratar de ligação irreversível, a síntese de tromboxane A2 só retorna ao normal após a reposição das plaquetas afetadas, em torno de 7 a 10 dias. Os principais efeitos adversos ao uso de AAS são os sangramentos, especialmente os relacionados ao trato gastrintestinal. Vários estudos de larga escala e metanálises, demonstram o benefício do AAS em reduzir significantemente eventos isquêmicos fatais e não fatais em pacientes com largo espectro de manifestação de doença aterosclerótica.

Bloqueadores do Receptor GP2Y$_{12}$

Enquanto potente promotor de agregação plaquetária, o ADP se liga aos receptores P2Y$_{12}$ e amplificam o sinal para agregação. Desse modo, desenvolveram-se então medicamentos cuja ação antagoniza a ação do ADP pelo bloqueio dos receptores P2Y$_{12}$. Por atuar em via diferente do AAS, associar fármacos dessa classe ao tratamento tem-se demonstrado promissor e benéfico ao paciente. Principais medicamentos dessa classe atualmente disponíveis são os tienopiridínicos (ticlopidina, clopidogrel e prasugrel) e a ciclopentiltriazolopirimidina (ticagrelor).

Clopidogrel

O clopidrogrel é um fármaco derivado das tienopiridinas que bloqueia irreversivelmente os receptores P2Y$_{12}$ das plaquetas, impedindo a ligação do ADP. Seu início de ação ocorre após metabolização hepática pelo citocromo P450 em 2 horas após dose de ataque (600 mg). A metabolização via citocromo expõe a molécula a diversas interações medicamentosas entre elas e com necessidade de cautela, cita-se a diminuição de sua eficácia quando em presença de inibidores da bomba de prótons.

Há fortes evidências de redução no risco de eventos isquêmicos observados em estudos com clopidogrel associado à aspirina, em pacientes com síndrome coronariana aguda e/ou submetidos à intervenção coronária percutânea. A importância e eficácia do clopidogrel foram atestadas por inúmeros estudos científicos, portanto, trata-se de um medicamento seguro para utilização e que oferece benefícios quando associado ao AAS. A reação adversa mais pronunciada é o sangramento e deve ser monitorada sua ocorrência quando optado por seu uso.

Prasugrel

Assim como o clopidogrel, o prasugrel bloqueia irreversivelmente o receptor de ADP. É considerada uma pró-droga, precisando de conversão de um metabólito ativo. Entretanto, quando comparados prasugrel e clopidogrel, a primeira droga é mais eficientemente metabolizada atingindo altas concentrações do seu metabólito ativo mais rapidamente (cerca de 30 minutos). A inibição plaquetária é intensa e ocorre menor variabilidade de resposta interindividual mesmo quando comparado com maior dose de ataque (600 mg) e maior dose de manutenção (150 mg/dia) do clopidogrel.

Prasugrel foi comparado ao clopidogrel no estudo TRITON TIMI 38, em pacientes com síndrome coronariana aguda (SCA) submetidos à intervenção coronária percutânea (ICP), promovendo menores eventos isquêmicos em infarto do miocárdio e maiores complicações hemorrágicas, mas com maior benefício clínico favorável.

A dosagem de prasugrel é de 60 mg (ataque) e manutenção de 10 mg/dia. Atualmente, é aprovado para prevenção de eventos aterotrombóticos em pacientes com SCA submetidos à ICP, sem antecedentes de acidente vascular cerebral (AVC). Quanto às contraindicações, podemos citar: pacientes com alto risco de sangramento e hipersensibilidade. Uma dose mais baixa (5 mg/dia) é sugerida em pacientes idosos e baixo peso. O estudo TRITON TIMI 38 ressaltou qualidades do prasugrel, contudo, idosos com mais de 75 anos, pacientes com peso inferior a 60 kg ou com histórico de AVC ou acidente isquêmico transitório (AIT) prévios apresentaram sangramento fatal com maior frequência.

Ticagrelor

Diferente de seus antecessores, o ticagrelor não bloqueia o $P2Y_{12}$ de maneira irreversível e não necessita de ativação da molécula para iniciar ação (ação direta). Quando comparado ao clopidogrel promove maior e mais consistente grau de inibição plaquetária. No estudo PLATO, ticagrelor foi comparado com clopidogrel em pacientes com SCA que foram manejados clinicamente ou invasivamente e demonstrou eficácia. Ele mostrou eficácia superior, incluindo menos mortes por causa cardiovascular. No entanto, no geral, apesar de eventos de sangramento maior não serem frequentes, ticagrelor foi associado ao aumento de sangramento espontâneo, e maiores taxas de hemorragia fatal intracraniana. Os principais efeitos adversos relatados incluem além de sangramento, dispneia e pausas ventriculares identificadas por *holter*. Especula-se a relação da dispneia com maior disponibilidade de adenosina circulante quando utilizado ticagrelor.

Ticagrelor é aprovado para prevenção de eventos aterotrombóticos em pacientes com SCA, que passaram por procedimento invasivo e sem AVC hemorrágico prévio. Contraindicado em pacientes com alto risco de sangramento, disfunção hepática e hipersensibilidade.

A Tabela 7.3 apresenta os medicamentos discutidos anteriormente, de acordo com suas does de ataque e de manutenção, bem como aponta observações importantes para sua administração.

Tabela 7.3. Apresentação dos antiplaquetários, dose de ataque e manutenção e observações			
Fármaco	Dose de Ataque	Dose de Manutenção	Observações
Ácido acetilsalicílico	160 a 325 mg	75 a 100 mg/dia	Administrar na formulação não-entérica; Recomenda-se que a dose de ataque em menos 2 horas e se possível nas 24 horas antes da ICP
Clopidogrel	300 a 600 mg	75 mg/dia	Em caso de procedimento cirúrgico deve-se suspender 7 dias antes

Continua >>

>> Continuação

Tabela 7.3. Apresentação dos antiplaquetários, dose de ataque e manutenção e observações			
Fármaco	Dose de Ataque	Dose de Manutenção	Observações
Prasugrel	60 mg	10 mg/dia	Recomenda-se a dose de 5mg/dia em pacientes com menos que 60 kg e mais que 75 anos Contraindicado em pacientes com antecedentes de AVC/AIT Em caso de procedimento cirúrgico deve-se suspender 7 dias antes
Ticagrelor	180 mg	90 mg de 12/12h	Contraindicado em associação com a terapia trombolítica Iniciar dose de manutenção 12 horas após dose de ataque Em caso de procedimento cirúrgico deve-se suspender por 5 dias

ICP: intervenção coronária percutânea; AVC: acidente vascular cerebral; AIT: acidente isquêmico transitório.

Inibidores de Glicoproteína IIb/IIIa

Inibidores da glicoproteína (GP) IIb/IIIa interferem com a ligação cruzada das plaquetas e formação de trombo competindo com o fibrinogênio e fator von Willebrand (vWF) para ligação ao receptor da GP IIb/IIIa. Esses medicamentos são exclusivos de administração intravenosa, utilizados no contexto hospitalar em pacientes com SCA e/ou submetidos a ICP e não são utilizados no cuidado a longo prazo em pacientes com doença aterotrombótica. O principal inibidor da GP IIb/IIIa em uso clínico é o abciximab (REOPRO).

Abciximab é um anticorpo monoclonal com rápido início de ação e pequena meia vida plasmática (< 10 min.). No entanto, devido a sua alta afinidade de ligação pelo receptor, tem uma meia vida biológica de 12 a 24 horas. Uma estimativa de 30% dos receptores da GP IIb/IIIa são ainda ocupados por abciximab 8 dias após o término da infusão. A introdução dos agentes plaquetários, principalmente os inibidores de glicoproteína IIb/IIIa, tem contribuído na redução de eventos adversos nos casos instáveis. O efeito máximo, geralmente, está presente 10 minutos após a administração do bolus.

A dose recomendada é de bolus intravenoso 0,25 mg/kg seguido de infusão por 12 horas de 0,125 µg/kg/min. O estudo *The Evaluation of 7E3 for the Prevention of Ischaemic Complications* (EPIC) demonstrou a superioridade da administração de infusão contínua em relação a bolus isoladamente. Entretanto, segundo Christ et al. a administração de bolus intracoronário associado a administração de inibidor da $P2Y_{12}$ (600 mg de clopidogrel ou 60 mg de prasugrel) mantém a inibição plaquetária por pelo menos 48 horas. Assim sendo, torna-se questionável a necessidade da dose de manutenção.

Quando o abciximab foi comparado a placebo em pacientes submetidos à ICP e que receberam pré-tratamento (> 2 horas) com 600 mg de clopidogrel, benefícios adicionais foram encontrados somente em pacientes de alto risco com SCA sem supra-ST e troponina elevada, mas não naqueles com risco baixo a intermediário submetidos à ICP eletiva. Essas observações sugerem que quando adequada inibição plaquetária induzida pela via do ADP é atingida, inibidores da GP IIb/IIIa devem ser restritos somente para pacientes com SCA de alto risco com marcadores cardíacos positivos.

Segundo guideline da ACC/AHA, o uso de abciximab em associação a heparina não fracionada deve ser considerada em pacientes selecionados (classe IIa, nível de evidência A). No *guideline* da ESC STEMI, inibidores da GP IIb/IIIb pode ser considerada na evidência de grande quantidade de trombo, ocorrência de *slow* e *no reflow* ou em complicações trombóticas (classe IIa, nível de evidência C). O uso rotineiro em pacientes sem contraindicações é classe IIb, nível de evidência B.

CIRCUNSTÂNCIAS RESTRITAS

Alergia ao AAS

Consolidados os benefícios da dupla antiagregação, é parte comum da clínica encontrar pacientes com alergia ao AAS, sendo necessário empenho para tornar o paciente capaz de receber o tratamento planejado. A dessensibilização do paciente ao AAS faz parte dessas estratégias (Figura 7.4).

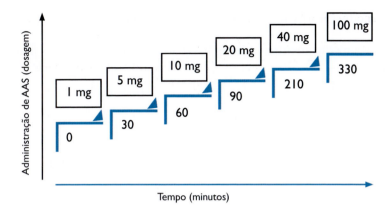

FIGURA 7.4. Protocolo de dessensibilização da alergia à aspirina. Seis doses sequenciais de aspirina (1, 5, 10, 20, 40 e 100 mg) administradas por via oral por 5 horas e meia.
Adaptado de: Rossini R, Angiolillo DJ, Musumeci G, Scuri P, Invernizzi P, Bass TA, Mihalcsik L, Gavazzi A. Aspirin desensitization in patients undergoing percutaneous coronary interventions with stent implantation. Am J Cardiol. 2008;101:786–789. doi: 10.1016/j.amjcard.2007.10.045.

Alergia ao Iodo

O meio de contraste iodado é administrado por via intra-arterial durante o procedimento diagnóstico ou terapêutico. O contraste iodado pode ser classificado, quanto a sua capacidade de dissociação, em iônico ou não iônico. O contraste iodado iônico é aquele que, quando em solução, dissocia-se em partículas com carga negativa e positiva, enquanto os não iônicos não liberam partículas em relação ao volume de solução. Portanto, o contraste iodado iônico tem maior osmolaridade do que o não iônico. Outras propriedades do contraste dizem respeito à sua densidade e viscosidade. Quanto maior a densidade e viscosidade, maior será a resistência ao fluxo do contraste, o que torna menor a velocidade de injeção e dificulta sua diluição na corrente sanguínea. É importante reforçar que todas essas propriedades se vinculam à eficácia e à segurança dos meios de contraste iodado. Reações adversas aos meios de contraste podem ocorrer após uma única ou após múltiplas administrações do mesmo. Os contrates radiológicos podem induzir reações indesejáveis, que variam desde simples náuseas e vômitos até o choque anafilático e óbito, ocorrendo não só pelo componente iodo, mas também por outros elementos do meio de contraste.

Constitui o grupo de maior risco os pacientes com história prévia de:

- reação alérgica ao meio de contraste iodado;

- alergia a medicamentos e alimentos (não necessariamente aos frutos do mar);

- asma brônquica, atopia, broncoespasmo.

A utilização do contraste de baixa osmolaridade ou não iônico está relacionada a menor incidência de reações adversas, inclusive anafiláticas. O contraste de baixa osmolaridade (ioxaglato) é utilizado rotineiramente no serviço de cardiologia intervencionista, sendo reforçado o cuidado para a utilização da menor quantidade possível durante os procedimentos.

Profilaxia Farmacológica

A medicação profilática em pacientes de alto risco reduz a reação alérgica mas não a elimina. Múltiplas estratégias de tratamento foram testadas e não existe um consenso na literatura, mas as principais drogas utilizadas são:

- 2 dias que antes do procedimento: prednisona 20 mg de 12/12h + Fexofenadina 120 mg 1x dia;

- nos pacientes que necessitam realizar o procedimento com brevidade, a administração de corticosteroide (hidrocortisona 500 mg ou metilprednisona 40 mg) via endovenosos e anti-histamínicos (difenidramina 50 mg endovenosa ou prometazina 25 a 50 mg intramuscular) pelo menos 1 hora antes da administração do meio de contraste é uma opção.

Tratamento da reação alérgica

Na vigência, de reações leves caracterizadas por urticária discreta, prurido e eritema, que aparecem dentro de minutos após a exposição ao contraste, recomenda-se observação e, se necessário, difenidramina corticoide, conforme indicação anterior.

Reações moderadas são caracterizadas por urticária difusa, edema facial e broncoespasmo, podem aparecer em poucos minutos a horas após a exposição. Recomenda-se o estabelecimento de boa via de acesso endovenoso e associar

corticoide endovenoso (500 mg de hidrocortisona ou 40 mg de metilprednisolo-
na) aos anti-histamínicos (50 mg de difenidramina endovenosa). A inalação com
broncodilatadores pode ser eficaz.

Reações severas são caracterizadas por estridor laríngeo (edema de glote),
agitação, confusão mental, cianose, hipotensão, convulsões e profundo colapso
cardiovascular, pode ocorrer imediatamente após uma única injeção de contraste, requer abordagem agressiva, com obtenção de via aérea avançada, administração endovenosa de volume, 125 mg de solumedrol, 50 mg de difenidramina e
epinefrina, mantendo o suporte avançado a vida.

Uso Prévio de Anticoagulante

Quando submetidos a procedimentos invasivos, pacientes em uso crônico de
anticoagulantes orais devem ser avaliados clinicamente e se necessário suspen-
der o medicamento conforme sugerido na Tabela 7.4.

Tabela 7.4. Anticoagulantes orais					
Fármacos	**Varfarina**	**Dabigatrana**	**Rivaroxabana**	**Apixabana**	**Edoxabana**
Alvo	Vitamina K	Trombina	Fator Xa	Fator Xa	Fator Xa
Dose	2,5 a 10mg	150, 110 e 75 mg	20, 15 e 10 mg	5 e 2,5mg	60 e 30 mg
Frequência	Uma vez	Duas vezes	Uma vez	Duas vezes	Uma vez
Pico de ação	4 horas	1 a 2 horas	2 a 4h	3 a 4h	1 a 2 horas
Meia-vida	20 a 60h Altamente variável	12 a 17 horas 14 a 17h (idoso) 15 a18h (renal leve) 28h (renal grave)	5 a 9h ou 11 a13h (idoso)	8 a15h	10 a 14h
Suspensão para procedimento	2 a 5 dias (INR inferior ou igual a 1,5)	Risco leve-Moderado: 48 a 72h (dependendo do Clcr) Alto risco: 48 horas (Clcr normal) Ao menos 4 dias (Clcr < 50 mL/min)	Risco leve-moderado: 24 a 48h (dependendo do Clcr) Alto risco: 48 horas (Clcr normal) Ao menos 4 dias (Clcr < 50 mL/min)	Risco Leve-Moderado: 24 a 48h (dependendo do Clcr) Alto risco: 48 horas (Clcr normal) Ao menos 4 dias (Clcr < 50 mL/min)	Risco Leve-moderado: 24 a 48h (dependendo do Clcr) Alto Risco: 48 horas (Clcr normal) Ao menos 4 dias (Clcr < 50 mL/min)
Monitorização	INR	Não	Não	Não	Não

Continua >>

Enfermagem em Cardiologia Intervencionista

>> Continuação

Tabela 7.4. Anticoagulantes orais					
Fármacos	**Varfarina**	**Dabigatrana**	**Rivaroxabana**	**Apixabana**	**Edoxabana**
Antídoto	Vitamina K	Idarucizumabe (Praxbind) 5g	Andexanet alfa (Aprovado pelo FDA, não disponível no Brasil)	Andexanet alfa (Aprovado pelo FDA, não disponível no Brasil)	Andexanet alfa (Aprovado pelo FDA, não disponível no Brasil)

Clcr: *clearance* de creatinina; FDA: Food and Drug Administration.

Antídoto do Dabigatrana

Idarucizumabe (substância ativa) é um agente reversor específico da dabigatrana, indicado para pacientes tratados com Pradaxa nos casos em que se faz necessária uma reversão rápida dos efeitos anticoagulantes de Pradaxa, como em cirurgias ou procedimentos de emergência e em casos de sangramento não controlado ou com ameaça à vida.

Recomenda-se, administrar 5 g (2 frascos de 2,5 g/50mL cada), por via intravenosa, com infusão com a duração de 5 a 10 minutos cada, ou, injeção em bolus. Não é necessário nenhum ajuste renal para pacientes em disfunção renal. Para reinício da terapia antitrombótica é necessário que o paciente se apresente clinicamente estável e a hemostasia adequada, podendo assim ser administrado Pradaxa® 24 horas após o uso do mesmo.

REFERÊNCIAS

1. Fonseca F A H Fonseca, Izar M C O. Fisiopatologia das Síndromes Coronarianas Agudas. Rev. Soc. Cardiol. Estado de São Paulo. 2016;26(2):74-77.

2. Modolo R, Coelho O R. Terapia Antitrombótica na fase aguda das síndromes coronarianas agudas. Rev. Soc. Cardiol. Estado de São Paulo. 2016;26(2):105-111.

3. Nicolau J C, Furtado R H M. Estratégias antiplaquetárias orais nas fases aguda e crônica das síndromes coronarianas agudas. Rev. Soc. Cardiol. Estado de São Paulo. 2016;26(2):112-119.

4. Feres F, et al. Diretriz da Sociedade Brasileira de Cardiologia e da Sociedade Brasileira de Hemodinâmica e Cardiologia Intervencionista sobre intervenção coronária percutânea. Sociedade Brasileira de Cardiologia. 2017;109(1):supl 1.

5. Lorga Filho AM, et al. Diretriz Brasileira de Antiagregantes Plaquetários e Anticoagulantes em Cardiologia. Arquivos Brasileiros de Cardiologia. 2013;101(3), suppl.3:1-95.

6. Rang JM Ritter et al. Rang & Dale. Farmacologia. São Paulo: Elsevier Brasil, 2015.

7. Guyton AC, Hall JE.Tratado de fisiologia médica. São Paulo:Elsevier Brasil, 2006:340-343.

Capítulo 7 • Farmacologia em Hemodinâmica

8. Wallentin L, et al. Ticagrelor versus clopidogrel in patients with acute coronary syndromes. New England Journal of Medicine. 2009;361(11):1045-1057.

9. Teixeira, B C, et al. Inflammatory markers, endothelial function and cardiovascular risk. J Vasc Bras. 2014;13(2):108-115.

10. Afonso A et al. A terapêutica antitrombótica: atual e em desenvolvimento. Angiologia e Cirurgia Vascular. 2016;12(3):170-79.

11. Venturinelli ML. et al. Ativação plaquetária em formas clínicas distintas da doença arterial coronariana (papel da P-selectina e de outros marcadores nas anginas estável e instável). Arq Bras Cardiol. 2006;87(4):446-450.

12. Wiviott SD et al. Prasugrel versus clopidogrel in patients with acute coronary syndromes. New England Journal of Medicine. 2007 357(20):2001-15.

13. Rossini R, et al. Aspirin desensitization in patients undergoing percutaneous coronary interventions with stent implantation. The American journal of cardiology. 2008;101(6):786-789.

14. Angiolillo DJ, Ueno M, Goto S. Basic principles of platelet biology and clinical implications. Circulation Journal. 2010;74(4):597-607.

15. Castro HC et al. Plaquetas: ainda um alvo terapêutico. J Bras Patol Med Lab. 2006;42(5):321-32.

16. Guimarães HP, Zazula AD, Lopes RD, Berwanger O. Guia prático de síndromes coronárias agudas. São Paulo: Editora Atheneu, 2013.

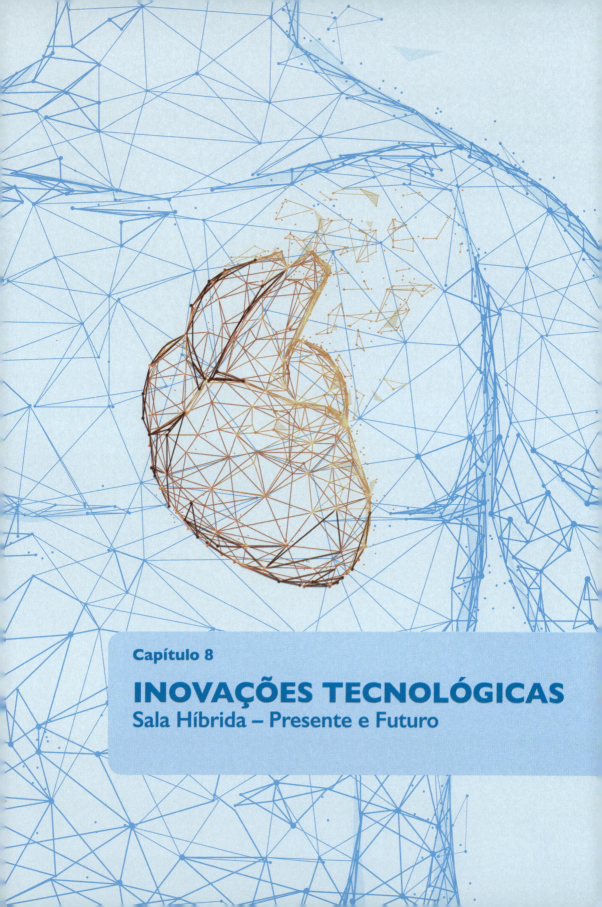

Capítulo 8
INOVAÇÕES TECNOLÓGICAS
Sala Híbrida – Presente e Futuro

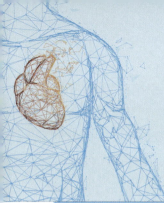

Capítulo 8
INOVAÇÕES TECNOLÓGICAS
Sala Híbrida – Presente e Futuro

José César Ribeiro
Thiago Marinho Florentino
Alexandre Antonio Cunha Abizaid

INTRODUÇÃO

Nos últimos anos se observam mudanças de paradigma no tratamento das doenças cardiovasculares no Brasil e no mundo. O aumento da prevalência de pacientes com cardiopatias complexas resulta em situações clínicas nas quais a conjunção de esforços entre diversos profissionais é necessária para solucionar problemas e alcançar os melhores resultados. Entre esses profissionais destacam-se: o enfermeiro especializado em cardiologia, o cardiologista clínico, o cirurgião cardíaco, o cardiologista intervencionista, fisioterapeutas, farmacêuticos, técnicos e auxiliares de enfermagem, técnicos em informática e imagem.

Os procedimentos híbridos cardiovasculares combinam estratégias terapêuticas habitualmente disponíveis nos laboratórios de hemodinâmica com as encontradas nos centros cirúrgicos. Oferecem aos pacientes tratamentos menos invasivos e prolongados, com redução de morbidade e mortalidade, já comprovadas em diversas situações.[1,2]

A realização de procedimentos em ambiente estéril possibilita a conversão para cirurgia aberta, caso haja complicações.[1,3] Destaca-se ainda a possiblidade de realização de angiografia antes, durante ou imediatamente após as diferentes abordagens. Permite ainda a utilização de métodos de imagens complementares, como ecocardiografia , tomografia computadorizada e ressonância nuclear magnética.

Embora o conceito seja recente, os tratamentos híbridos já são realizados há mais de duas décadas.[4] Desde o surgimento das angioplastias coronárias percutâneas, ocasionalmente, havia necessidade de intervenção cirúrgica, que ocorria em local diferente e, na maioria das vezes, com intervalo de dias entre os procedimentos. Os potenciais benefícios da realização dos procedimentos em um mesmo ambiente e momento deram origem a sala híbrida.

Uma equipe multidisciplinar, chamada pelos países de língua inglesa de *Heart Team*, emergiu de forma paralela e vem ganhando crescente importância nas decisões terapêuticas. O objetivo é permitir a união de conhecimentos, habilidades e técnicas das diferentes especialidades envolvidas. Essa interação se faz importante desde a elaboração diagnóstica até o acompanhamento pós--procedimento.[5]

Atualmente, os procedimentos mais comumente realizados no ambiente híbridos incluem: implante por cateter de prótese aórtica, tratamento de patologias valvares associadas à intervenção percutânea de lesões coronárias coexistentes, revascularização coronária em pacientes multiarteriais, correção de aneurismas de aorta, tratamento de taquiarritmias por procedimentos endocárdicos e epicárdicos, além do tratamento de patologias congênitas.[1,2,3,6,7]

PLANEJAMENTO DA SALA HÍBRIDA

A sala híbrida combina capacidade avançada de métodos de imagem com um ambiente cirúrgico plenamente funcionante. Trata-se de um espaço interdisciplinar utilizado por cardiologistas, radiologistas intervencionistas, cirurgiões cardiovasculares, anestesistas, especialistas em métodos de imagem, enfermeiros especializados em cardiologia, fisioterapeuta, técnicos de enfermagem, entre outros profissionais. É interessante que todos os profissionais estejam presentes no processo de idealização da sala, frente às necessidades individualizadas de espaço e equipamentos.[1]

Para um planejamento adequado, é necessário visitas a salas em funcionamento e troca de informações com profissionais experientes na construção e atuação nesses ambientes. Tradicionalmente, a sala híbrida é construída próxima ao laboratório de hemodinâmica ou ao centro cirúrgico, em razão de maior facilidade no acesso ao material e pela disponibilidade de anestesistas e centros de terapia intensiva.[1]

Existe consenso de que o espaço ocupado deve ser de, pelo menos, 70 m^2. Somando o necessário para a sala de controle, o total seria de, aproximadamente, 100 a 150 m^2. A sala deve ser projetada para acomodar entre 8 e 20 profissionais, ter paredes reforçadas por placas de chumbo de 2 a 3 mm e o piso deve suportar um peso total até 4.000 kg.[2]

Deve-se ocupar o ambiente com recursos avançados na reconstrução tridimensional das imagens angiográficas, mesa cirúrgica radiolucente integrada a aparelhos de alta resolução, ecocardiograma transesofágico tridimensional para monitorização intraoperatória, ultrassom intravascular e todo material necessário para a realização de uma cirurgia convencional. Aparelhos de cirurgia robótica, tomografia computadorizada, ou mesmo, ressonância magnética também podem ser acoplados.[1,2,6,7]

Embora os consensos recomendem que os sistemas sejam montados no piso e não no teto por razões higiênicas, a maioria dos hospitais usa os sistemas acoplados ao teto, pois cobrem todo o corpo do paciente com maior flexibilidade e sem necessidade de movimentar a mesa.[2,6]

Múltiplos focos móveis de luz são necessários a fim de permitirem boa visibilização das imagens por todos os profissionais envolvidos (em geral, 2 a 4 focos). Cuidado especial também deve ser dado no posicionamento dos mesmos para evitar choque com equipamentos localizados no teto do recinto. Uma solução refere-se aos sistemas com múltiplos focos integrados, controlados por controle remoto.[2]

Para otimizar o uso dos equipamentos radiográficos, uma mesa não metálica, geralmente, de fibra de carbono deve ser selecionada. Essa deve ser preferencialmente fina e ao mesmo tempo, estável, de modo a permitir o pleno funcionamento dos aparelhos que utilizam raios-X. Ela deve ainda permitir movimentação vertical, angulação e realização de Trendelemburg e Trendelemburg reverso e, assim, uma adequada técnica cirúrgica.[2]

Sugere-se que os monitores estejam disponíveis em todos os cantos da sala e que sejam dispostos de maneira a não colidir com os focos de luz. Em geral, são necessários de 8 a 10 aparelhos.[6]

A qualidade da imagem é definida primordialmente pelo fluoroscópio disponível. Os equipamentos são divididos em duas categorias: fixos ou portáteis. Os braços em C fixos apresentam imagem e resolução superiores aos portáteis, sendo, portanto, preferíveis nos procedimentos mais complexos, e por esse motivo recomendados pelos consensos. Já os sistemas semimóveis podem oferecer imagens de alta qualidade para ambientes menores que 45 m².

O fluoroscópio tradicional produz imagens em duas dimensões de alta resolução, em tempo real, usando baixo volume de contraste com o auxílio de um intensificador. O acoplamento de um detector de tela plana que reproduza o sinal do intensificador permite a produção de imagens em três dimensões, simulando uma tomografia computadorizada. A resolução desses aparelhos é maior que a dos modelos tradicionais.[2,8]

A integração com outras modalidades radiológicas, como o ultrassom intravascular (IVUS, do inglês *intravascular ultrasound*) e o ecocardiograma transesofágico, proporciona a aquisição de uma maior diversidade de imagens, favorecendo a escolha adequada da técnica a ser adotada e a avaliação, ainda durante o procedimento, de possíveis abordagens adicionais necessárias.[2,6]

O Hospital do Coração (HCor) inaugurou suas salas híbrida em 2014 e, atualmente, conta com duas salas: uma exclusiva para cardiologia e outra para procedimentos neurológicos, ortopédicos e de outras especialidades médicas, chamada de Brain Suite. Só em seu primeiro ano de funcionamento já foram realizados 160 procedimentos nas salas híbridas do HCor.

A sala da cardiologia do HCor (Figuras 8.1 e 8.2) conta com arco que permite todos movimentos necessários para aquisição de imagens 2D e 3D, além de permitir o recuo de estacionamento, tornando uma sala cirúrgica em segundos. As câmeras presentes na sala contam com sistema de transmissão de imagens para fim educacional ou telemedicina. A sala apresenta também monitores de alta definição, carro de anestesia com sistema de monitoração, polígrafo, ecocardiograma 3D, *software* que permite a reconstrução das imagens rotacional, monitores presos ao teto por trilhos, carrinho de anestesia NS ASDA-0030 – ZEUS INFINITY, aspirador cirúrgico MEDAP – SILENT TWIST POWER 1070, equipamento para angiografia ALLURA – PHILIPS, bisturi elétrico bipolar – ERBE e arco cirúrgico NS 22600 ARCADIS ORBI. É possível fazer a sobreposição de exames antigos do paciente, como radiografias e tomografias, com as imagens da cirurgia e de exames feitos pelo braço robótico.

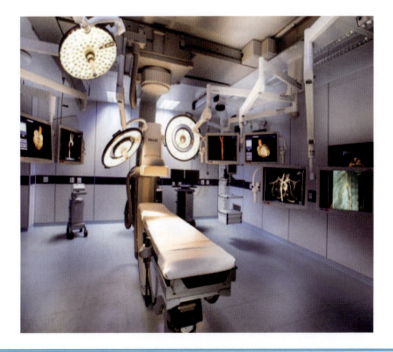

FIGURA 8.1. Sala híbrida cardiológica do Hospital do Coração (HCor).

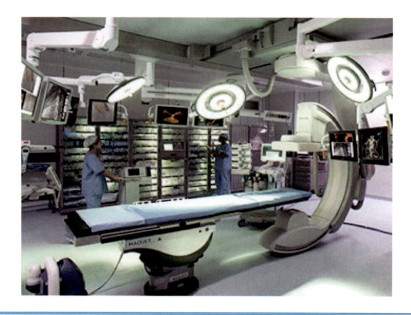

FIGURA 8.2. Sala híbrida cardiológica do Hospital do Coração (HCor).

A sala foi construída com o sistema Variop que reflete a melhor condição no que diz respeito à engenharia e arquitetura hospitalar. Trata-se de um avançado sistema composto por elementos pré-fabricados em chapas de aço de alta precisão para a montagem estrutural das salas. Ele tem capacidade de integrar equipamentos e *displays*, o que melhora o fluxo de trabalho e garante primazia na higienização, amenizando, dessa forma, os possíveis índices de infecção. A colocação, manutenção e remoção dos painéis é simples e rápida. O sistema também proporciona proteção acústica, antichamas e vida útil por mais de duas décadas, tornando reformas desnecessárias.

PRINCIPAIS PROCEDIMENTOS REALIZADOS NA SALA HÍBRIDA

Doenças Valvares

- Procedimentos de implante valvar aórtica percutânea, independente da via de acesso: femural, transapical, transaórtica ou por via subclávia;
- implante valvar percutânea por disfunção de próteses cirúrgicas em posição aórtica, mitral e pulmonar, independente da via de acesso;

- procedimentos de correção de insuficiência mitral por via percutânea: técnica de Alfieri (MitraClip®), anuloplastia (Mitralign), ou por implante valvar;

- correções de "leak paraprotéticos" aórtico e mitral por via percutânea.

Revascularização Miocárdica

Revascularizações híbridas com emprego de enxertos arteriais ou venosos concomitantes a implante percutâneo de stents coronários. O protocolo habitual consiste no implante da artéria mamária esquerda na artéria descendente anterior por minitoracotomia e subsequente implante de *stents* nas artérias circunflexa e/ou coronária direita.

Cardiologia Pediátrica/Cardiopatias Congênitas e Estruturais do Adulto

- Recém-nascidos com hipoplasia de ventrículo esquerdo (VE) para procedimento híbrido;

- lactentes com comunicação inter ventricular (CIV) para oclusão perventricular;

- pacientes com estenoses de artérias pulmonares que serão submetidos à cirurgia cardíaca seguidos de implante de *stents* intraoperatórios;

- pacientes submetidos à cirurgias cardíacas diversas que necessitam fazer uma angiografia nas artérias pulmonares ou na aorta logo após a saída da extracorpórea;

- pacientes com coartação da aorta para implante de *stent* nos quais será realizada uma angiografia rotacional com reconstrução tridimensional para definição da anatomia antes do implante;

- pacientes com estenoses complexas das artérias pulmonares nos quais será realizada uma angiografia rotacional com reconstrução tridimensional para definição da anatomia antes do implante de *stents* ou angioplastia com balão;

- acientes com disfunção de conduto VD-TP candidatos a implante valvar percutanêo nos quais é fundamental a realização da angiografia rotacional tridimensional antes do procedimento e ter ambiente apropriado para *backup* cirúrgico;

- pacientes no pós-operatório recente de cirurgia cardíaca que necessitam de intervenções percutâneas com risco de ruptura vascular;

- recém-nascidos e lactentes jovens com estenose aórtica crítica com necessidade de acesso vascular cirúrgico por via carotídea;

- procedimentos por cateterismo a serem realizados por toracotomia mediana ou acesso transapical incluindo, mas não restrito a implantes de *stents* em aorta, implante valvar, implante de stent em artérias pulmonares;

- pacientes com qualquer tipo de defeito septal (CIA, PFO, CIV) nos quais a utilização da ecocardiografia intraoperatória tridimensional com a utilização do sistema Echo Navigator é necessária para o procedimento;

- pacientes candidatos à oclusão do apêndice atrial esquerdo nos quais a utilização da ecocardiografia intraoperatória tridimensional com a utilização do sistema Echo Navigator é necessária para o procedimento;

- pacientes submetidos a cateterismo cardíaco em oxigenação por membrana extracorpórea (ECMO).

Procedimentos Endovasculares

- Correções endovasculares de aneurisma de aorta (torácica, toraco abdominal e abdominal);

- correções de vazamentos (*endoleak*) pós-correção de aneurisma;

- procedimentos mistos (cirúrgico e endovascular) no arco aórtico, aorta ascendente e segmento aorto ilíaco;

- tratamento endovascular de estenose/obstrução aorto ilíaca com necessidade de derivação cirúrgica associada;

- filtro de veia cava;

- *stent* carótida/vasos supra aórticos;

- trombo embolectomia pulmonar.

Marca-passo e Eletrofisiologia

- Mapeamento e ablação de taquicardia ventricular (TV), ablação fibrilação atrial (FA), ablação de *flutter*, ablação de Wolf Parkinson White, ablação taquicardia reentrada nodal;

- resincronizador, marca-passo definitivo, cardiodesfibrilador implantável.

HEART TEAM APLICADO NA TERAPIA HÍBRIDA

O conceito de *Heart Team* vem se tornado um tema de crescente interesse para o manejo das doenças cardiovasculares. Enquanto a abordagem baseada em equipe multidisciplinar vem sendo considerada pilar fundamental em outras áreas da medicina, como na oncologia e transplante, esse conceito tem se estabelecido nas doenças cardíacas nos últimos anos, especialmente, na terapia híbrida.

Em 2012, a Sociedade Europeia de Cardiologia colocou o *Heart Team* como indicação classe I, assim como as diretrizes de revascularização miocárdica do Colégio Americano de Cardiologia. Entretanto, como visto em cada tipo de abordagem, sua composição e atuação podem variar, de acordo com a estratégia escolhida. Na intervenção coronária essa abordagem está consolidada há algumas décadas, com ênfase na decisão terapêutica em pacientes multiarteriais.[5]

O enfermeiro apresenta papel fundamental na confecção dessas equipes, participando desde o diagnóstico das patologias, passando pela decisão e planejamento da melhor terapêutica a ser instituída, a execução desses procedimentos e seguimento do paciente.

O enfermeiro em sala híbrida elabora o levantamento de dados sobre o paciente, coleta e organiza os dados, realiza o planejamento e dimensionamento

Enfermagem em Cardiologia Intervencionista

de pessoas, organiza sala com materiais e equipamentos necessários, estabelece diagnóstico de enfermagem, desenvolve e implementa um plano de cuidado de enfermagem, avalia e acompanha os desfechos clínicos dos pacientes.

O *Heart Team* representa, portanto, uma realidade já incorporada pelas principais diretrizes de cardiologia, sendo essencial em centros terciários. Nos Estados Unidos (EUA), a não formação de equipe multiprofissional organizada já vem sendo motivo de ações processuais, com exigência de indenização dos procedimentos.[5]

CONSIDERAÇÕES FINAIS

Os procedimentos híbridos representam uma estratégia revolucionária que une diversas experiências e habilidades em benefício do paciente. Envolvem tratamento de alta complexidade, com impacto clínico comprovado em diversas situações, menores complicações e tempo de internação.

A estrutura oferecida pela sala híbrida possibilita incorporar, de forma completa, o conceito do *Heart Team*. A intervenção multiprofissional simultânea torna necessário o envolvimento direto entre as equipes, que vai desde a decisão da estratégia terapêutica, até o acompanhamento após a intervenção.

O HCor foi, dos centros nacionais, pioneiro nessa abordagem. Com a evolução tecnológica, é esperada a ampliação do número de indicações de procedimentos híbridos, com necessidade de mais salas para atender a essa crescente demanda. Em curto prazo, novos métodos de imagem poderão ser incorporados aos procedimentos já realizados e podem possibilitar o desenvolvimento de novas técnicas. O conhecimento dos benefícios e a incorporação dos procedimentos híbridos na prática clínica são, portanto, fundamentais para o exercício da cardiologia de excelência.

REFERÊNCIAS

1. Galhardo Junior C. Sala cirúrgica híbrida: uma nova realidade no Brasil e no mundo. Rev Bras Cardiol. 2013;26(1):8-10.

2. Nollert G, Wich S. Planning a Cardiovascular Hybrid Operating Room: the Technical Point of View. The Heart Surgery Forum #2009-1033 12 (3), 2009 (Epub June 2009) doi: 10.1532/HSF98.20091033.

3. Byrne JG, Leacche M, Vaughan DE, Zhao DX, Zhao DX. Hybrid Cardiovascular Procedures. J Am Coll Cariol Intv. 2008;1(5):459-468.

4. Hudorovic N, Rogan SA, Lovricevic I, Zovak M, Schmidt S. The vascular hybrid room – operating room of the future. Acta Clin Croat. 2010; 49:289-298.

5. Holmes DR Jr, Rich JB, Zoghbi WA, Mack MJ. The Heart Team of Cardiovascular Care. J Am Coll Cardiol. 2013 Mar 5;61(9):903-7.

6. Nollert G, Hartkens T, Figel A, Bulitta C, Altenbeck F, Gerhard V. (February 29th 2012). The Hybrid Operating Room, Special Topics in Cardiac Surgery, Cuneyt Narin, IntechOpen, DOI: 10.5772/27599. Available from: https://www.intechopen.com/books/special-topics-in-cardiac-surgery/the-hybrid-operating-room

7. Perry J, Katz A. Two in one American Hospital Association (Internet). Em: 03 de Julho de 2011.

8. Steinbauer M, Katsargyris A, Greindl M, Töpel I, Verhoeven E. Hybrid operation theatre in vascular surgery. Options and perspectives. Chirurg. 2013 Dec;84(12):1030-5.

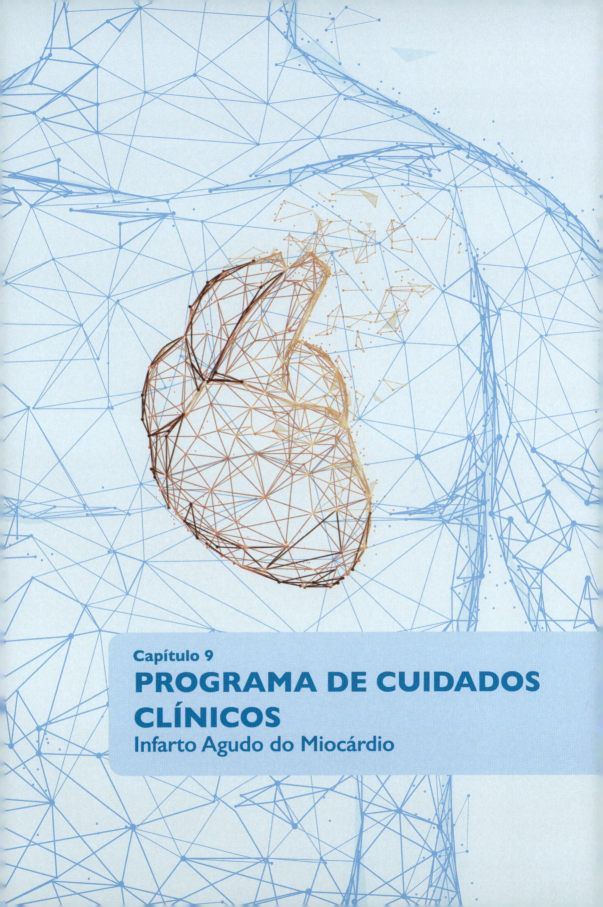

Capítulo 9
PROGRAMA DE CUIDADOS CLÍNICOS
Infarto Agudo do Miocárdio

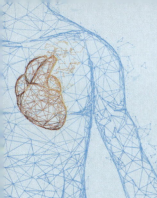

Capítulo 9
PROGRAMA DE CUIDADOS CLÍNICOS
Infarto Agudo do Miocárdio

Carolina Padrão Amorin Marinelli
Semeia de Oliveira Corral

INTRODUÇÃO

As transformações sociais e econômicas das últimas décadas e suas consequentes alterações nos estilos de vida das sociedades contemporâneas – mudanças dos hábitos alimentares, aumento do sedentarismo e do estresse – e a maior expectativa de vida da população colaboraram para o aumento da incidência das doenças crônicas, que hoje constituem um sério problema de saúde pública. Doenças cardiovasculares, câncer, diabetes e doenças respiratórias são as maiores responsáveis pela mortalidade no mundo.

O cuidado prestado às pessoas com doenças cardiovasculares é complexo e requer que seja executado com qualidade e sem gerar danos desnecessários ao indivíduo, pois as organizações não suportarão o aumento de custos em saúde como os relacionados com a má qualidade prestada. Couto e Pedrosa citam como as principais fontes de custos: "custos com morbidade elevada, além do sofrimento imensurável para os envolvidos; custos de retrabalho (necessidade de refazer o produto ou o serviço); custos com processos ineficientes; produtos/materiais que não podem ser recuperados e devem ser destruídos e trocados; custos de eventuais processos nos organismos de defesa do consumidor ou outros fóruns legais; comprometimento da imagem da organização na sociedade; perda de clientes e de mercado".

Desse modo, o entendimento a respeito das melhores práticas pode possibilitar aos profissionais de saúde um pensar e agir mais efetivo, dando subsídios para sistematizar sua prática de trabalho, tornando-a clara, definida, para garantir uma prática segura com consequente qualidade e satisfação do paciente.

Em busca do desenvolvimento das melhores práticas, com os melhores resultados e desfechos para o paciente a metodologia do *disease managment programs*, que consiste na redução dos custos dos cuidados de saúde e melhoria da qualidade de vida dos indivíduos com condições crônicas prevenindo e/ou minimizando os efeitos da doença por meio do cuidado integrado, de abordagem multidisciplinar sistemática, baseada em evidência, proativa que incorporam o paciente na gestão do seu cuidado, e proporciona a avaliação contínua do estado de saúde.

Nesse momento é valido esclarecer a diferença entre *disease management programs* e *case management programs*, pois constantemente as metodologias são confundidas. O *case management* é o planejamento, o processamento e o monitoramento dos serviços de assistência médica prestados a um paciente por um grupo coordenado de profissionais de saúde, é projetado para atender às necessidades desse, enquanto controla os custos, com um gerente de caso que mantém informações sobre os resultados do paciente.

Em 2011, o Hospital do Coração (HCor) implantou um Programa de Cuidados Clínicos de IAM, esse tem embasamento teórico na metodologia do *disease managment* e atendendo os requisitos para Certificação de Programas de Cuidados Clínicos da Joint Commission International (JCI). Segundo a JCI, a certificação é uma ferramenta de qualidade que consiste em um processo voluntário, que avalia se um programa cumpre uma série de padrões requeridos, especialmente desenhados para a melhoria da qualidade e segurança do cuidado prestado por uma equipe interprofissional.

Segue-se a formulação, implantação e acompanhamento do Programa de Cuidados Clínicos de Infarto Agudo do Miocárdio do HCor.

Para elaboração do Programa de Cuidados Clínicos em IAM foi organizado um grupo de trabalho multidisciplinar (equipe médica, de enfermagem, fisioterapia, nutrição, psicologia, farmácia clínica, assistência social, entre outras) especializado, que desenhou o escopo de atendimento com critérios de inclusão e exclusão, e desenvolveu protocolos assistenciais e material educativo para os pacientes e seus familiares.

Os processos de atendimento, ou seja, todo o fluxo de atendimento intra-hospitalar, desde a entrada do paciente até sua saída foi mapeado.

Para o mapeamento dos processos foram seguidos os seguintes passos:

1. Determinar os objetivos dos processos:

    a. Qual o motivo de cada processo existir?;

    b. O que o processo tenta realizar?;

    c. Qual é a sua criticidade?;

    d. Que riscos estão envolvidos no processo?;

    e. Existem normas e regulamentações associadas ao processo?;

2. Identificar quais são as saídas do processo:

    a. As saídas são as entregas que ocorrem no final de cada um dos processos, podem ser de várias naturezas, como gráficos, dados, tomadas de decisão, aprovações e muitas outras;

3. Identificar os clientes do processo:

    a. Quem é o cliente e como ele escolheu participar do processo?;

    b. Qual é a expectativa do cliente com o processo?;

    c. Quantas vezes o cliente é envolvido no processo?;

    d. O cliente pode sugerir melhorias no processo? Como?;

    e. Se for um processo de suporte, qual é o impacto nos processos do tipo finalístico?;

4. Identificar as entradas do processo:

    a. "Entrada" são todos os elementos que são modificados no decorrer do processo para agregar valor à cadeia produtiva;

Enfermagem em Cardiologia Intervencionista

5. Identificar os componentes do processo:

   a. Todos os recursos utilizados durante o processo e que colaboram na transformação das entradas em saídas são chamados de componentes do processo e podem ser materiais, energia, maquinário, recursos humanos, metodologias, tecnologias e muitos outros;

6. Entender os limites do processo:

   a. Limites são os pontos extremos de um processo, quando se iniciam e quando terminam. O início do processo é caracterizado pelo recebimento das entradas e seu término acontece com a entrega das saídas;

7. Documentação do processo atual:

   a. É muito importante que todas as informações colhidas até este momento sejam documentadas e analisadas por todos os envolvidos, que devem estar de acordo com o que for determinado pelo grupo de trabalho;

8. Identificar as melhorias que o processo necessita:

   a. É a hora de ver o que está funcionando e o que não está funcionando no processo. Inconformidades, atrasos e gargalos devem ser apontados. Assim como atividades críticas e aquelas que agregam mais valor devem ser identificadas;

   b. As pessoas que atuam no dia a dia da operação são aquelas que enviarão as melhores sugestões de melhorias no processo.

Alguns exemplos de ajustes propostos após o mapeamento dos processos:

- ajustados todos os horários dos relógios de equipamentos e computadores, pois observamos inconsistências de alguns minutos entre equipamentos;

- desenvolvida uma plataforma de mensagens que é acionada pela equipe do pronto-socorro, quando um paciente com infarto agudo do miocárdio com supradesnivelamento do segmento ST (IAMST) é admitido, nesse momento as equipes da Hemodinâmica, de Segurança – Elevador, Farmácia e da Unidade Coronariana, são comunicadas dessa admissão e agilizam o processo de admissão desse paciente;

- a realização dos procedimentos hemodinâmicos e encaminhamento do paciente com IAMST a unidade intensiva são realizados antes da senha de autorização do seguro saúde, a liberação da senha para realização do procedimento hemodinâmico, acarretava em atraso de vários minutos preciosos para a desobstrução da artéria coronária.

Também foram selecionados indicadores para monitoramento e avaliação dos processos e resultados; a escolha desses se deu a partir de indicadores de qualidade mencionados na literatura e os sugeridos pela biblioteca da JCI.

Para avaliação inicial, e desenvolvimento de uma linha de base, além do mapeamento dos processos, foi realizado levantamento de dados dos pacientes internados no serviço e avaliada a aderência às diretrizes da prática clínica e evolução dos pacientes no ano 2010.

Todos os resultados e planos de melhoria desenvolvidos foram e são divulgados para toda instituição. Para a divulgação e análise dos dados utilizamos a metodologia do modelo de melhoria desenvolvido Institute for Healthcare Improvement (IHI).

Os pacientes incluídos são acompanhados durante o período da hospitalização, e após a alta é realizado o acompanhamento telefônico por um ano. A cada readmissão retoma-se o acompanhamento, sendo assim, caso a hospitalização seja de causa cardíaca se reiniciam os contatos telefônicos.

QUAL A NOSSA MISSÃO?

Alcançar a excelência na integração e coordenação de cuidados para o tratamento do infarto do miocárdio.

NOSSOS OBJETIVOS

- Aperfeiçoar a assistência prestada ao paciente com infarto agudo do miocárdio (IAM), por meio de uma abordagem multidisciplinar especializada e coordenada, visando o cuidado integrado, subsidiando a adesão ao tratamento e, consequentemente, bem-estar e melhoria na qualidade de vida e sobrevida;

- Estimular a aplicação da excelência no cuidado do paciente com IAM no aspecto farmacológico e não farmacológico baseado em Diretrizes bem definidas;

- Promover acompanhamento telefônico pós-alta, para monitorização, orientação, estímulo à adesão ao tratamento farmacológico e não farmacológica detecção precoce de descompensação e, portanto, redução de readmissões;

- Gerar uma base de dados que produza informações úteis na avaliação e monitorização da qualidade do atendimento institucional;

- Disponibilizar ao Corpo Clínico serviço especializado no tratamento do infarto agudo do miocárdio (IAM);

- Gerar uma base de dados que produza informações úteis para desenvolvimento de pesquisa e aperfeiçoamento;

- Promover a capacitação e atualização, do corpo clínico, residência médica e equipe multidisciplinar.

COMO CONDUZIMOS A ASSISTÊNCIA AO PACIENTE COM IAMST

Fluxograma de Atendimento ao Paciente

Assim que o paciente é atendido no pronto-socorro (PS) da instituição, apresentando dor torácica, na triagem será realizado um eletrocardiograma (ECG), o mais rápido possível (prazo máximo aceitável preconizado é de 10 minutos). Se o ECG não apresentar supra desnivelamento do segmento ST, o tratamento será conduzido baseado no protocolo de dor torácica. Paciente com supradesnivelamento do segmento ST ao ECG de admissão no PS, é imediatamente encaminhado para a sala de emergência, monitorizado e puncionado um acesso venoso calibroso, em seguida, instalado oxigênio, administrada morfina, para controle da dor, recebe nitrato, AAS, clopidogrel e betabloqueador, é avaliado pelo médico assistente quanto a viabilidade de intervenção coronária percutânea. Se indicado pelo médico, o paciente é transferido para o Setor de Hemodinâmica, para a realização de angioplastia primária. O preconizado é que seja realizada em até 90 minutos, a contar da admissão do paciente até a reperfusão do vaso. Após a angioplastia primária, o paciente é encaminhado para a Unidade Coronariana, onde é realizado ECG, administrado medicamentos conforme o protocolo de IAM e permanece monitorizado. São coletados exames de laboratório e submetido a exames complementares, como o ecocardiograma entre outros. Após 2 dias, se a evolução transcorrer sem complicações, é estratificado os riscos, e após avaliação do médico assistente, é transferido para a Unidade de Internação. Na Unidade de Internação tem continuidade do acompanhamento pela equipe multiprofissional: médicos, enfermagem, fisioterapia, farmácia, nutrição, psicologia e serviço social.

INDICADORES DE QUALIDADE E SUAS METAS (TABELA 9.1)

Tabela 9.1. Indicadores de qualidade e suas metas	
Indicador de qualidade	Meta
Taxa prescrição de AAS na admissão	100%
Taxa de prescrição de AAS na alta	100%
Taxa de prescrição de dupla antiagregação plaquetária	100%
Taxa de prescrição de alta de betabloqueador	100%
Taxa de prescrição de alta de IECA e/ou BRA para aqueles com disfunção ventricular	100%
Taxa de prescrição de estatina na alta	100%
Média de tempo para realização de ECG na entrada	10 minutos
Média de tempo porta balão	90 minutos
Taxa de aconselhamento da cessação do tabagismo	100%
Taxa de Avaliação da função ventricular esquerda	100%
Taxa de pacientes que cessaram tabagismo domiciliar	50%
Taxa adesão a terapia antiplaquetária em domicílio	100%
Taxa realização de atividade física domiciliar	70%

Enfermagem em Cardiologia Intervencionista

FLUXOGRAMA DE ATENDIMENTO DO IAMST (PÁGINA 1)

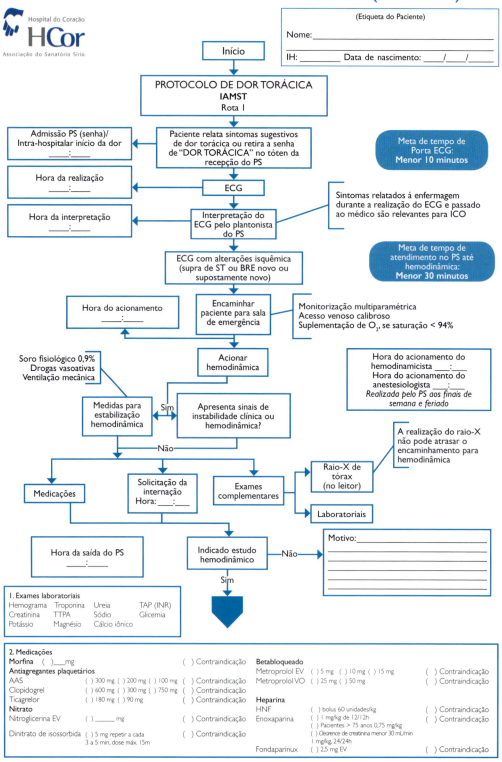

FLUXOGRAMA DE ATENDIMENTO DO IAMST (PÁGINA 2)

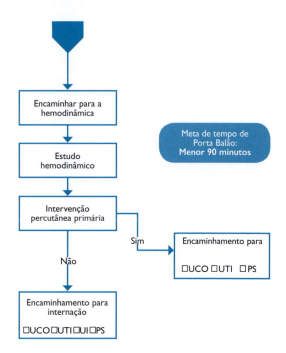

Tempos:
Hora do acionamento do hemodinamicista ___:___
Hora do acionamento do anestesiologista ___:___
Chegada à hemodinâmica ___:___
Chegada do anestesista ___:___
Chegada do hemodinamicista ___:___
Início do Procedimento ___:___
Abertura da artéria ___:___
Apresentou intercorrências?
  ☐ Não
  ☐ Sim (ver registro em prontuário)

Observações: _____
_____
_____
_____
_____
_____
_____
_____
_____
_____
_____
_____
_____
_____
_____

Enfermagem em Cardiologia Intervencionista

FLUXO DE ATENDIMENTO EMERGENCIAL INTRA-HOSPITALAR AO PACIENTE COM SUSPEITA DE IAMST (PÁGINA 1)

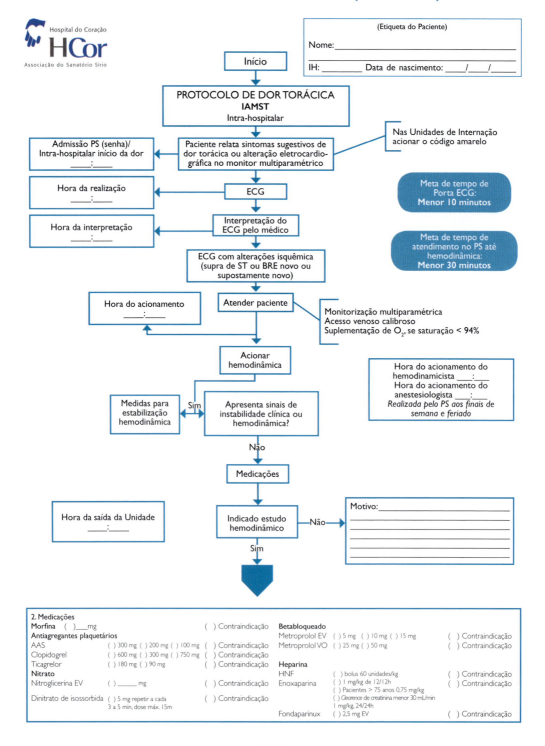

Capítulo 9 • Programa de Cuidados Clínicos: Infarto Agudo do Miocárdio

FLUXO DE ATENDIMENTO EMERGENCIAL INTRA-HOSPITALAR AO PACIENTE COM SUSPEITA DE IAMST (PÁGINA 2)

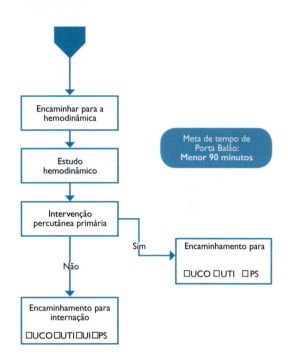

Tempos:
Hora do acionamento do hemodinamicista ___:___
Hora do acionamento do anestesiologista ___:___
Chegada à hemodinâmica ___:___
Chegada do anestesista ___:___
Chegada do hemodinamicista ___:___
Início do Procedimento ___:___
Abertura da artéria ___:___
Apresentou intercorrências?
☐ Não
☐ Sim (ver registro em prontuário)

Observações: _____
_____
_____
_____
_____
_____
_____
_____
_____
_____
_____
_____
_____
_____
_____
_____
_____

FLUXOGRAMA DE ATENDIMENTO DO PROGRAMA DE CUIDADOS CLÍNICOS DE IAM

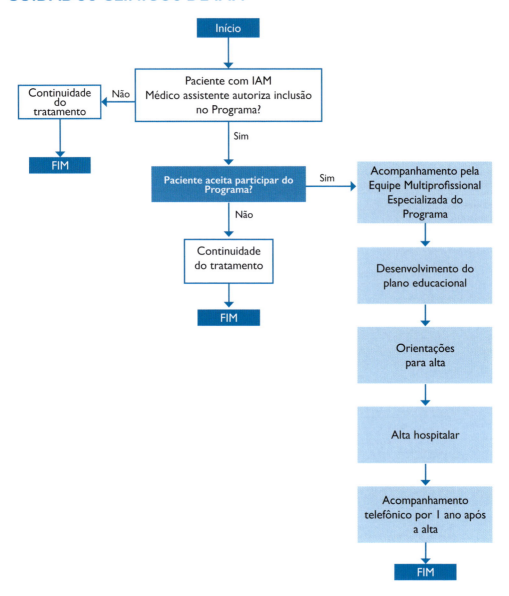

REFERÊNCIAS

1. Mendes EV. A reengenharia do sistema de serviços de saúde no nível local: a gestão da atenção à saúde. In: Mendes EV. A organização da saúde no nível local. São Paulo (SP): HUCITEC. 1998. p.57-86.

Capítulo 9 • Programa de Cuidados Clínicos: Infarto Agudo do Miocárdio

2. Epstein RS, Sherwood LM. From outcomes research to disease management: a guide for the perplexed. Annals of Internal Medicine. 1996;124(9):832–7.

3. Dellby U. Drastically improving health care with focus on managing the patient with a disease: the macro and micro perspec-tive. International Journal of Health Care Quality Assurance.1996;9(2):4-8.

4. Ellrodt G, Cook DJ, Lee J, Cho M, Hunt D, Weingarten S. Evidence-based disease management. Journal of the American Medical Association 1997;278(20):1687-92.

5. Zitter M. A new paradigm in health care delivery: disease management. In: Todd WE, Nash D, editors. Disease manage- ment: a systems approach to improving patient outcomes. Chicago: American Hospital Association. 1997. p.1-25.

6. Weingarten SR, Henning JM, Badamgarav E, Knight K, Hasselblad V, Gano A Jr, et al. Interventions used in disease management programmes for patients with chronic illness – which ones work? Meta-analysis of published reports. British Medical Journal. 2002;325(7370):925.

7. Faxon DP, Schwamm LH, Pasternak RC, Peterson ED, McNeil BJ, Bufalino V, et al. Improving quality of care through dis- ease management: principles and recommendations from the American Heart Association's Expert Panel on Disease Manage- ment. Circulation. 2004;109(21):2651-4.

8. DMAA: The Care Continuum Alliance. DMAA De nition of Disease Management. Available from: http://www.dmaa.org/ dm_de nition.asp.

9. Hamm CW, Bassand JP, Agewall S, Bax J, Boersma E, Bueno H, Caso P, Dudek D, Gielen S, Huber K, Ohman M, Petrie MC, Sonntag K, Uva MS, Storey RF, Wijns W, Zahger D. ESC Guidelines for the management of acute coronary syndromes in patients presenting without persistent ST-segment elevation. European Heart Journal. (2011)32,2999-3054.

10. Roffi M, PatronoC, et al. 2015 ESC Guidelines for the management of acute coronary syndromes in patients presenting without persistent ST-segment elevation: Task Force for the Management of Acute Coronary Syndromes in Patients Presenting without Persistent ST--Segment Elevation of the European Society of Cardiology (ESC) European Heart Journal. (2016)37,267–315,

11. Ibanez B, James S, et.al. 2017 ESC Guidelines for the management of acute myocardial infarction in patients presenting with ST-segment elevation. European Heart Journal. 2017. doi 10.1093/eurheartj/ehx393.

12. Padrões da Joint Commission International para Certificação de Programas de Cuidados Clínicos (editado por) Consórcio Brasileiro de Acreditação de Sistemas e Serviços de Saúde – Rio de Janeiro: CBA.

13. Costa MLM. Para onde vai o cuidado na assistência médico-hospitalar. Debates GVsaúde Número 2 - Segundo Semestre de 2006. Disponível em: http://www.eaesp.fgvsp.br/subportais/gvsaude/Pesquisas_publicacoes/debates/02/24.pdf.

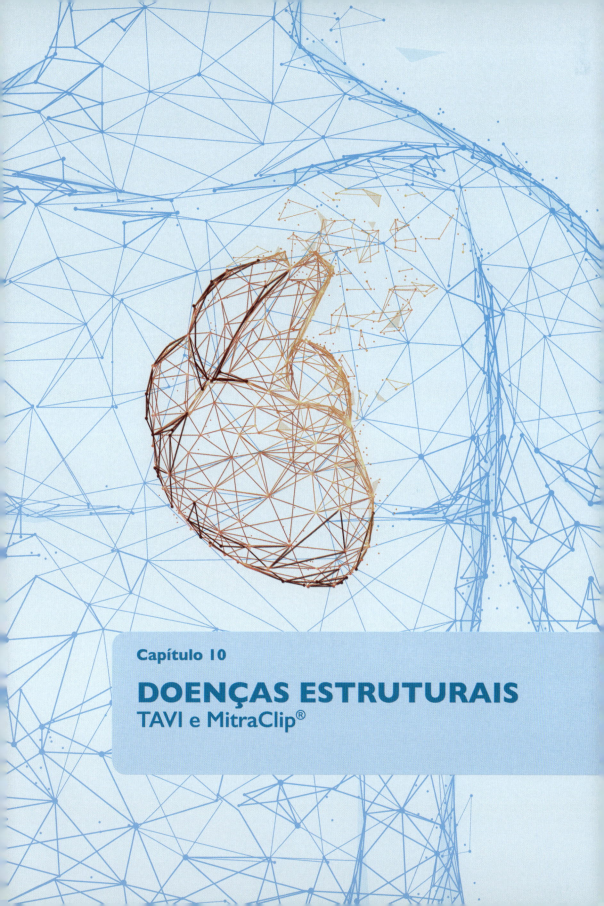

Capítulo 10

DOENÇAS ESTRUTURAIS
TAVI e MitraClip®

Capítulo 10
DOENÇAS ESTRUTURAIS
TAVI e MitraClip®

Dimytri Alexandre de Alvim Siqueira

INTRODUÇÃO

Nas últimas décadas, a cardiologia intervencionista promoveu significativos avanços no tratamento das valvopatias aórtica e mitral. O implante por cateter de prótese aórtica (TAVI, do inglês *transcatheter aortic valve implantation*) revelou-se como uma abordagem segura e comprovadamente eficaz em reduzir sintomas e aumentar a sobrevida de pacientes idosos com estenose aórtica e impossibilitados (ou de maior risco) para a cirurgia convencional de troca valvar. Por sua vez, o tratamento percutâneo da regurgitação mitral tem sido bastante investigado, e vislumbra-se em futuro próximo a aplicação clínica de diversos dispositivos que vêm sendo testados. Neste capítulo, abordaremos as indicações e os principais aspectos técnicos do TAVI e do MitraClip®, dispositivo atualmente disponível no Brasil para o tratamento da insuficiência mitral.

TAVI

A estenose valvar aórtica é um doença de alta letalidade: portadores dessa afecção apresentam taxas de mortalidade de até 50% em 2 anos, caso sejam mantidos em tratamento clínico (medicamentoso) estrito.[1] A cirurgia de troca valvar aórtica prevalece como o tratamento de escolha para essa condição, porém cerca de 30% desses indivíduos apresentam maior risco cirúrgico ou contraindicação à cirurgia.[2] Nesse cenário, o TAVI constitui um tratamento menos invasivo e com resultados clínicos semelhantes à cirurgia. Fundamentalmente, o TAVI consiste no posicionamento e implante de uma prótese – composta por um arcabouço metálico (cromo-cobalto ou nitinol) e folhetos de pericárdio porcino ou bovino – por sobre os folhetos da valva nativa calcificada e com mobilidade comprometida; os cateteres utilizados no procedimento possuem perfis que variam de 14 a 18F, e permitem a liberação da prótese por mecanismos como a insuflação de balão (prótese balão-expansível) ou retração de bainha que compacta e envolve a prótese (sistema autoexpansíveis).

Próteses aórticas percutâneas disponíveis

Atualmente, quatro bioproteses implantadas por via femoral se encontram disponíveis para uso clínico no Brasil (Figura 10.1): a prótese balão-expansível SAPIEN 3® (Edwards Lifesciences, Irvine, CA, USA), o sistema autoexpansível CoreValve Evolut R® (Medtronic Inc., Minneapolis, MN, USA); a prótese autoexpansível Acurate neo (Boston Scientific, Natick, MA, EUA) e a prótese Lotus (Boston Scientific, Natick, MA, EUA), de implante mecanicamente controlado. Tais próteses apresentam importantes diferenças estruturais entre si, e a decisão a respeito do tipo de prótese a ser implantada deve se basear em características clínicas, anatômicas e na experiência da equipe que realiza o procedimento (Tabela 10.1).

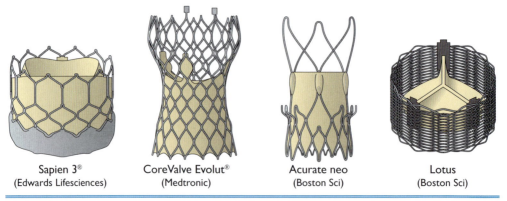

FIGURA 10.1. Representação esquemática de próteses aórticas para implante percutâneo disponíveis no Brasil.

Tabela 10.1. Características das bioproteses atualmente disponíveis

	SAPIEN 3®	Evolut R®	Acurate neo	Lotus
Estrutura metálica	Cromo-cobalto	Nitinol	Nitinol	Nitinol
Folhetos	Pericárdio bovino	Porcino	Porcino	Porcino
Forma de liberação	Balão-expansível	Autoexpansível	Autoexpansível	Mecanicamente expansível
Tamanhos	20, 23, 26 e 29 mm	23, 26, 29 e 34 mm	P, M, G	23, 25, 27 mm
Perfil do sistema	14-16F	14F	18F	18F

Aspectos Técnicos do Procedimento de TAVI

- Preparo do paciente: usualmente, os pacientes realizam pré-tratamento com aspirina 100 mg e clopidogrel 300 mg, no dia anterior ao implante. Em pacientes com disfunção renal, hidratação venosa com solução salina 0,9% na dose de 0,3 a 0,5 mL/kg/h é iniciada 12 horas antes do procedimento, a administração de maior volume pode se associar a ocorrência de congestão pulmonar. Visando a prevenção de nefropatia induzida por contraste, as angiografias requeridas durante o procedimento são obtidas com contraste de baixa osmolaridade, com diluição de 50%;

- Anestesia: o procedimento é mais comumente realizado sob anestesia local e sedação consciente. As condições clínicas e as comorbidades do paciente, a necessidade do ecocardiograma transesofágico e a experiência do serviço são fatores que influenciam na escolha do tipo de anestesia, e a anestesia geral pode ser requerida em alguns casos. O procedimento em si – da punção arterial ao implante – dura menos de 1 hora, e pode ser realizado em sala de cateterismo cardíaco ou em sala híbrida;

- Via de acesso: preferencialmente, o procedimento é instituído pela artéria femoral, menos invasivo e associado a menor morbidade. A punção femoral é realizada sob fluoroscopia ou mediante auxílio do ultrassom, e a hemostasia do sítio de punção ao final do procedimento é obtida por dispositivos de hemostasia vascular (como: ProGlides® ou Proxtar®,

Abbott Vascular Inc, Santa Clara, CA, USA). Em situações de calcificação, tortuosidades e obstruções das artérias ilíacas e femorais, o TAVI pode ser realizado por vias de acesso alternativas: transcaval, transapical, transubclávia ou transaórtico (para a prótese SAPIEN 3®) e transcaval, transubclávia ou transaórtico (com os sistemas CoreValve Evolut R® e Acurate neo®);

- Cuidados pós-procedimento: após a intervenção, os pacientes permanecem em unidade de terapia intensiva por 12 a 24 horas. Nesse setor são monitorizados quanto à ocorrência de arritmias, complicações vasculares e hemorrágicas, pulmonares e neurológicas. Em indivíduos submetidos ao implante da prótese CoreValve Evolut R® e Lotus®, existe risco de surgimento mais tardio de distúrbios de condução, como o bloqueio atrioventricular total (BAVT), e de tal modo se recomenda a manutenção do marca-passo provisório por 48 a 72 horas. O eletrocardiograma (ECG) deve ser avaliado diariamente durante toda a internação. De modo rotineiro, avalia-se o resultado da intervenção valvar por meio do ecocardiograma transtorácico, realizado antes da alta hospitalar.

Seleção de Pacientes e Indicações

A apropriada indicação do TAVI é baseada em critérios clínicos e anatômicos. Esse tratamento é recomendado a pacientes com estenose valvar aórtica importante e sintomática, nos quais a cirurgia de troca valvar clássica esteja contraindicada ou associada a maior risco de morbimortalidade[3-5] (Tabela 10.2). O grupo multidisciplinar (*Heart Team*) – formado por cardiologistas intervencionistas, cirurgiões cardíacos, clínicos, anestesistas e especialistas em imagens cardiovasculares – tem como propósito a revisão de todos os dados clínicos, laboratoriais e métodos de imagens (como o ecocardiograma e a angiotomografia de aorta). Didaticamente, o processo de seleção pode ser dividido em 4 etapas:

- confirmação da gravidade da estenose valvar aórtica: o TAVI deve ser considerado apenas em portadores de estenose valvar aórtica de grau importante, isolada ou predominante. Pacientes com estenose leve ou moderada devem manter o acompanhamento clínico. O ecocardiograma constitui o método de eleição nessa etapa e confirma a presença de estenose grave quando a área valvar é $\leq$ que 1 cm^2, o gradiente transvalvar médio é > 40 mmHg e/ou a velocidade do jato aórtico é maior que 4 m/s;

- avaliação dos sintomas apresentados pelo paciente: de forma similar às recomendações de troca valvar cirúrgica, o TAVI é somente recomendado a pacientes sintomáticos, ou seja, que apresentam sintomas clássicos de estenose aórtica, como dispneia, síncope ou angina. O tratamento de indivíduos assintomáticos ainda é motivo de controvérsia na atualidade;

- análise do risco cirúrgico: os principais escores utilizados para a estimativa de risco cirúrgico são o Euroscore II e o STS (*Society of Thoracic Surgeons*), e tem sido aplicados à tomada de decisão a respeito do TAVI. Aspectos anatômicos como a calcificação excessiva da aorta ascendente (aorta "em porcelana") ou a presença de deformidades torácicas devido à radiação ou cifoescoliose (tórax "hostil") – desfavoráveis à cirurgia – são também levados em consideração;

- avaliação de critérios anatômicos: diversos parâmetros da anatomia do complexo valvar devem ser avaliados – e determinam se o TAVI é factível, com elevada taxa de sucesso e baixo risco de complicações. Recomenda-se que a análise desses critérios seja realizada principalmente pela angiotomografia *multislice*. As medidas do anel aórtico e de outras estruturas que formam o complexo aórtico (como o trato de saída do VE, seio de Valsalva, junção sinotubular), a distância do anel valvar aos óstios das coronárias, o grau e o padrão de calcificação valvar e o estado das artérias ilíacas e femorais são os principais parâmetros avaliados. O diâmetro luminal mínimo das artérias femorais e ilíacas deve ser de 5,5 mm para que se possa utilizar os introdutores 14F, necessários para o implante das próteses.

Tabela 10.2. Fatores clínicos e anatômicos que favorecem a opção por TAVI ou cirurgia de troca valvar	
Favorecem TAVI	**Favorecem cirurgia**
Idade > 80 anos	Idade < 75 anos
STS > 8%	STS < 4%
Cirurgia de revascularização miocárdica prévia	Doença coronária multivascular, complexa
Aorta em porcelana	Valva bicúspide, dilatação ou aneurisma de aorta ascendente
Anel valvar pequeno	Calcificação em trato de saída VE
Sexo feminino	Doença mitral concomitante
DPOC	Coronárias de baixa inserção (risco de oclusão)
Bom acesso femoral	Impossibilidade de acesso transfemoral

DPOC: doença pulmonar obstrutiva crônica; STS: Society of Thoracic Surgeons; VE: ventrículo esquerdo.

De acordo com diversos ensaios clínicos randomizados e comparativos com a cirurgia clássica ou tratamento medicamentoso (em indivíduos idosos e com diferentes perfis de risco),[6-10] as indicações de TAVI são assim resumidas:

- o TAVI constitui o tratamento de escolha para pacientes portadores de estenose aórtica importante e avaliados como inoperáveis, com expectativa de vida > 1 ano;

- em indivíduos avaliados como de alto risco cirúrgico (escore STS – Society of Thoracic Surgeons $\geq$ 8%), o TAVI constitui alternativa à cirurgia de troca valvar aórtica. Assim, a tomada de decisão a respeito do tratamento a ser instituído deve ser bastante discutida, idealmente pelo grupo multidisciplinar; os valores e o desejo do paciente e seus familiares devem ser respeitados, obedecendo aos princípios da bioética;

- em pacientes de risco intermediário (STS entre 4 e 8%), o TAVI também representa estratégia alternativa à cirurgia de troca valvar. A opção por um ou outro tratamento deve ser embasada por discussão aprofundada com o paciente a respeito dos benefícios esperados e potenciais complicações a curto e longo prazo; em particular, aspectos relacionados à durabilidade (> 5 anos) da prótese transcateter devem ser considerados, uma vez que estudos clínicos de acompanhamento a longo prazo em pacientes submetidos a TAVI ainda não são disponíveis na presente data.

Ensaios clínicos randomizados em pacientes de mais baixo risco (STS < 4%) e de menor média de idade vêm sendo conduzidos: a análise dos desfechos clínicos e ecocardiográficos após seguimento de 10 anos nos fornecerá evidências a respeito dos benefícios do TAVI nessas situações.[11]

Complicações

Mesmo sendo um procedimento menos invasivo do que a cirurgia de troca valvar, o TAVI se associa à ocorrência de potenciais complicações. Dentre essas, destacam-se a insuficiência aórtica paraprotética, o acidente vascular isquêmico (AVC) e as complicações vasculares. A seleção adequada de pacientes e o acúmulo de experiência contribuem sobremaneira para a prevenção desses eventos.

- refluxo paraprotético: o TAVI se associa mais frequentemente à ocorrência de regurgitação paraprotética do que a cirurgia de troca valvar. O refluxo observado é comumente de grau leve, e esse não parece se associar à pior evolução clínica. O surgimento de insuficiência aórtica moderada a severa ($\geq 2+/4+$) após o implante de próteses aórticas de nova geração ocorre em menos de 4% dos casos, e deve ser evitado.[12] A presença de características anatômicas do anel aórtico (configuração elíptica, calcificação assimétrica) são fatores predisponentes, e são demonstradas na angiotomografia pré-procedimento. A pós-dilatação com balões maiores ou o implante de uma segunda prótese – raramente necessária – podem ser úteis para o manejo dessa complicação;

- obstrução coronária: o risco de oclusão das artérias coronárias durante o TAVI é muito baixo. A ocorrência dessa complicação é atribuída principalmente ao deslocamento dos folhetos aórticos nativos em direção aos óstios coronários: características anatômicas como calcificação, espessamento e redundância excessivas dos folhetos nativos, menor altura das coronárias em relação ao anel valvar e reduzidas dimensões dos seios de Valsalva são apontadas como predisponentes. A embolização de trombo e cálcio dos folhetos pode também estar implicada em sua fisiopatologia. Pacientes do sexo feminino e baixa superfície corporal parecem ser mais susceptíveis a essa complicação. O tratamento da obstrução coronária após o implante da prótese pode requerer a instalação de suporte circulatório (circulação extracorpórea); a intervenção coronária percutânea com implante de *stents* constitui a forma mais rápida e segura de tratamento dessa complicação;

- acidente vascular cerebral: a causa mais frequente do acidente vascular cerebral durante o TAVI é o ateroembolismo de placas ateroscleróticas presentes na aorta ascendente e no arco aórtico. Outras potenciais causas envolvem a embolização de cálcio dos folhetos da valva aórtica e a fibrilação atrial. A incidência clínica de acidente vascular cerebral é menor que 2% nos estudos mais atuais, e essas taxas são semelhantes às observadas após a cirurgia convencional;

- complicações vasculares: são as complicações mais comumente associadas ao TAVI: a sua incidência vem decaindo nos últimos anos devido à redução do calibre dos introdutores. A presença de estenoses no sítio de punção, oclusões ou perfuração vasculares devem ser manejadas idealmente com procedimentos endovasculares (balões e *stents* periféricos). A assistência de equipe de cirurgia vascular pode ser requerida;

- distúrbios de condução elétrica: o implante da prótese aórtica leva à compressão dos folhetos nativos, do anel valvar e das estruturas adjacentes. Devido à contiguidade do sistema de condução ao anel valvar aórtico, a ocorrência de bloqueio do ramo esquerdo não é infrequente. Cerca de 6 a 30% dos pacientes podem evoluir com distúrbios de condução mais avançados (como BAVT) e necessitar de implante de marca-passo definitivo após o TAVI, na dependência de fatores como grau de calcificação do anel valvar, profundidade do implante e tipo de prótese utilizada. A maioria dos estudos clínicos apontam que as taxas de implante de marca-passo definitivo são mais elevadas com a prótese Corevalve Evolut R® e Lotus®, quando comparada às próteses Sapien 3® e Acurate neo®.[13]

MITRACLIP®

A insuficiência mitral é uma valvopatia bastante comum, sendo a doença valvar mais prevalente nos Estados Unidos. Cursa com prognóstico diverso, podendo atingir índices de mortalidade de até 6% ao ano, ou de 50% em cinco anos quando associada à sintomas avançados de insuficiência cardíaca. A cirurgia valvar constitui o tratamento padrão para a insuficiência mitral, e inclui tanto o reparo ou plastia da valva, como a troca valvar mitral. Essa valvopatia acomete frequentemente pacientes idosos ou com várias comorbidades, o que eleva sobremaneira o risco cirúrgico. Assim, a cirurgia pode estar contraindicada em grande proporção desses indivíduos.[14]

O MitraClip® (Abbott Vascular Inc, Santa Clara, CA, USA) é um dos vários dispositivos percutâneos desenvolvidos para o tratamento por cateter da insuficiência mitral, sendo o único aprovado no Brasil até o momento. Esse dispositivo é baseado na técnica cirúrgica de Alfieri, que foi descrita na década de 1990 para o reparo da valva mitral.[15] Nessa cirurgia, aproxima-se (mediante sutura) as porções média dos folhetos anterior e posterior, criando-se um duplo orifício mitral; tal técnica resulta na diminuição do refluxo valvar durante a sístole e preservação da função ventricular esquerda. O sistema MitraClip® possui três principais componentes: o cateter-guia, o sistema de liberação e o *clip* (Figura 10.2). O *clip* é formado por dois braços e estruturas denominadas *grippers*, que aprisionam firmemente os folhetos valvares; o *clip* é coberto por um tecido de poliéster.

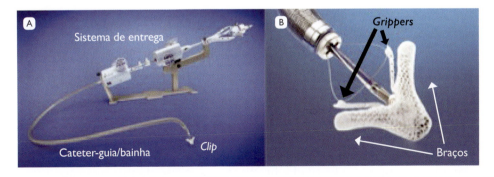

FIGURA 10.2. Componentes do sistema MitraClip®. A) Sistema de entrega, cateter-guia e *clip*; e B) o *clip* com braços abertos e *grippers*.

O sistema MitraClip® foi desenvolvido para o tratamento tanto da insuficiência mitral degenerativa (primária) como da regurgitação mitral funcional (secundária). A insuficiência mitral primária é causada principalmente pela degeneração mixomatosa dos folhetos valvares, resultando em frouxidão das cordoalhas e do(s) folheto(s): o folheto acometido apresenta prolapso para o átrio esquerdo, determinando falha de coaptação e refluxo sistólico para a cavidade atrial. A ruptura de cordoalha não é incomum, ocorrendo mais comumente em pacientes idosos. Outras causas de insuficiência mitral primária são: a doença reumática, a doença mitral induzida por drogas, endocardite e outras doenças inflamatórias sistêmicas que acometem valvas cardíacas. A insuficiência mitral secundária, por sua vez, é determinada por dilatação do anel valvar mitral: nesse caso a valva mitral é anatomicamente normal, e a regurgitação ocorre em consequência da dilatação ventricular esquerda (como nas miocardiopatias isquêmica e não isquêmica), com tração ou estiramento (*tethering*) do(s) folheto(s).[14]

Indicações

O tratamento percutâneo da insuficiência mitral com o MitraClip® é indicado a pacientes com refluxo mitral classificado como importante ao ecocardiograma; esses pacientes devem apresentar sintomas de insuficiência cardíaca (dispneia classe III ou IV NYHA), refratários ao tratamento medicamentoso otimizado.[3] Não há evidências de que o MitraClip® promova benefícios clínicos a indivíduos pouco sintomáticos.

Em razão da diversidade de etiologias, fisiopatologia e alterações anatômicas do complexo valvar, a abordagem percutânea da insuficiência mitral requer profundo conhecimento da doença: a sua indicação deve prevalecer conforme decisão consensual da equipe multiprofissional (*Heart Team*).[3-5] A distinção entre insuficiência mitral primária ou secundária é fundamental para uma adequada tomada de decisão. Os diversos parâmetros ecocardiográficos analisados indicam se o procedimento é factível e predizem o sucesso da intervenção.

A cirurgia de troca ou reparo valvar é o tratamento de escolha para pacientes com insuficência mitral primária. Assim, a intervenção percutânea com

MitraClip® deve ser reservada apenas a pacientes idosos e com alto risco frente a cirurgia convencional. Na insuficiência mitral secundária, por sua vez, o tratamento deve ser direcionado à miocardiopatia e disfunção ventricular esquerda: assim, o tratamento farmacológico otimizado da insuficiênca cardíaca e o implante de marcapasso com ressincronizador (em pacientes com critérios eletrocardiográficos específicos) constituem medidas com alto grau de recomendação.[17] Nesse cenário, o MitraClip® pode ser útil em pacientes refratários e com persistência de refluxo mitral de grau importante.

Aspectos Técnicos do Reparo Valvar Mitral com MitraClip®

O procedimento de MitraClip® é realizado sob anestesia geral e intubação orotraqueal, sendo guiado fundamentalmente pelo ecocardiograma transesofágico (ETE, de preferência tridimensional); a fluroscopia é também necessária. Pela veia femoral direita, obtém-se acesso ao átrio esquerdo por meio de punção transeptal. A seguir, administra-se heparina na dose de 100 UI/kg, com o objetivo de atingir tempo de coagulação ativado (TCA) entre 300 e 350 segundos; o TCA deve ser checado a cada 30 minutos. Após o posicionamento de cateter-guia 24F no interior do átrio esquerdo, o sistema MitraClip® é introduzido e direcionado para a valva mitral, com o auxílio da fluoroscopia e do ETE. Diversos cortes ecocardiográficos são realizados para se garantir o posicionamento adequado do *clip*, de forma que seus braços abertos estejam perpendiculares à linha de coaptação dos folhetos e sobre o jato regurgitante mitral. O *clip* é então avançado para o ventrículo esquerdo, e recuado lentamente em direção ao átrio esquerdo para "agarrar" (do inglês, *grasping*) os folhetos mitrais. Os braços do *clip* são então fechados, e os folhetos aprisionados firmemente pelos *grippers*, criando-se dois orifícios valvares (Figura 10.3). Importante ressaltar que o MitraClip® pode ser reaberto e reposicionado, ou ainda removido completamente, caso o resultado ecocardiográfico não seja satisfatório (por exemplo, manutenção do grau de refluxo mitral ou elevação de gradiente transvalvar médio > 5 mmHg). O implante de 2 ou mais *clips* pode ser requerido em até 40 a 50% dos casos. Após a retirada do cateter guia, hemostasia é obtida por dispositivo de hemostasia vascular ou por meio de compressão manual no sítio de punção femoral.

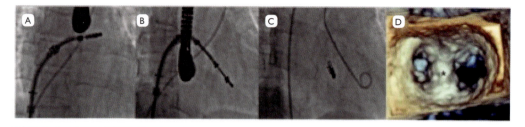

FIGURA 10.3. Etapas do procedimento de MitraClip®: A) a fluroscopia, observa-se a introdução do sistema no átrio esquerdo; B) introdução no *clip* no ventrículo esquerdo; *clip* liberado; C) aproximando os folhetos da valva mitral; e D) aspecto de duplo orifício valvar ao ecocardiograma transesofágico tridimensional.

Complicações

O reparo mitral com o sistema MitraClip® é bastante seguro, e cursa com baixa incidência de complicações. Taxas de mortalidade intra-hospitalar < 3% têm sido reportadas, sendo atribuídas às comorbidades apresentadas pelos pacientes tratados.[18] Intercorrências durante o procedimento são raras: complicações como derrame pericárdico, tamponamento cardíaco e acidente vascular cerebral decorrem fundamentalmente da punção transeptal e da manipulação de cateteres calibrosos no interior do átrio esquerdo. A checagem periódica dos níveis de anticoagulação (TCA) durante todo o procedimento é imprescindível para prevenir as complicações embólicas.

REFERÊNCIAS

1. Ross Jr, Braunwald E. Aortic stenosis. Circulation. 1968;38(suppl):61–67.
2. Iung B, Cachier A, Baron G, Messika-Zeitoun D, Delahaye F, Tornos P, et al. Decision-making in elderly patients with severe aortic stenosis: why are so many denied surgery? European Heart Journal. 2005 Dec;26(24):2714-20. PubMed PMID: 16141261.
3. Tarasoutchi F, Montera MW, Ramos AIO, et al. Atualização das Diretrizes Brasileiras de Valvopatias: Abordagem das Lesões Anatomicamente Importantes. Arq Bras Cardiol. 2017; 109(6Supl.2):1-34.
4. Nishimura RA, Otto CM, Bonow RO, et al. 2017 AHA/ACC focused update of the 2014 AHA/ACC guideline for the management of patients with valvular heart disease: a report of the American College of Cardiology/American Heart Association Task Force on Clinical Practice Guidelines. J Am Coll Cardiol 2017; Mar 15: [Epub ahead of print]. DOI: 10.1016/j.jacc.2017.03.011.
5. Baumgartner H, Falk V, Bax JJ, et al. ESC/EACTS Guidelines for the Management of Valvular Heart Disease: The Task Force for the Management of Valvular Heart Disease of the European Society of Cardiology (ESC) and the European Association for Cardio-Thoracic Surgery (EACTS). *Eur Heart J* 2017;38:2739–2791, https://doi.org/10.1093/eurheartj/ehx391.

6. Leon MB, Smith CR, Mack M, et al. Transcatheter aortic-valve implantation for aortic stenosis in patients who cannot undergo surgery. N Engl J Med. 2010;363:1597-607.

7. Smith CR, Leon MB, Mack MJ, et al. Transcatheter versus surgical aortic-valve replacement in high-risk patients. N Engl J Med. 2011;364:2187-2198.

8. Adams DH, Popma JJ, Reardon MJ, et al. Transcatheter aortic-valve replacement with a self-expanding prosthesis. N Engl J Med. 2014;370:790–8.

9. Leon MB, Smith CR, Mack MJ, et al. Transcatheter or surgical aortic-valve replacement in intermediate-risk patients. N Engl J Med. 2016;374:1609-1620.

10. Reardon MJ, Van Mieghem NM, Popma JJ, et al. Surgical or transcatheter aortic-valve replacement in intermediate-risk patients. N Engl J Med. 2017;376:1321–1331.

11. Puri R, Chamandi C, Rodriguez-Gabella T, Rodés-Cabau J. Future of transcatheter aortic valve implantation - evolving clinical indications. Nat Rev Cardiol. 2018 Jan;15(1):57-65.

12. Siqueira DA, Abizaid A. New Aortic Valve Technologies. In Dangas GD, Di Mario C, Kipshidze NK, eds. Interventional Cardiology: Principles and Practice, 2nd Edition. Wiley-Blackwell. 2017:575-581.

13. van Rosendael PJ, Delgado V, Bax JJ. Pacemaker implantation rate after transcatheter aortic valve implantation with early and new-generation devices: a systematic review. Eur Heart Journal. 2018;39(21):2003-2013.

14. Nkomo VT, Gardin JM, Skelton TN, Gottdiener JS, Scott CG, Enriquez-Sarano M. Burden of valvular heart diseases: a population-based study. Lancet 2006;368:1005-1011.

15. Alfieri O, Maisano F, De Bonis M, Stefano PL, Torracca L, Oppizzi M, La Canna G. The double-orifice technique in mitral valve repair: a simple solution for complex problems. J Thorac Cardiovasc Surg. 2001;122:674-681.

16. Feldman T, Foster E, Glower DD, Kar S, Rinaldi MJ, Fail PS, Smalling RW, Siegel R, Rose GA, Engeron E, Loghin C, Trento A, Skipper ER, Fudge T, Letsou GV, Massaro JM, Mauri L; Percutaneous repair or sugery for mitral regurgitation. N Engl Med. 2011;364(15):1395-406.

17. Yancy CW, Jessup M, Bozkurt B, et al. 2013 ACCF/AHA guideline for the management of heart failure: a report of the American College of Car- diology Foundation/American Heart Association Task Force on Practice Guidelines. J Am Coll Cardiol 2013;62:e147-239.

18. Sorajja P, Vemulapalli S, Feldman T, et al. Outcomes With Transcatheter Mitral Valve Repair in the United States. J Am Coll Cardiol. 2017;70(19):2315-2327.

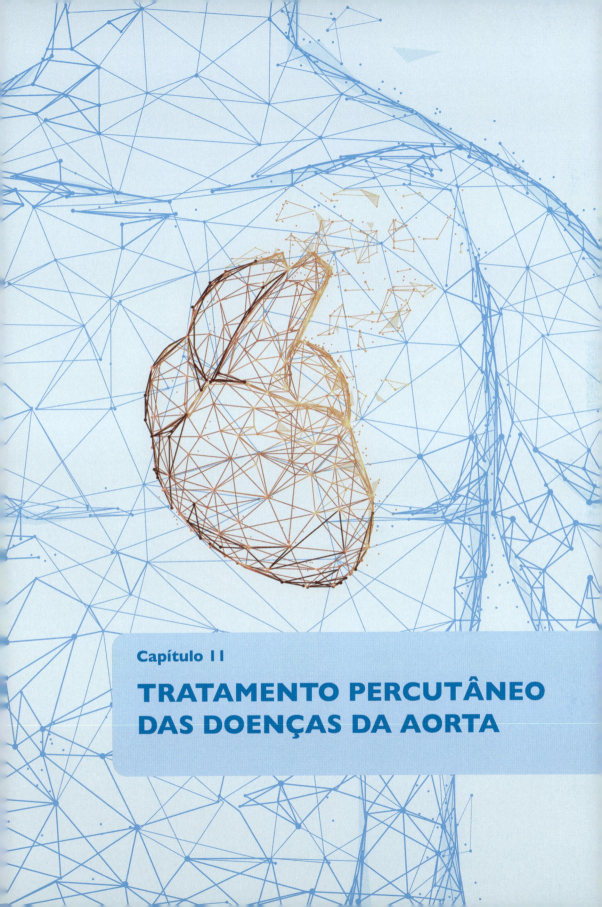

Capítulo 11

TRATAMENTO PERCUTÂNEO DAS DOENÇAS DA AORTA

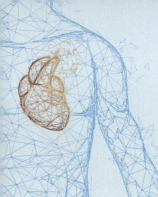

Capítulo 11
TRATAMENTO PERCUTÂNEO DAS DOENÇAS DA AORTA

Claúdia Maria Rodrigues Alves
Andréa Aparecida Fabrício de França

INTRODUÇÃO

O tratamento percutâneo das doenças aórticas é hoje um dos mais comuns procedimentos não coronarianos no laboratório de hemodinâmica. Embora a cirurgia da aorta tenha sofrido excepcional melhora nas taxas de mortalidade e complicações em grandes centros especializados, é indiscutível a importância desse procedimento de intervenção como uma alternativa à cirurgia tradicional, reduzindo morte e paraplegia, permitindo tratamento de uma população de risco cirúrgico inaceitável.[1,2] Este tratamento, pode envolver o tratamento de doenças obstrutivas ou de aneurismas e dissecções.

O primeiro ponto a se destacar é que, sob esse tema, abrigam-se doenças bastante diversas quanto ao grupo demográfico, etiologia, quadro clínico de apresentação, grau de urgência, materiais e severidade do paciente. Desse modo, iniciaremos com uma breve revisão.

DOENÇA DA AORTA TORÁCICA

Inclui um primeiro grupo compreendido pelos pacientes cuja apresentação clínica é de dor torácica de forte intensidade, início agudo, com quadros instáveis e graves – as chamadas síndromes aórticas agudas (SAA). Esses pacientes são habitualmente caracterizados por grupo etário mais jovem do que os pacientes com doença aterosclerótica e, por vezes, portadores de doença familiar ou genética que identifica o risco de complicação aórtica (exemplo: pacientes com síndrome de Marfan e outras colagenoses). Na SAA, três apresentações anatômicas são definidas: a clássica dissecção da aorta, o hematoma intramural e a úlcera penetrante de aorta. Indistinguíveis apenas pelo quadro clínico, com condução clínica semelhante, a caracterização anatômica pelos exames de imagem – especialmente a angiotomografia computadorizada, definirá a sequência de intervenção ou persistência do tratamento clínico (Tabela 11.1).

Tabela 11.1. Apresentações clínico – anatômicas das doenças agrupadas como síndromes aórticas agudas		
Aspecto clínico	**Aspecto anatômico**	**considerações**
Dissecção aórtica	Aspecto em dupla luz (verdadeira e falsa) com lâmina endotelial móvel e dilatação da falsa luz, fluxo em ambas as luzes de forma desigual ou semelhante (alto fluxo)	Pode ocorrer trombose da falsa luz sem contrastação no exame de imagem
Hematoma intramural	Espessamento da camada média ou sub-adventicial, de aspecto "em crescente", com atenuação maior que a do sangue intraluminal e que não apresenta captação de contraste, com espessura maior que 7 mm, sem identificação de fenda intimal, com ou sem compressão da luz aórtica	
Úlcera penetrante de aorta	Imagem típica de uma cratera na superfície luminal da aorta (a semelhança de uma úlcera gástrica), com bordas elevadas, única ou múltipla, associada a aterosclerose da parede da aorta	Podem ser achados de exame isolado em pacientes assintomáticos, sem complicação, situação na qual provavelmente apresentam bom prognóstico e o tratamento agressivo e imediato não está indicado
Rotura traumática da aorta	Anormalidade do contorno aórtico, pseudoaneurisma, dissecção e pseudocoartação aórtica. Hemorragia mediastinal e hematoma periaórtico associados	
Rotura de aneurisma aterosclerótico	Aumento agudo do diâmetro aórtico, áreas de hemorragia dentro de um trombo mural, descontinuidade focal da parede ou de calcificações murais, "sinal em crescente": espessamento da parede com hiperdensidade (HIM), hematoma periaórtico, mediastinal ou retro-peritoneal, contorno aórtico envolvendo corpo vertebral	

De modo geral, aqueles pacientes com acometimento da aorta torácica ascendente são de alto risco de morte e devem ser levados ao tratamento cirúrgico tradicional em caráter de urgência, independente da forma anatômica. Os pacientes com doença da aorta torácica descendente são atualmente tratados clinicamente, com betabloqueadores, analgesia, vasodilatadores e controle rigoroso de complicações. Na ocorrência de complicação (dor intratável, expansão, rotura) é indicada a intervenção (endovascular se anatomia apropriada e cirúrgica nos demais). Todavia, com a expansão da *expertise* dos operadores e aumento da experiência internacional que demonstra bons resultados tardios, o tratamento endovascular já passa a ser contemplado também como uma opção inicial de tratamento, mesmo no paciente estável.[3] Estudos randomizados em pacientes sem complicação demonstraram a capacidade dos *stents* de promover melhor remodelamento da aorta e redução de morte por causa aórtica em comparação com o tratamento medicamentoso apenas.[4-6] Certamente, hoje é a melhor opção de terapia para todos os pacientes com síndrome aórtica aguda complicada acometendo a aorta torácica descendente e anatomicamente adequados para o procedimento.

Enquanto esse primeiro grupo é de alta gravidade e será recebido no laboratório de intervenção, geralmente em caráter de urgência, um segundo grupo de pacientes é representado por indivíduos mais idosos, com alta carga aterosclerótica e múltiplas comorbidades, com diagnóstico de aneurisma verdadeiro da aorta (definidos como um aumento de diâmetro transversal > 50% em comparação com o diâmetro esperado para aquele segmento). A doença se comporta de modo assintomático por longos períodos, com indicação geralmente eletiva no procedimento de intervenção, ao atingir o diâmetro de risco (5,5 cm de diâmetro) ou em caso de crescimento acelerado (> 0,5 cm/6 meses).[7] Obviamente, esse grupo também pode ser tratado em caráter de urgência, no caso de rotura aórtica. Em pacientes com síndromes genéticas e familiares, o nível de indicação do tratamento deve ser antecipado.[8]

O tratamento da porção reta da aorta torácica é hoje tecnicamente muito simples com imediata disponibilidade de diferentes dispositivos com diversos tamanhos. Classicamente, como critério anatômico se recomenda uma porção normal de aorta com extensão de 15 a 20 mm para aterrissagem da endoprótese, que funciona como uma ponte de porção normal para porção normal e/ou sela um orifício comunicante entre luz verdadeira e falsa, promovendo trombose da falsa luz. O desenvolvimento de vários recursos técnicos permitiu a ampliação dos critérios anatômicos que hoje são mais amplos. A inclusão de pacientes com doença do arco aórtico, região de emergência dos vasos cerebrais, traz complexidade especial ao procedimento, que pode necessitar de múltiplos acessos, materiais e monitorização especial, ou até confecção de próteses customizadas. O tratamento da aorta torácica ascendente é tecnicamente difícil pelas características anatômicas dessa porção (proximidade das artérias coronárias, largo diâmetro cônico de curta extensão, por exemplo), porém, já tem sido relatado com sucesso em casos de alto risco cirúrgico ou com próteses customizadas, embora ainda não possa ser incorporado à prática.

Merece atenção especial o paciente com injúria traumática aguda da aorta. Geralmente ocorrendo em acidentes automobilísticos ou grandes traumas, sendo caracterizada por alta mortalidade imediata e na admissão, se não tratada rapidamente. Produto de rápida desaceleração, devido à maior fixação aórtica na região do istmo, a apresentação com laceração ou hematoma contido nessa porção da aorta torácica é o mais frequente. O tratamento endovascular é a indicação preferencial, com várias séries demonstrando redução de morte e paraplegia em comparação com a cirurgia.[9] Pelo perfil demográfico dessa população, espera-se um menor diâmetro aórtico e a disponibilidade de próteses em estoque é de suma importância para o adequado atendimento de tamanha urgência. A Figura 11.1 refere-se às zonas de ancoragem/aterrissagem de endoprótese.

DOENÇA DA AORTA ABDOMINAL

À semelhança dos pacientes com aneurisma verdadeiro da aorta torácica, os pacientes com aneurisma da aorta abdominal (AAA) infra-renal também formam um grupo demográfico mais idoso, com comorbidades relacionadas à doença aterosclerótica, frequentemente tabagistas e, geralmente, tratados eletivamente, exceto nos casos de rotura e expansão aguda. O mesmo diâmetro comentado acima se aplica ao tratamento eletivo do paciente assintomático – 5,5 cm ou em crescimento maior que 10 mm/ano.

Capítulo 11 • Tratamento Percutâneo das Doenças da Aorta

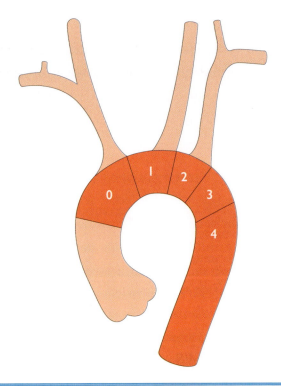

FIGURA 11.1. Zonas de ancoragem/aterrissagem conforme padronização de Ishimaru & Mitchell (referenciada por números). As zonas 0 e 1 exigem derivação cirúrgica prévia dos vasos ou por *endobranching*. Na zona 2, *stents* sem cobertura por tecido na porção proximal, derivação cirúrgica ou mesmo cobertura da emergência da artéria subclávia pode ser realizada.
Adaptado de: Mitchell RS, Ishimaru S, Ehrlich MP, Iwase T, Lauterjung L, Shimono T, et al. First International Summit on Thoracic Aortic Endografting: roundtable on thoracic aortic dissection as an indication for endografting. J Endovasc Ther. 2002;9(Suppl 2):II98-105.

No AAA, a caracterização anatômica é crítica para a adequada escolha de materiais, dispositivos acessórios, acessos, etc. Critérios clássicos de indicação anatômica incluem um diâmetro máximo aórtico até 30 mm, extensão do colo infrarrenal de 10 mm, ausência de acentuada angulação e ausência de trombo circunferencial. Todavia, a miniaturização dos dispositivos permitindo diâmetros de prótese maiores, as técnicas em chaminé, próteses com fixação suprarrenal, e disponibilidade de melhores dispositivos que aceitam angulações acentuadas reduziu essas limitações. Inclui procedimentos de tratamento atualmente simples, como é o caso de anatomia ideal, com utilização de próteses modernas amigáveis, por via totalmente percutânea, realizados em menos de 1 hora até casos com ramificações complexas em longos procedimentos e grandes equipes.

Enfermagem em Cardiologia Intervencionista

No AAA, ao contrário da porção reta torácica, é necessária a utilização de endoprótese bifurcada, ou seja, prolongando-se até as artérias ilíacas comuns ou até as artérias ilíacas externas, quando não há colo adequado. Nestes últimos, o procedimento deve incluir a embolização da artéria ilíaca interna (artéria hipogástrica) ou incluir esse ramo no tratamento, com colocação de próteses bifurcadas ou por endoramificação.

O tratamento da porção alta da aorta abdominal suprarrenal envolve a emergência de todos os vasos viscerais. Ele pode ser feito por via percutânea em times de grande experiência, com procedimentos mais longos, que exigem um planejamento detalhado e/ou disponibilidade de farta variedade de materiais, por técnica de *endobranching*, ou seja, colocação de *stents* também nos ramos viscerais, de forma customizada ou com próteses em paralelo.

TIPOS DE ENDOPRÓTESES

- Tubulares: utilizadas em segmentos retos, especialmente na aorta torácica, são caracterizadas pelo seu diâmetro expandido que pode ser simétrico (proximal e distal iguais) ou cônico (diâmetros diferentes nas extremidades). Frequentemente, também incluem um segmento inicial sem cobertura pelo tecido, proporcionando maior zona de aterrissagem sobre emergências vasculares (exemplo: artéria subclávia esquerda);

- Bifurcadas: utilizadas no tratamento da aorta abdominal infrarrenal, mais frequentemente compostas por um segmento chamado "corpo" no qual a extremidade proximal ficará aterrissada na aorta e a extremidade distal na artéria ilíaca comum ipsilateral ao acesso desse componente. Um segundo segmento, o ramo lateral, será avançado pela perna contralateral, completando a bifurcação. Vários outros segmentos podem ser adicionados conforme a necessidade específica de tratamento, mais proximal ou distalmente. A Figura 11.2 apresenta alguns modelos de endoprótese.

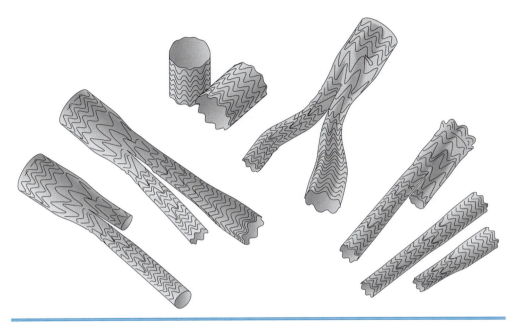

FIGURA 11.2. Representação esquemática de endoprótese Gore Excluder.
Adaptado de: https://www.goremedical.com

Aqui também, um segmento da estrutura livre de poliéster pode estar presente para permitir aterrisagem em região de emergência das artérias renais.

Dispositivos com diversas tecnologias estão disponíveis no mercado para anatomias específicas, com experiência ainda limitada na literatura. Por exemplo, dispositivos que incluem preenchimento do aneurisma com polímeros (Nellix®, Endologix, Inc, Irvine, CA, USA) e *stents* sem qualquer cobertura de tecido e formados por uma estrutura de fios de liga cobalto entrelaçadas em 5 camadas de baixa porosidade, proporcionando apenas redirecionamento do fluxo (Multilayer Flow Modulator®, Cardiatis, Isnes, Belgium), evitando a manipulação de ramos da aorta que permaneceriam pérvios mesmo com a prótese por meio de sua emergência. Essa estratégia seria uma alternativa em grandes aneurismas toracoabdominais de risco cirúrgico inaceitável.[10] Todavia, esses dispositivos serão utilizados sob cuidadoso planejamento e critérios anatômicos e não fazem parte de um inventário básico do laboratório de intervenção.[11]

- Fenestrados/ramificadas: com o propósito de permitir o tratamento de pacientes com anatomias muito complexas nas quais o uso de próteses *off-the-shelf*, padronizadas, não é possível, a tomografia computadorizada é utilizada na confecção de próteses customizadas, nas quais a anatomia completa do indivíduo e a região de emergência de vasos é mapeada para confecção de dispositivo com fenestração, mantendo patência dos ramos ou permitindo a mais fácil complementação, se necessário, com *stents* ramificados. O resultado de longo/médio prazo é bastante satisfatório, com anatomias complexas cursando com maiores taxas de reintervenção[12]

De forma mais completa, próteses ramificadas customizadas também podem ser utilizadas, entretanto devido à sua complexidade de liberação, sua utilização tem sido superada pela técnica de próteses paralelas.

- Endoramificação/endopróteses em paralelo: em técnica inicialmente concebida para o tratamento de urgências com oclusão inadvertida de ramos, consiste na utilização de *stents* periféricos recobertos (Viabahn®, W. L. Gore & Associates, Inc.) nos ramos da aorta, liberados em paralelo ao stent principal já posicionado no segmento principal da aorta, com pequena exposição distal ou proximal do ramo paralelo, criando "chaminés" ou "periscópios". Permite tratamento de uma grande variedade anatômica a partir de modelos industrializados, sem customização (Figura 11.3).

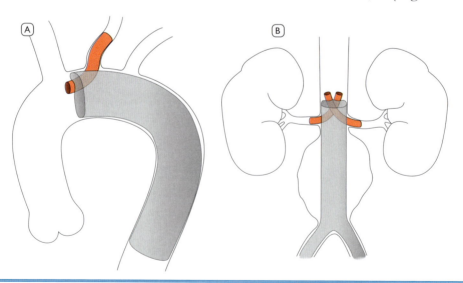

FIGURA 11.3. Representação esquemática demonstrando o *debranching* cirúrgico (A), permitindo a ampliação do colo de aterrissagem. Em (B), técnica da chaminé, com exposição de curto segmento de um *stent* recoberto periférico no vaso visceral ou cerebral, em paralelo ao *stent* aórtico.

O efeito de "goteiras" no local de aposição dos dois dispositivos, criando locais de vazamento entre as próteses ou a possibilidade de trombose dos ramos era considerado um impedimento ao sucesso tardio. Porém, já existe suficiente evidência de que o sucesso tardio do procedimento está mantido.[13]

O PROCEDIMENTO E MATERIAIS BÁSICOS

Todos os procedimentos eletivos são realizados em pacientes em jejum de 8 a 12 horas, dependendo da necessidade de intubação orotraqueal. A reserva de concentrado de hemácias ainda é habitual, porém raramente necessária na ausência de complicações vasculares, podendo ser dispensada em casos de baixa complexidade anatômica em grandes serviços. Os procedimentos para tratamento da aorta torácica são geralmente realizados sob intubação orotraqueal e anestesia geral. Issso permite um maior controle da hipotensão arterial necessária para liberação da endoprótese que é controlada pelo médico anestesista com a utilização de nitroprussiato de sódio, se necessário. Importante salientar que o anestesista é parte fundamental do procedimento, especialmente nos procedimentos híbridos ou complexos. Procedimentos para tratamento de AAA ou de baixa complexidade pode ser realizado com anestesia raquidiana ou mesmo local com sedação consciente.

Toda a equipe deve conhecer o diagnóstico do paciente, tendo-se assim uma noção da urgência e/ou gravidade do paciente em sala, além do planejamento terapêutico que inclui o conhecimento da doença, anatomia e lista básica de materiais. A despeito da especificidade do procedimento, vários cateteres e fios-guia corriqueiramente utilizados no laboratório de hemodinâmica (LH) podem ser necessários no tratamento endovascular da aorta, podem não fazer parte de uma lista inicial de materiais e não terem seu uso previsto até um ponto de dificuldade no exame. Chamamos a atenção para a disponibilidade de fios-guia do tipo hidrofílico e *extra-stiff*, cateteres para angiografia do tipo *pig-tail* centimetrados, cateteres pré-moldados do tipo Judkins/Amplatz, dispositivos para retirada de corpo estranho intravascular (de alça, preferencialmente), todos fazendo parte corriqueira do inventário de um laboratório de tamanho médio.

Cateteres-balão adequados ao tamanho da prótese sendo liberada para adequada ampliação e selagem nos colos devem estar disponível e quase sempre são disponibilizadas pelo fabricante da endoprótese em casos eletivos, consistindo de material mais maleável do que os habitualmente utilizados para dilatação de estenoses. Eventual tratamento de estenoses do acesso vascular ou de resgate de oclusão inadvertida de ramos pode exigir diâmetros e tipos diversos de cateteres-balão. Obviamente, a utilização de balões ou próteses específicas será mais frequente no tratamento da doença oclusiva da aorta e podem ser previstos. Nessa situação, introdutores compatíveis são desejáveis (variando entre 8 e 26F).

Como qualquer procedimento envolvendo a manipulação de guias e cateteres na luz vascular, heparinização plena é realizada, geralmente, após a obtenção de acesso vascular. O número de acessos vasculares envolve um acesso para introdução da prótese e pelo menos um acesso para controle angiográfico, mas pode envolver acessos adicionais para a passagem de ramos. Além disso, procedimentos híbridos podem demandar acessos cirúrgicos abertos.

A complexidade do procedimento é crescente conforme a necessidade de tratamento da porção mais proximal do arco (zonas de aterrissagem 0 ou 1 de Ishimaru – Figura 11.1) ou da aorta pararrenal, uma vez que a permeabilidade dos vasos pode ser comprometida pela aterrissagem da prótese ou os mesmos podem estar envolvidos na região da dilatação.

Em pacientes de alto risco de paraplegia (com necessidade de extensas coberturas da aorta torácica, naqueles recebendo tratamento para um segundo segmento aórtico, ou planejada oclusão da artéria subclávia esquerda ou ilíacas internas) é recomendada também a monitorização da pressão liquórica, com posicionamento de cateter espinhal para drenagem profilática ou terapêutica. O objetivo é a manutenção da adequada pressão de perfusão sanguínea espinhal. Para tanto, a pressão liquórica é mantida abaixo de 10 mmHg e a pressão arterial sempre acima de 100 mmHg, se necessário com uso de drogas. Em caso de isquemia (paraplegia), a pressão espinhal é adicionalmente reduzida por meio da drenagem liquórica (menor que 7 mmHg).[14]

A técnica de pré-fechamento do acesso arterial no acesso da endoprótese é comumente utilizada. Envolve o posicionamento inicial da sutura dos dispositivos (geralmente, duas unidades) (Perclose Prostar XL® ou Perclose Proglide® - Abbott Vascular, Santa Clara, CA) de oclusão vascular que será utilizada ao final do procedimento para hemostasia do vaso. Ao final da sutura, angiografia de controle é realizada e, em caso de persistente extravasamento de sangue no local da sutura, a colocação de *stent* recoberto pode ser recomendada. Repouso mínimo no leito de 4 a 6 horas após o fechamento é recomendado.[15] Abertura e fechamento cirúrgico pode exigir período maior de repouso.

Por vezes, a opção de iniciar o tratamento com uma cirurgia preparatória reduz custos e complexidade do tratamento endovascular (tratamento híbrido). Nessa situação, *by-pass* cirúrgico dos vasos do arco, viscerais ou cruzamentos nas artérias femorais é realizado em cirurgias de menor porte, utilizando enxertos de poliéster e ampliando o colo de aterrissagem. Esses procedimentos podem ser feitos na mesma internação ou no mesmo momento do tratamento percutâneo.

Comumente, o laboratório de intervenção receberá ainda pacientes para o tratamento de vazamentos ou *endoleaks* – definido pela persistência de fluxo no aneurisma ou falsa luz, caracterizado pela imagem de vazamento de contraste fora da prótese na tomografia, angiografia ou ultrassonografia, ali mantendo a pressurização e o risco de rotura. O tipo de *endoleak* é classificado em:

- tipo I: ocorre vazamento nos pontos de fixação da endoprótese;
    - tipo Ia: proximal/tipo Ib: distal;
- tipo II: proveniente de fluxo retrógrado por ramos arteriais (exemplo: artéria mesentérica inferior e artérias lombares);
    - tipo IIa: vaso único/tipo IIb: múltiplas fontes;
- tipo III: secundária à falência estrutural do dispositivo;
    - tipo IIIa: por desconexão entre módulos;
    - tipo IIIb: furos no tecido ou fratura da estrutura metálica;
- tipo IV: observado nas próteses mais antigas, só pode ser encontrado na fase imediata, consiste na passagem de sangue/contraste por meio do tecido semiporoso do dispositivo;
- tipo V: conhecido como endotensão, caracterizado por expansão do saco e manutenção da pressurização na ausência de detectável vazamento.

Um novo tratamento em doenças aórticas também pode ocorrer por progressão da doença aneurismática nos colos ou redissecção. Geralmente, nova endoprótese é colocada, mas *plugs* vasculares e *coils* também são utilizados.

Devido à variedade de situações que requerem materiais especiais diversos e *expertise* do operador, exceto para os procedimentos de urgência nas síndromes aórticas agudas (geralmente envolvendo a aorta torácica e próteses tubulares simples), desaconselha-se a realização eventual desse tipo de tratamento endovascular eletivos em laboratórios pequenos. Na Tabela 11.2 é possível observar principais fabricantes, modelos de *stents* e estrutura básica para tratamento de doenças da aorta.

Tabela 11.2. Fabricantes, modelos de endopróteses e posicionamento indicado para implante do *stent*		
Fabricante	**Nome do dispositivo**	**Segmento/tipo de estrutura**
MEDTRONIC	Valiant	Torácico
	Endurant II	Abdominal modular
MICROPORT	Hercules T	Torácica
	Hercules B	Abdominal bifurcado modular
	Aegis B	Abdominal em peça única
BRAILE BIOMÉDICA	Dominus	Torácica
	Linus	Abdominal modular
GORE	TAG	Torácica
	Excluder	Abdominal modular
ENDOLOGIX	AFX2	Abdominal modular alto fora da bifurcação
	Ovation	Abdominal modular
COOK	Zenith	Torácica e abdominal modular
JOTEC	E-vita	Torácico e abdominal modular
TERUMO	RelayPro	Torácico
	Anaconda	Abdominal modular
ENDOLOGYX	Nellix	Selagem com polímero
CARDIATIS	Multilayer Flow Modulator®	Torácica e abdominal
		Sem cobertura com poliéster, múltiplas camadas de fios de cobalto

ATUAÇÃO DA EQUIPE DE ENFERMAGEM NOS PROCEDIMENTOS DE ENDOPRÓTESE

O preparo do paciente compreende desde o jejum (previamente prescrito), bem como a realização da tricotomia da região inguinal bilateral e banho com solução antisséptica degermante de clorexidina (nos casos de alergia a clorexidine, utilizar polivinil pirrolidona iodo ou povedine - PVPI degermante), em até 2 horas antes do procedimento, conforme política institucional.

É fundamental a checagem exames pré-operatórios, tipagem sanguínea, reserva de sangue, vaga de UTI (Unidade de Terapia Intensiva). Juntamente com o anestesista, confirmar o tipo de anestesia (seja geral ou sedação) e providenciar os materiais e medicamentos conforme solicitado, também acesso arterial para PAM (pressão arterial média) e acesso central se necessário.

MONITORIZAÇÃO DA ENFERMAGEM NO PÓS-OPEATÓRIO/ INTRA-HOSPITALAR

De forma inespecífica, sendo um procedimento endovascular, todas as complicações pertinentes ao cateterismo cardíaco também são aqui encontradas. As mais frequentes são as complicações vasculares – de incidência já reduzida devido a redução do calibre dos dispositivos e ao acesso completamente percutâneo com dispositivos de oclusão vascular. Observação para sinais de isquemia de membros inferiores (temperatura reduzida, palidez, assimetria de pulsos) ou formação de hematoma inguinal na região de acesso são rotineiras.

Complicações neurológicas podem ser encefálicas ou medulares. O acidente vascular cerebral é, geralmente, de causa isquêmica/embólica e tem relação direta com a complexidade do procedimento, realização de derivações arteriais no arco aórtico, uso de múltiplos e largos cateteres e, obviamente, dependente também do perfil de risco do paciente. Em grandes séries comparando TEV (tromboembolismo venoso) e cirurgia aberta eletiva, a incidência de AVC é semelhante entre os grupos e em torno de 3 a 5%, estando associada a aumento de mortalidade intra-hospitalar.[16] Doença cardíaca ou cerebrovascular prévia identificam grupos de risco.[17]

Como salientado anteriormente, a paraplegia é provavelmente a mais temida complicação do tratamento, com *déficits* temporários chegando a 20%, porém com *déficit* definitivo bem menos frequente, ocorrendo em 1 a 8%. Ela pode ocorrer tanto no pós-operatório imediato quanto tardiamente (após alguns dias) e sua detecção precoce em avaliação clínica seriada permite rápida intervenção terapêutica com drenagem liquórica, elevação da pressão arterial e corticoterapia.

Ainda que o tratamento percutâneo seja certamente responsável pela redução de complicações no período intra-hospitalar (falência renal, complicações cardíacas, transfusão, tempo de internação) a redução em complicações neurológicas comparada ao tratamento cirúrgico é menos significante na literatura.[18] Todavia, há que se ressaltar que esta comparação é realizada em hospitais de excelência e alto volume cirúrgico.

Em pacientes tratados por AAA, complicações isquêmicas pélvicas severas (isquemia do cólon ou nádegas) podem ocorrer em até 3% dos pacientes, especialmente nos casos com oclusão bilateral da artéria hipogástrica, quando a incidência pode ser superior a 10%.[19,20] Nesses casos, é alta a taxa de mortalidade intra-hospitalar. De modo a reduzir essa importante complicação, recomenda-se a oclusão estadiada da artéria hipogástrica, pelo menos poucos dias (geralmente duas semanas) antes do tratamento completo do aneurisma. Alternativamente, é ainda melhor o uso de técnicas de preservação das ilíacas internas.[21] O exame físico da região dorsal e nádegas deve fazer parte da avaliação física diária no pós-operatório.

Embora não seja incomum a ocorrência de dor no pós-operatório dos aneurismas de aorta, qualquer episódio de dor deve ser atentamente avaliado para a possibilidade de dissecção iatrogênica ou rotura iminente. Tratamento com analgesia apropriada e uso liberal de controle de imagens (tomografia) quando necessário é recomendado. A expansão da dissecção aórtica para a porção ascendente da aorta, retrogradamente, a partir da porção proximal do *stent,* após o tratamento de dissecção do tipo B é relatada em cerca de 3% dos casos, necessitando de conversão cirúrgica de emergência.[22]

Um quadro inflamatório sistêmico, conhecido como síndrome pós-implante, é causa de frequente elevação da temperatura nos primeiros dias após a intervenção, acompanhada de alteração dos marcadores inflamatórios e leucocitose. Afastadas causas infecciosas, o tratamento com anti-inflamatórios não esteroides ou esteroides pode ser realizado com habitual rápida e completa resolução.[23,24]

Embora fora do escopo deste manual, ressaltamos que os pacientes recebendo tratamento endovascular para doenças aórticas necessitam de acompanhamento clínico prolongado e uso periódico de imagens para detecção de vazamentos. Quanto mais complexa a anatomia primariamente tratada maior a necessidade de reintervenção e complementação tardia sendo frequente que ela seja também realizada por via percutânea.

REFERÊNCIAS

1. Goodney PP, Travis L, Lucas FL, Fillinger MF, Goodman DC, Cronenwett JL, et al. Survival after open versus endovascular thoracic aortic aneurysm repair in an observational study of the Medicare population. Circulation. 2011 Dec 13;124(24):2661–9.

2. Conrad MF, Ergul E a, Patel VI, Paruchuri V, Kwolek CJ, Cambria RP. Management of diseases of the descending thoracic aorta in the endovascular era: a Medicare population study. Ann Surg. 2010 Oct;252(4):603-10.

3. Erbel R, Aboyans V, Boileau C, Bossone E, Di Bartolomeo R, Eggebrecht H, et al. 2014 ESC Guidelines on the diagnosis and treatment of aortic diseases: Document covering acute and chronic aortic diseases of the thoracic and abdominal aorta of the adult * The Task Force for the Diagnosis and Treatment of Aortic Diseases of the European. Eur Heart J. 2014 Aug 29.

4. Hughes GC. Management of acute type B aortic dissection; ADSORB trial. J Thorac Cardiovasc Surg. 2014 Sep 19.

5. Fattori R, Montgomery D, Lovato L, Kische S, Di Eusanio M, Ince H, et al. Survival after endovascular therapy in patients with type B aortic dissection: a report from the International Registry of Acute Aortic Dissection (IRAD). JACC Cardiovasc Interv. 2013 Aug;6(8):876–82.

6. Nienaber CA, Kische S, Rousseau H, Eggebrecht H, Rehders TC, Kundt G, et al. Endovascular repair of type B aortic dissection: long-term results of the randomized investigation of stent grafts in aortic dissection trial. Circ Cardiovasc Interv. 2013 Aug;6(4):407-16.

7. Gold JZ, Halperin JL, Marin ML, Stewart AS, Eagle KA, Fuster V. Thoracic Aortic Aneurysm and Dissection. 2014;64(16).

8. Hiratzka LF, Bakris GL, Beckman J a., Bersin RM, Carr VF, Casey DE, et al. 2010 ACCF/AHA/AATS/ACR/ASA/SCA/SCAI/SIR/STS/SVM Guidelines for the Diagnosis and Management of Patients With Thoracic Aortic Disease: Executive Summary. J Am Coll Cardiol. Elsevier Inc.; 2010 Apr;55(14):1509–44.

9. Murad MH, Rizvi AZ, Malgor R, Carey J, Alkatib AA, Erwin PJ, et al. Comparative effectiveness of the treatments for thoracic aortic transection. J Vasc Surg. 2011 Jan;53(1):193-199.e21.

10. Kolvenbach RR. Contemporary strategies for repair of complex thoracoabdominal aortic aneurysms: real-world experiences and multilayer stents as an alternative. J Vasc Bras. Sociedade Brasileira de Angiologia e Cirurgia Vascular; 2017;16(4):293-303.

11. Sultan S, Hynes N, Sultan M. When Not to Implant the Multilayer Flow Modulator: Lessons Learned From Application Outside the Indications for Use in Patients With Thoracoabdominal Pathologies. J Endovasc Ther. 2014;21(1):96-112.

12. Mastracci TM, Eagleton MJ, Kuramochi Y, Bathurst S, Wolski K. Twelve-year results of fenestrated endografts for juxtarenal and group IV thoracoabdominal aneurysms. J Vasc Surg. Elsevier; 2015;61(2):355-64.

13. Lindblad B, Bin Jabr A, Holst J, Malina M. Chimney Grafts in Aortic Stent Grafting: Hazardous or Useful Technique? Systematic Review of Current Data. Eur J Vasc Endovasc Surg. 2015;50:722-31.

14. Wortmann M, Böckler D, Geisbüsch P. Perioperative cerebrospinal fluid drainage for the prevention of spinal ischemia after endovascular aortic repair. Gefasschirurgie Zeitschrift fur vaskulare und endovaskulare Chir Organ der Dtsch und der Osterr Gesellschaft fur Gefasschirurgie unter Mitarbeit der Schweizerischen Gesellschaft fur Gefasschirurgie. 2017;22(Suppl 2):35-40.

15. Lee WA, Brown MP, Nelson PR, Huber TS, Seeger JM. Midterm outcomes of femoral arteries after percutaneous endovascular aortic repair using the Preclose technique. J Vasc Surg. 2008 May;47(5):919-23.

16. Ullery BW, McGarvey M, Cheung AT, Fairman RM, Jackson BM, Woo EY, et al. Vascular distribution of stroke and its relationship to perioperative mortality and neurologic outcome after thoracic endovascular aortic repair. J Vasc Surg. 2012 Dec;56(6):1510-7.

17. Kanaoka Y, Ohki T, Maeda K, Baba T, Fujita T. Multivariate Analysis of Risk Factors of Cerebral Infarction in 439 Patients Undergoing Thoracic Endovascular Aneurysm Repair. Medicine (Baltimore). 2016 Apr;95(15):e3335.

18. Brunt ME, Egorova NN, Moskowitz AJ. Propensity score-matched analysis of open surgical and endovascular repair for type B aortic dissection. Int J Vasc Med. 2011 Jan;2011(2008):364046.

19. Jean-Baptiste E, Brizzi S, Bartoli MA, Sadaghianloo N, Baqué J, Magnan P-E, et al. Pelvic ischemia and quality of life scores after interventional occlusion of the hypogastric artery in patients undergoing endovascular aortic aneurysm repair. J Vasc Surg. 2014 Jul;60(1):40-49.e1.

20. Maldonado TS, Ranson ME, Rockman CB, Pua B, Cayne NS, Jacobowitz GR, et al. Decreased Ischemic Complications After Endovascular Aortic Aneurysm Repair With Newer Devices. Vasc Endovascular Surg. 2007 Jul 1;41(3):192-9.

21. Lobato AC. Sandwich Technique for Aortoiliac Aneurysms Extending to the Internal Iliac Artery or Isolated Common/Internal Iliac Artery Aneurysms: A New Endovascular Approach to Preserve Pelvic Circulation. J Endovasc Ther. 2011 Feb 15;18(1):106-11.

22. Chen Y, Zhang S, Liu L, Lu Q, Zhang T, Jing Z. Retrograde Type A Aortic Dissection After Thoracic Endovascular Aortic Repair: A Systematic Review and Meta-Analysis. J Am Heart Assoc. 2017 Sep 22;6(9):e004649.

23. Gorla R, Erbel R, Eagle KA, Bossone E. Systemic inflammatory response syndromes in the era of interventional cardiology. Vascular Pharmacology. Elsevier Inc; 2018.

24. Gorla R, Erbel R, Kahlert P, Tsagakis K, Jakob H, Mahabadi A-A, et al. Clinical features and prognostic value of stent-graft-induced post-implantation syndrome after thoracic endovascular aortic repair in patients with type B acute aortic syndromes. Eur J Cardio-Thoracic Surg. 2016 Apr;49(4):1239-47.

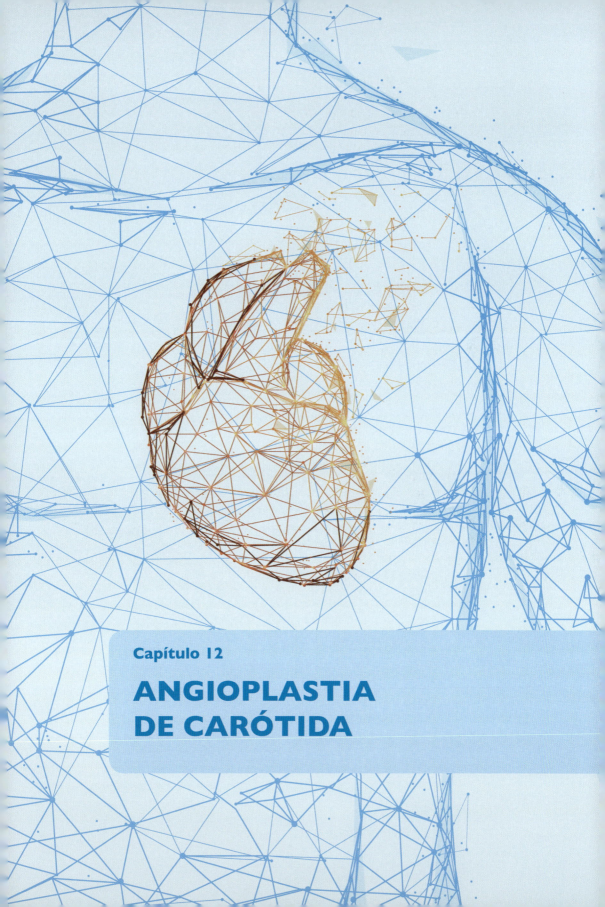

Capítulo 12

ANGIOPLASTIA DE CARÓTIDA

Capítulo 12
ANGIOPLASTIA DE CARÓTIDA

João Miguel de Almeida Silva
José Guilherme Mendes Pereira Caldas

INTRODUÇÃO

A estenose carotídea é uma causa frequente de eventos isquêmicos cerebrovasculares, sendo responsável por cerca de 20 a 25% dos acidentes vasculares cerebrais isquêmicos (AVCi).

Estudos preliminares mostraram a eficácia da endarterectomia quando comparada ao tratamento clínico para prevenção de eventos isquêmicos. Nas últimas três décadas, em decorrência do avanço das técnicas endovasculares, a angioplastia carotídea surgiu e se consolidou como método alternativo à endarterectomia.

O procedimento é realizado de maneira a prevenir eventos embólicos, de maneira rápida e com a menor repercussão sistêmica.

SELEÇÃO DO PACIENTE

A seleção adequada dos pacientes é fundamental para o sucesso do procedimento. A literatura fornece evidências mais concretas no que diz respeito ao tratamento dos pacientes sintomáticos (com histórico de eventos vasculares prévios em território carotídeo). Um estudo representativo a respeito do tema – CREST (*Carotid Revascularization Endarterectomy versus Stenting Trial*) utilizou como cri-

Enfermagem em Cardiologia Intervencionista

tério de seleção o tratamento de pacientes sintomáticos com estenoses > 50% pela angiografia e > 70% pelo ultrassom; e de pacientes assintomáticos com estenoses > 60% pela angiografia e > 70% pelo ultrassom.

Diante da controvérsia a respeito do tratamento de pacientes assintomáticos, dois estudos (SPACE-II e CREST-II) estão, atualmente, em curso com a finalidade de comparar o tratamento medicamentoso isolado com o tratamento medicamentoso associado à angioplastia. Tendo em vista o baixo percentual de complicações relacionadas ao procedimento na experiência do grupo dos autores, pacientes assintomáticos com lesões graves (> 70%) podem ser submetidos à angioplastia desde que existam fatores associados de risco para AVC ou especialmente quando a artéria cerebral média é isolada do polígono por hipoplasia ou agenesia de A1 do lado da estenose.

PREPARO DO PACIENTE

Uma vez definida a necessidade de realização da angioplastia carotídea o paciente é antiagregado duplamente. Preferencialmente, a antiagregação é iniciada 5 dias antes da intervenção, devendo ser feita com uma dose diária de ácido acetilsalicílico 100 mg e clopidogrel 75 mg. Diante da necessidade de realizar a angioplastia sem tempo hábil para a antiagregação, 300 mg de clopidogrel devem ser feitos 4 a 5 horas antes da intervenção. Em pacientes resistentes ao clopidogrel e sem contraindicações alguns serviços estão utilizando o ticagrelor 90 mg, na dose de 1 comprimido de 12/12 horas. Esse último antiagregante pode ser administrado no dia anterior (2 comprimidos) em dose única. Sempre levar em consideração que tem rápido consumo exigindo adesão do paciente para tomar 2 vezes ao dia e com um preço relativamente elevado.

Um exame neurológico básico é realizado e documentado antes do procedimento.

SELEÇÃO DO MATERIAL

A maioria das angioplastias são indicadas com exames não invasivos – ultrassom *doppler* colorido de carótidas e angio-RM extra e intracraniana. Com esses exames se analisa perfeitamente o arco aórtico e toda a anatomia cervical e intracraniana permitindo a escolha do material. Dividiremos os materiais em um kit básico que deverá estar sempre no serviço à disposição e um kit extra com material customizado para cada caso.

Kit Básico

- Introdutor e cateter guia;
- Bainha longa: A melhor bainha disponível no mercado brasileiro é a Shuttle® da Cook, 90 cm e que se deve utilizar com um cateter de 125cm no seu interior – Sllp Catheter® com curva adaptada ao operador e ao paciente (existe Simmons, Vtek e Head Hunter), podendo também ser utilizado o Select® 125 cm da Penumbra®. Alternativamente, a bainha Neuromax® e o Select® da Penumbra® podem ser utilizados em conjunto. Nos casos onde não há acesso a este tipo de material um introdutor curto 7F/8F, um cateter diagnóstico (Simmons, Vertebral ou Head Hunter) um fio guia hidrofílico, um fio guia de troca *stiff* (tipo Amplatz®) e um cateter guia 7 ou 8F com luz interna mínima de 6F podem ser usados, permitindo assim a passagem do *stent*;
- Sistemas de proteção cerebral:
  1. filtros: diferentes tipos de filtros estão no mercado, mas eles se dividem basicamente em concêntricos e excêntricos. Os autores preferem a utilização dos filtros excêntricos, pois se adaptam melhor a curvas e irregularidades da artéria. Recomendam ainda que se ganhe experiência com um tipo específico;
  2. oclusão proximal: o sistema mais usado é o MoMa que tem dois balões para oclusão da carótida comum e carótida externa. Sistema de calibre elevado e de mais difícil manejo deverá estar no "kit básico" apenas se for a experiência majoritária do serviço;
- *Stent*: A escolha do *stent* carotídeo deve levar em conta principalmente a tortuosidade carotídea e a morfologia da placa. Sabe-se que *stents* autoexpansíveis de malha aberta apresentam melhor navegabilidade e aposição à

parede vascular, prevenindo a ocorrência de *kinks* vasculares, sendo mais indicados em caso de grande tortuosidade. Já os *stents* autoexpansíveis de malha fechada são preferíveis para lesões de alto risco de embolização, tal como placas ulceradas, uma vez que as menores células do stent poderiam prevenir embolizações distais no futuro. Os autores usam sempre que possível o Carotid Wall Stent® pois este retifica a artéria reduzindo o estresse hemodinâmico e sendo fator importante na redução da reestenose. O cálculo do comprimento do *stent* é maior do que a extensão da carótida comprometida pela estenose a ser revestida, sendo o diâmetro do mesmo 1 a 2 mm maior que a luz carotídea normal não estenótica. De uma forma prática, mensura-se 1 a 2 cm acima da estenose (na carótida interna) e 2 a 3 cm abaixo da estenose (na carótida comum). Leva-se em consideração na medida do comprimento que em 90 a 95% dos casos a estenose da carótida envolve a carótida comum distal e portanto o *stent* deve cobrir todo o segmento doente. Não há nenhum risco em cobrir a carótida externa e até mesmo a oclusão da mesma;

- Balão: o balão é de rápida-troca, oferecendo um bom perfil para passagem pela estenose, com tempo reduzido de deflação. A medida padrão é 6 x 20 mm.
- Balão e microguia para pré-dilatação: um balão de rápida-troca para pré-dilatação deve estar disponível no kit básico 2,5 a 3,0 x 20 mm com um microguia de 0,014" com boa sustentabilidade e capacidade de passar a estenose. Os guias e balões são melhores, aqueles utilizados pela cardiologia.

Material Customizado

Entre os materiais que são utilizados para casos específicos, poderemos citar:

- sistema de proteção oclusivo em casos nos quais se suspeite de trombos flutuantes ou de placas com pequenos trombos fixos em sua parede;
- artérias muito tortuosas que se preveja a formação de *kinking* após o *stent* de células fechadas, que usamos preferencialmente, utilizar os *stents* de células abertas ou os flexíveis de nova geração (exemplo: Casper®).

PREPARO DO MATERIAL

Como na maior parte dos procedimentos endovasculares, o preparo do material é um passo importante. Levando em consideração que para indicarmos a angioplastia, já analisamos as vias de acesso (arco aórtico, ilíacas, etc.), a probabilidade de sucesso é de 99,9%. Por esse motivo, realiza-se a preparação do material antes da punção. Só não se deve abrir o *stent*, pois deve-se considerar confirmar as dimensões depois da primeira arteriografia do procedimento.

- Preparo do balão: o balão é preparado de maneira a evitar o preenchimento do mesmo com ar, facilitando sua visibilização e a correta mensuração pressórica durante a angioplastia. O *hub* do balão é preenchido com solução de contraste iodado e salina (1:1/2:1). A seguir, deve-se utilizar uma seringa com a mesma solução para aspirar o balão de modo a permitir a saída de todo o ar. Na sequência, a seringa manometrada, já preenchida com solução de contraste iodado e salina (1:1/2:1) é conectada ao balão, com o cuidado de não permitir a entrada de ar no *hub*. O lúmen utilizado para a rápida troca é preparado com a injeção de solução salina pela extremidade distal do balão, lubrificando assim este trajeto;

- Preparo do *stent*: o *stent* é preparado injetando-se solução salina pelas extremidades distais e proximais do mesmo. A injeção proximal é realizada primeiro, de forma a que o soro lubrifique todo o *stent* e seja retirada qualquer falha de enchimento (que significa ar nas células do *stent*). A injeção distal é feita de maneira similar à do balão;

- Preparo do filtro: existe uma série de filtros de proteção embólica disponível, tendo cada um uma particularidade de montagem. De modo geral, o princípio básico de sua montagem é que o filtro deve estar submerso em solução salina no momento em que for reencapado pelo cateter de liberação.

PROCEDIMENTO

Realiza-se os procedimentos com o paciente acordado na maioria dos casos. Seguindo os passos sucessivos abaixo, o ato deve ser rápido e sequencial, variando de 20 a 40 minutos. Reserva-se as anestesias gerais para os pacientes não colaborativos, na fase aguda de AVC ou diante de intercorrências durante o procedimento. O anestesista deverá estar presente e acompanhar o procedimento, mesmo se a anestesia for local:

1. heparinização: uma vez realizada a punção femoral, o paciente é heparinizado segundo o seguinte protocolo 45 a 60 kg – 3.000 UI de heparina, 61 a 75 kg – 4.000 UI de heparina, > 75 kg – 5.000 UI de heparina. Controle com tempo de coagulação ativado – TCA objetivando atingir o dobro do basal. Nova dose de 1.000 UI a cada hora se houver prolongamento do procedimento;

2. posicionamento do cateter guia/introdutor longo: com a disponibilidade das bainhas longas e cateteres de 125 cm a maioria dos procedimentos só exigem uma bainha longa, um cateter no seu interior e um guia hidrofílico *stiff*. Quando a disponibilidade do material é restrita e diante da tortuosidade vascular esperada nos procedimentos de angioplastia carotídea o acesso à carótida comum é realizado por meio de troca de cateteres. Assim, um cateter diagnóstico deverá ser trocado por um cateter guia, o que preferimos fazer com guias de troca *stiff* colocado na carótida externa e progredindo o cateter guia até a carótida comum.

    Nesse momento, realiza-se a documentação angiográfica da lesão, estudada ao menos em dois planos, e a realização de um estudo da circulação intracraniana, com angiografia nas projeções anteroposterior e perfil. Cateteres guias e bainhas têm espaço morto interno muito grande (aproximadamente 3 mL). Sempre que realizamos uma angiografia fazemos injeções sucessivas e rápidas nas diferentes projeções não perfundindo o cateter para evitar a injeção de uma quantidade de contraste desnecessária. Somente como exemplo se realizarmos 4 projeções e lavarmos o cateter guia entre cada uma delas, estaremos injetando 4 x 3 mL (espaço morto) e portanto 12 mL de contraste desnecessário;

3. liberação do filtro: o filtro é avançado gentilmente e com auxílio de *road map*, por meio da estenose, até a carótida interna cervical. O local de

abertura do filtro é determinado pela extensão da lesão, deixando-se uma distância suficiente acima do ponto onde o *stent* será liberado e de preferência em um segmento reto (Figura 12.1). Após a abertura do filtro, o microguia do mesmo será utilizado como guia do balão e *stent* (sistema monorail/rápida troca) nas próximas etapas da intervenção. Durante o procedimento, devemos evitar a movimentação do filtro a fim de prevenir a ocorrência de espasmo carotídeo e otimizar a proteção embólica.

4. pré-dilatação: a pré-dilatação da estenose antes da liberação do *stent* é uma etapa controversa, e recomendamos que seja utilizada apenas diante de estenoses severas que impeçam a passagem pouco traumática do filtro. Para a sua realização são utilizados balões de pré-dilatação com menores dimensões (2,5 a 3 mm de diâmetro). Uma vez que o balão seja insuflado até alcançar a pressão nominal, o mesmo é desinflado rapidamente e removido;

5. liberação do *stent*: o *stent* é avançado gentilmente até a lesão. Antes da liberação devemos observar a morfologia da artéria, evitando o posicionamento de *stents* de malha fechada junto a curvas acentuadas, o que favorece uma aposição inadequada e o aparecimento de *kinks*. Na maior parte dos casos, para alcançarmos a cobertura de toda a estenose o *stent* deve se estender desde a carótida interna cervical à carótida comum (Figura 12.2). Se porventura a estenose não for coberta completamente, um segundo *stent* deverá ser posicionado;

6. angioplastia: após a remoção do sistema de liberação do *stent*, o balão de pós-dilatação é avançado até o segmento estenosado. Antes de procedermos a angioplastia, a solução de atropina de 1 mg já deve estar preparada, sendo infundido inicialmente apenas 0,5 mg. Aguardamos a resposta com aumento da frequência cardíaca antes de realizarmos a angioplastia;

O balão é insuflado de 1 em 1 atm até observarmos satisfatória dilatação da estenose (Figura 12.3), não ultrapassando as 10 atm e evitando a ruptura da artéria. Diante de bradicardia o restante da dose de atropina pode ser administrada;

7. remoção do filtro: após a angioplastia, uma delicada injeção de contraste é realizada para avaliar a presença de material embólico antes de ser removido. Quando não são observadas anormalidades, o sistema de recaptura do filtro é avançado distalmente ao *stent*. Após captura do filtro, o sistema é removido. Diante da presença de material embólico no filtro (ausência de passagem de contraste ou falha de enchimento), uma alternativa segura para a sua remoção é a recaptura do filtro semiaberto, pelo próprio cateter guia/bainha, pois o maior lúmen interno pode prevenir o desprendimento de êmbolos nesse momento.

8. controle final: ao final do procedimento, nova documentação angiográfica é realizada. O resultado em termos de calibre para a carótida tratada é sempre subestimado aceitando-se até 20% de estenose residual. A circulação intracraniana merece um estudo de modo sistemático e comparativo ao pré-tratamento com o objetivo de detectar alguma oclusão vascular.

O paciente é avaliado clinicamente com a realização de perguntas simples e com um breve exame neurológico.

A heparinização não é revertida, sendo a hemostasia alcançada com dispositivo selador hemostático ou com compressão manual após passada a meia vida da heparina.

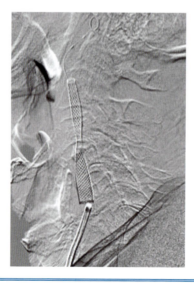

FIGURA 12.1. Após o correto posicionamento do *stent*, antes da realização da angioplastia é possível evidenciar o cateter guia proximal em relação ao *stent* e o fitro aberto na margem superior da figura.

Capítulo 12 • Angioplastia de Carótida

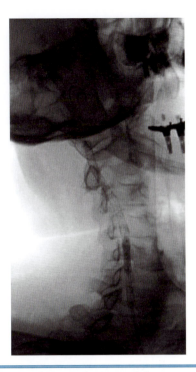

FIGURA 12.2. Momento da realização da angioplastia com balão.

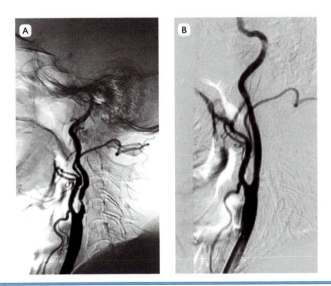

FIGURA 12.3. A) Estenose grave (> 90%) do bulbo carotídeo esquerdo; e B) evidência da recuperação do diâmetro arterial após realização da angioplastia com *stent*.

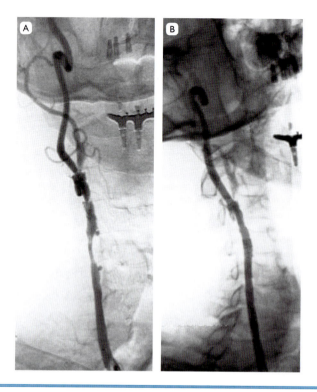

FIGURA 12.4. A) Estenose carotídea pós-radioterapia, longitudinalmente extensa, não restrita apenas ao bulbo; e B) resultado após angioplastia com utilização de 2 *stents*.

PÓS-PROCEDIMENTO

O paciente é mantido sob internação hospitalar por 48 horas após o procedimento e prolongada se necessária. Avaliações neurológicas seriadas são realizadas, assim como avaliação do sítio de punção.

Monitorização hemodinâmica é realizada, evitando elevação da pressão arterial sistólica para níveis superiores a 150 mmHg e diastólica acima de 100 mmHg. A síndrome de hiperperfusão cerebral após procedimentos de revascularização carotídea é uma temível complicação, que tem como fator de risco níveis pressóricos elevados. A síndrome de hiperperfusão cerebral se manifesta classicamente como *déficit* neurológico agudo associado a grave hipertensão e cefaleia, podendo se associar a hemorragia intracraniana de volumes variáveis.

A bradicardia e hipotensão pós-angioplastia são comuns e deve-se evitar, na medida do possível, a administração de drogas vasopressoras.

O clopidogrel é mantido por 60 a 90 dias após o procedimento, sendo o AAS mantido *ad eternum.*

O seguimento clínico é realizado de maneira não invasiva, preferencialmente com ultrassonografia sendo a primeira realizada 7 meses após o procedimento.

SITUAÇÕES ESPECIAIS

- Carotid Web: lesão que pode se relacionar a eventos cerobrovasculares isquêmicos recorrentes, tratando-se de uma falha de opacificação filiforme junto à parede posterior do bulbo carotídeo. Do ponto de vista patológico, uma variante intimal da displasia fibromuscular está presente na maior parte dos casos. Apesar de não haver consenso em relação à revascularização carotídea, nesse contexto apenas a angioplastia carotídea é possível;

- Estenoses carotídeas induzidas por radiação: muitos investigadores mostraram que a radioterapia cervical pode levar ao espessamento intimal e consequente estenose carotídea sintomática (Figura 4). O tratamento clínico tradicional apresenta resultados não esclarecedores. Quando necessária a terapia de revascularização carotídea, a angioplastia é PREFERÍVEL à endarterectomia. Contudo, mais estudos prospectivos a respeito do tema são necessários;

- Pseudoaneurismas carotídeos: são lesões vasculares incomuns que ocorrem após uma dissecção espontânea ou traumática, um trauma penetrante, uma lesão actínica ou invasão neoplásica. Podem crescer rapidamente, levando a estenose da carótida e compressão de estruturas adjacentes importantes como traqueia, nervos para as cordas vocais, etc., e nesses casos o tratamento agudo deve ser realizado com oclusão arterial ou se possível com endoprótese revestida, pois estão em questão funções vitais ou a própria vida. A ruptura após estabilização do crescimento do pseudoaneurisma cervical é muito raro. O tratamento endovascular pode ser utilizado, nos casos em que persiste estenose carotídea, embolia apesar da antiagregação ou naqueles em que houve crescimento no controle evolutivo. A experiência dos autores é favorável à utilização de *stents* de malha fechada com duplo revestimento, já disponíveis no mercado nacional. Alguns autores defendem a utilização de *stents* revestidos, pela possibilidade de oclusão mais precoce do aneurisma, apesar de um risco tromboembólico maior e uma evolução frequente para a oclusão.

DICAS

- Exame clínico/laboratorial e neurológico detalhado do paciente prévio ao procedimento, com controle absoluto de pressão arterial. Não realizar procedimentos com pressão diastólica acima de 100 mmHg;

- *checklist* do material antes do procedimento com o que se vai usar e o que eventualmente pode ser usado. Diante de pacientes com estenose actínica se deve dispor no serviço material para oclusão vascular e/ou endoprótese coberta;

- seguir fielmente e de forma sucessiva os passos descritos acima;

- dificuldade/problema no acesso: reavaliar imediatamente a indicação para angioplastia e enviar para endarterectomia;

- ausência de estabilidade do sistema de proteção: reavaliar imediatamente a indicação para angioplastia e enviar para endarterectomia;

- *déficit* neurológico na avaliação pós-angioplastia verificar distúrbio hemodinâmico, se não existir ou persistir após compensação, tomografia computadorizada do crânio não havendo hemorragia, ressonância magnética do crânio no protocolo AVC;

- oclusão vascular proximal proceder com trombectomia mecânica.

REFERÊNCIAS

1. Gonzales LF, Albuquerque FC, McDougall C. Neurointerventional Techniques: Tricks of the Trade. Thieme Medial Publishers, Inc. 2015.

2. Ahn SH, Prince E, Dubel GJ. Carotid artery stenting: Review of Technique and update of recent literature. Semin Intervent Radiol. 2013; 30:288-296.

3. Giordan E, Lanzino G. Carotid Angioplasty and Stenting and Embolic Protection. Curr Cardiol Rep. 2017; 19: 120.

4. Mantese VA, et al. The Carotid Revascularization Endarterectomy versus Stenting Trial (CREST): stenting versus carotid endarterectomy for carotid disease. Stroke. 2010:41(10 Suppl).

5. Tavares A, Caldas JGMP. (January 22nd 2014). Cerebral Protection in Carotid Angioplasty – Is There a Need? Advantages and Disadvantages of Each Type of Protection Device, Carotid Artery Disease, Rita Rezzani, IntechOpen, DOI: 10.5772/57154. Available from: https://www.intechopen.com/books/carotid-artery-disease-from-bench-to-bedside-and--beyond/cerebral-protection-in-carotid-angioplasty-is-there-a-need-advantages-and-disadvantages-of-each-type.

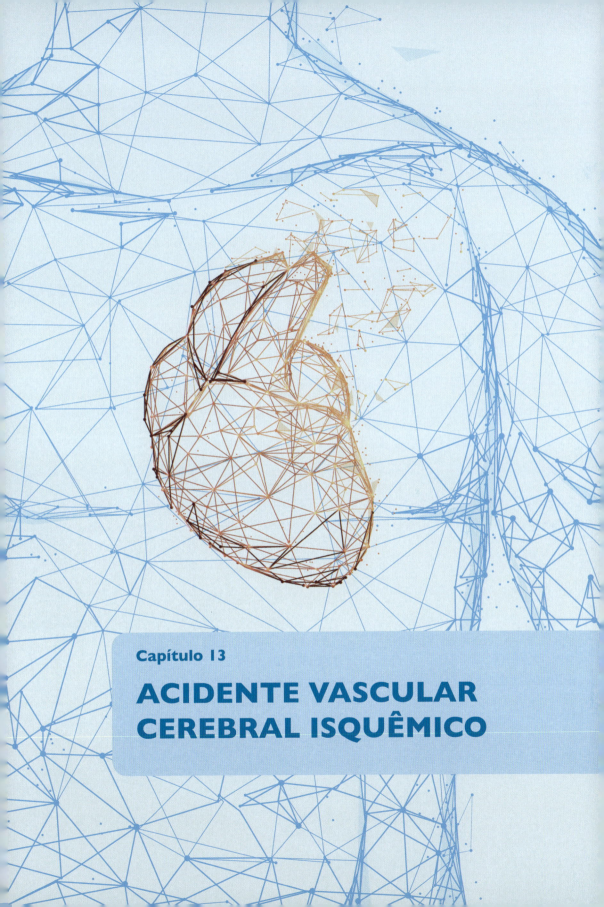

Capítulo 13

ACIDENTE VASCULAR CEREBRAL ISQUÊMICO

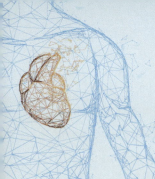

Capítulo 13
ACIDENTE VASCULAR CEREBRAL ISQUÊMICO

Eli Faria Evaristo
Sabrina Bernardez
Luciana Alves Lopes
Michelle De Nardi Saad

INTRODUÇÃO

O acidente vascular cerebral isquêmico (AVCI) é a segunda maior causa de morte no mundo. Nas últimas décadas, grandes avanços têm ocorrido no tratamento do AVCI. As pesquisas indicam que essa posição tende a se manter até o ano de 2030.

Para o manejo do paciente acometido pelo AVC, as novas diretrizes de 2018 foram publicadas pelo International Stroke Conference (ISC), as recomendações possibilitam um panorama atual com abordagem segura no cuidado. O objetivo dessas diretrizes é fornecer um conjunto abrangente e atualizado de recomendações para médicos e equipe multiprofissional que atendem pacientes adultos com acidente vascular cerebral isquêmico arterial agudo.[1]

O AVC é classificado em dois grandes grupos: acidente vascular cerebral isquêmico (AVCI) e AVC hemorrágico (AVCH).

A linha do cuidado do AVC, instituída pela Portaria MS/GM nº 665, de 12 de Abril de 2012, é um pilar importante e parte integrante da Rede de Atenção às Urgências e Emergências, propondo uma redefinição de estratégias que trazem atenção as necessidades específicas do cuidado ao AVC diante do cenário epidemiológico demonstrado mundialmente.

O protocolo institucional para o tratamento do AVCI foi estabelecido no Hospital do Coração (HCor) com foco de aperfeiçoar a assistência prestada ao paciente com AVC, por meio de uma abordagem multidisciplinar especializada e coordenada, visando o cuidado integrado, subsidiando a adesão ao tratamento e, consequentemente, bem-estar e melhoria na qualidade de vida e sobrevida.[2]

A suspeita clínica de AVCI deve se basear na presença de um *déficit* neurológico de início súbito, principalmente os *déficits* localizados (fraqueza muscular, alteração sensitiva, dificuldade para falar, alteração visual, perda de equilíbrio ou falta de coordenação). Existem diversas escalas para utilização no reconhecimento e no tratamento dos pacientes com AVCI, optou-se pelo uso da escala de Cincinnati para triagem e a presença de sinais neurológicos súbitos, como segue: alteração súbita de visão, alteração súbita de fala, alteração súbita de marcha, perda de força de um lado do corpo ou parestesia unilateral, e cefaleia de início súbito.[2,3]

Na Figura 13.1, observa-se trecho de impresso específico de avaliação inicial realizada pela enfermagem, abordando a caracterização dos sinais e sintomas e Escala de Cincinnati.

TRIAGEM NEUROLÓGICA – ENFERMAGEM					
Sintomas/Sinais			Escala de Cincinnati		
			Teste	Normal	Anormal
Alteração súbita da fala	☐ Sim	☐ Não	**PARALISIA FACIAL** Pedir para o paciente mostrar os dentes ou sorrir	☐ Movimento simétrico da face bilateralmente	☐ Movimento assimétrico da face
Alteração súbita na marcha	☐ Sim	☐ Não			
Perda de força de um lado do corpo ou parestesia unilateral	☐ Sim	☐ Não	**QUEDA DO BRAÇO** Pedir para o paciente estender os braços por 10 segundos (com os olhos fechados)	☐ Movimento simétrico dos dois braços	☐ Movimento assimétricos dos braços
Cefaleia de início súbito, não habitual	☐ Sim	☐ Não	**FALA NORMAL** Pedir para o paciente falar uma frase: "O rato roeu a roupa do rei" ou "Estou com problemas para pronunciar as palavras"	☐ O paciente fala de correta e com boa articulação das palavras	☐ As palavras são incorretas ou mal articuladas
Alteração de visão súbita	☐ Sim	☐ Não			
Outros sintomas ou sinais neurológicos	☐ Sim	☐ Não			
Enfermagem realizar:	☐ Glicemia capilar _____ mg/dL				

FIGURA 13.1. Modelo de impresso institucional para triagem neurológica realizada pela enfermagem.

Capítulo 13 • Acidente Vascular Cerebral Isquêmico

A confirmação médica da suspeita de AVCI deve levar à imediata ativação, por meio de uma plataforma de mensagens pela equipe de enfermagem. Paralelamente, deve ser realizado pelo médico plantonista a avaliação clínica e exame neurológico breve e direcionado, por meio do uso de escalas específicas como a escala de NIHSS (National Institute of Health Stroke Scale) e realização de um contato telefônico com o neurologista de sobreaviso bem como uma pré-notificação ao neurorradiologista intervencionista. Após essa etapa do processo do cuidado, temos as medidas diagnósticas com os exames de neuroimagem e exames laboratoriais de emergência. A Figura 13.2 apresenta escala ASPECTS, definição de localizações cerebrais e breve laudo radiológico que servirá para direcionamento de conduta clínica e medicamentosa.

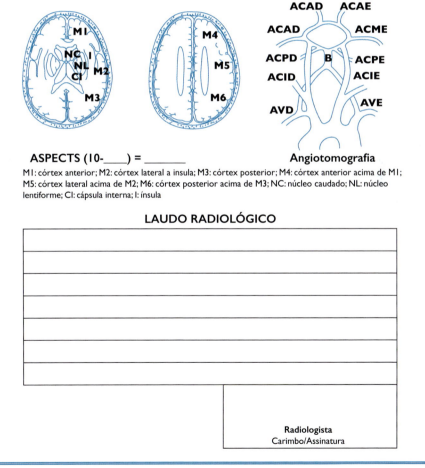

FIGURA 13.2. Modelo de impresso institucional da escala ASPECTS, definição de localizações cerebrais e breve laudo radiológico.

Enfermagem em Cardiologia Intervencionista

Também associado a isso, existem as medidas terapêuticas como monitoramento cardíaco, posicionamento do paciente, monitoramento respiratório e da saturação de oxigênio, controle da temperatura corpórea, controle pressórico, alimentação e hidratação.

TRATAMENTO

A trombólise tem sido o tratamento principal do AVCI, no entanto, recentemente vários ensaios clínicos randomizados surgiram para demonstrar a eficácia do uso da trombectomia nesses casos.

A trombectomia associada a trombólise reduz as taxas de mortalidade e melhora a independência funcional dos pacientes e as taxas de reperfusão vascular de 37 a 100% em comparação com a trombólise isolada.

Essa técnica está indicada para pacientes com AVCI agudo que apresentam os seguintes critérios:

- oclusão de artéria carótida interna ou artéria cerebral média proximal (M1);

- idade $\geq$ 18 anos;

- pontuação $\geq$ 6 na Escala de AVC do NIH;

- tomografia de crânio com pontuação $\geq$ 6 na Escala ASPECTS;

- pontuação 0-1 na escala de Rankin modificada (mRS) antes do AVCI atual;

- início do tratamento (punção arterial) em até 6 horas do início dos sintomas;

- ter recebido TPA IV em até 4,5 horas (se dentro da janela terapêutica).

O paciente não deverá deixar de receber tratamento trombolítico intravenoso em favor da trombectomia mecânica isolada sempre que o tempo de evolução estiver dentro da janela terapêutica para o primeiro.[2,3]

É fundamental que antes da administração de trombolítico sejam avaliados os critérios de exclusão. Um *checklist* de fácil aplicação e entendimento irá colaborar

Capítulo 13 • Acidente Vascular Cerebral Isquêmico

para o avanço na condução terapêutica. Tais critérios são considerados, atualmente, como critérios relativos, na dependência do parecer do neurologista assistente.

CRITÉRIOS DE EXCLUSÃO DO TRATAMENTO TROMBOLÍTICO IV

- Uso de anticoagulantes orais (antagonistas da vitamina K) - INR > 1,7;
- uso de heparina com TTPA prolongado;
- contagem de plaquetas < 100.000/mm³;
- quadro clínico de hemorragia subaracnoide A, mesmo com TC normal;
- AVCI ou TCE (trauma crânio encefálico) grave nos últimos 3 meses;
- cirurgia/trauma grave (não TCE) dentro de 2 semanas;
- punção arterial recente (7 dias) não compressível;
- punção liquórica recente (7 dias);
- PAS sustentada > 185 mmHg ou PAD sustentada > 110 mmHg;
- melhora rápida dos sinais neurológicos;
- sinais neurológicos discretos ou isolados;
- história de hemorragia intracraniana espontânea;
- glicemia < 50 mg/dL ou > 400 mg/dL;
- crise convulsiva no início do quadro;
- hemorragia urinária/digestiva nos últimos 21 dias;
- infarto agudo do miocárdio nos últimos 3 meses;
- presença de malformação arteriovenosa ou aneurisma cerebral;
- gravidez.

Apesar da aplicação dos critérios de inclusão e exclusão para a administração de trombolíticos, o neurologista analisará a indicação do tratamento intrave-

Enfermagem em Cardiologia Intervencionista

noso de acordo com o tempo de evolução. A conduta ocorrerá de forma individualizada e criteriosa, especialmente para os subgrupos de pacientes com idade acima de 80 anos, NIHSS > 25, associação de AVCI e DM, uso de anticoagulante oral, independente do INR. Também, fica preconizado que os pacientes em uso dos novos anticoagulantes orais **NÃO** devem ser submetidos à trombólise, exceto nos casos em que o paciente **NÃO** tenha recebido o anticoagulante nas últimas 48 horas, considerando função renal normal. Para tal, elencamos alguns cuidados com o preparo e infusão de trombolíticos (Tabela 13.1).

Tabela 13.1 Preparo para o tratamento trombolítico intravenoso
1. Deixar registrados no prontuário médico o horário da indicação do tratamento trombolítico e o consentimento do paciente ou responsável
2. Pesar o paciente, se possível
3. Instalar monitoramento cardiovascular não invasivo e oximetria de pulso
4. Obter 2 acessos venosos periféricos calibrosos, preferencialmente um de cada lado (sendo um deles para administração exclusiva do alteplase IV)
5. Calcular dose do alteplase (usar preferencialmente o peso real)
6. Administrar o alteplase IV, na dose de 0,9 mg/kg (dose máxima de 90 mg), em 60 minutos, sendo 10% da dose administrada em bolus durante 1 minuto
7. Retirar o acesso venoso do lado parético após o término da infusão do alteplase IV (se for o caso)
8. Não administrar anticoagulantes ou antiagregantes nas primeiras 24 horas após o tratamento com alteplase IV
9. Monitorar possíveis complicações hemorrágicas durante as primeiras 24 horas após o tratamento trombolítico
10. Manter reserva de sangue e/ou hemocomponentes, para rápido suporte nos casos de intercorrências durante o tratamento trombolítico

Com base na avaliação clínica e no resultado da neuroimagem vascular, o neurologista poderá indicar também a trombectomia mecânica. O neurorradiologista intervencionista deverá ser acionado e o paciente será encaminhado da neuroimagem diretamente para o setor de neurorradiologia intervencionista[2,3].

A possibilidade de expansão da janela terapêutica para trombectomia mecânica primária em pacientes com AVCI foi avaliada nos estudos DAWN (pacientes entre 6 e 24 horas) e DEFUSE3 (pacientes entre 6 e 16 horas), recentemen-

Capítulo 13 • Acidente Vascular Cerebral Isquêmico

te publicados, que utilizaram diferentes metodologias para seleção. O estudo DAWN demonstrou a presença de tecido isquêmico viável utilizando a correlação entre a intensidade do déficit neurológico, avaliado por meio da escala de AVC do NIH, e a estimativa do core isquêmico, por tomografia computadorizada (TC) de perfusão ou ressonância magnética (RM). O estudo DEFUSE3 estimou a presença de tecido isquêmico viável por meio de medidas perfusionais na TC perfusão (*core* isquêmico e hipoperfusão) ou por meio da correlação *DWI/PWI* no exame de RM, utilizando um *software* (RAPID®) para pós-processamento automatizado dessas imagens.[4,5]

No HCor, os pacientes com AVCI e tempo de evolução avançado (6 a 24 horas) são considerados elegíveis para trombectomia primária se adequadamente selecionados pelos seguintes critérios:

- idade ≥18 anos;

- escala NIHSS ≥ 10 pontos;

- pontuação 0-1 na escala de Rankin modificada (MRS) antes do AVCI atual;

- infarto com extensão menor que 1/3 do território de ACM;

- oclusão de artéria carótida interna ou artéria cerebral média proximal (M1);

- presença de mismatch clínico-radiológico (critérios DAWN Trial);

- tomografia de crânio com pontuação ≥ 6 na escala ASPECTS;

- início do tratamento (punção arterial) em até 6 horas do início dos sintomas;

- ter recebido TPA IV em até 4,5 horas (se dentro da janela terapêutica).

Ressaltando que os pacientes com tempo de evolução entre 6 e 24 horas e demonstração de oclusão de grande artéria pela angiotomografia de crânio, deverá ser realizada RM (protocolo AVCI) imediatamente após o exame anterior (TC). Cumpre ressaltar que a metodologia disponível em nosso serviço no momento para a seleção de pacientes com AVCI para tratamento entre 6 e 24 horas é o *mismatch* CLÍNICO RADIOLÓGICO (importante *déficit* ao exame neurológico, porém, sem muitas alterações na ressonância magnética).

Na Figura 13.3, evidencia-se o fluxo de indicação e realização de trombólise e trombectomia no HCor.

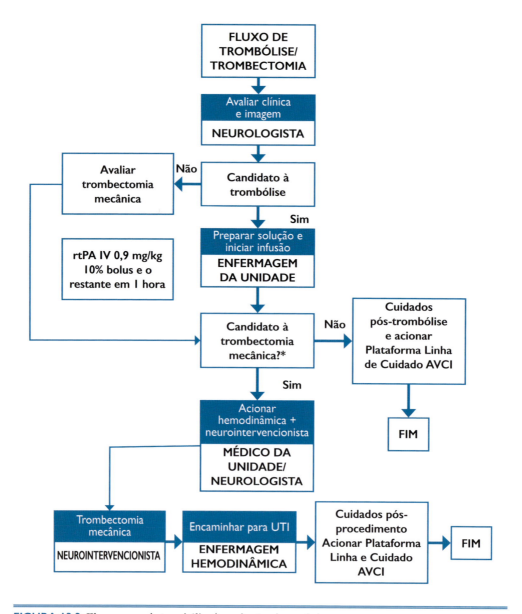

FIGURA 13.3. Fluxograma de trombólise/trombectomia mecânica.

*Para pacientes com tempo de início de sintomas entre 6 e 24 horas e que atendam aos critérios de elegibilidade, avaliar protocolo estendido de trombectomia mecânica de acordo com o resultado de TC/AngioTC + RM).

Capítulo 13 • Acidente Vascular Cerebral Isquêmico

INDICADORES DE QUALIDADE (TABELA 13.2)

Tabela 13.2. Indicadores de qualidade		
Indicador	**Numerador**	**Denominador**
Trombólise IV até 3 horas do início dos sintomas	Pacientes com trombólise IV iniciada neste hospital no prazo de 180 minutos (3 horas) do momento do primeiro sintoma	Paciente com AVCI agudo que chegam ao hospital dentro de 120 minutos (2 horas) do momento do primeiro sintoma
Trombólise IV até 4,5 horas do início dos sintomas	Pacientes com trmbólise IV iniciada neste hospital no prazo de 270 minutos (4,5 horas) do momento do primeiro sintoma	Pacientes com AVCI agudo que chegam ao hospital dentro de 210 minutos (3,5 horas) do momento do primeiro sintoma
Terapia antitromótica no AVCI nas primeiras 48 horas da admissão hospitalar	Pacientes com AVC/AIT com prescrição de terapia antitrombótica em até 48 horas da admissão	Pacientes com AVCI/AIT elegíveis
Escala do NIH aplicada	Pacientes com escala do NIH aplicada por médico ou enfermeiro	Pacientes internados pelo diagnóstico de AVCI
Antitrombótico na alta	Pacientes com AVCI com prescrição de terapia antitrombótica na alta	Todos os pacientes com AVCI e sem contraindicações à terapia antitrombótica
Hipolipemiante na alta	Pacientes com AVCI com prescrição de terapia hipolipemiante na alta	Pacientes com AVCI e LDL ≥ 100 ou LDL não mensurado, ou em uso de hipolipemiante antes da admissão e sem contraindicação conhecida

REFERÊNCIAS

1. Nadeem SN, Sekhar A. A New Era in Acute Ischaemic Stroke Treatment: A Review of UK and European Thrombectomy Guidelines. J Neurol Neurosci. 2016;7:5. doi:10.21767/2171-6625.1000154.

2. Powers WJ, Derdeyn CP, Biller J, *et al.* American Heart Association Stroke Council. 2015 American Heart Association/American Stroke Association Focused Update of the 2013. Guidelines for the early management of patients with acute ischemic stroke regarding endovascular treatment: a guideline for healthcare professionals from the American Heart Association/American Stroke Association. Stroke. 2015;46(10):3020-35.

3. Casaubon LK, Boulanger JM, Blacquiere D, *et al.* Canadian Stroke Best Practice Recommendations: Hyperacute Stroke Care Guidelines, Update 2015. Int J Stroke. 2015;10(6):924-40.

4. Albers GW, Marks MP, Kemp S, *et al.*. Thrombectomy for stroke at 6 to 16 hours with selection by perfusion imaging. New Engl J Med. 2018;378:708-718.

5. Nogueira RG, Jadhav AP, Haussen DC, *et al.* Thrombectomy 6 to 24 hours after stroke with a mismatch between deficit and infarct, N Engl J Med. 2018;378:11-21.

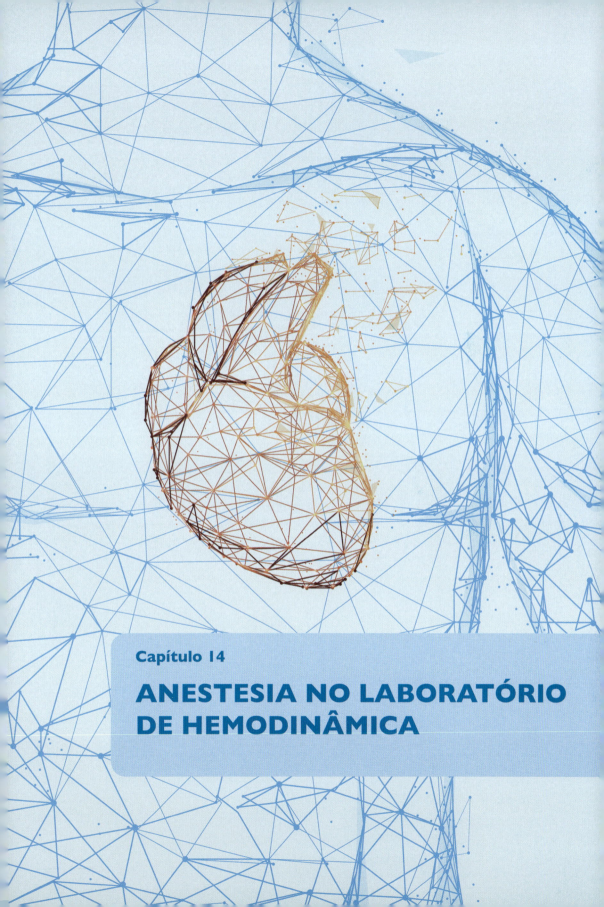

Capítulo 14

ANESTESIA NO LABORATÓRIO DE HEMODINÂMICA

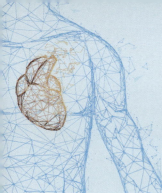

Capítulo 14
ANESTESIA NO LABORATÓRIO DE HEMODINÂMICA

Caetano Nigro Neto
Adelia Bergwerk
Marcelo Alves Gonçalves

INTRODUÇÃO

A evolução dos procedimentos realizados no laboratório de hemodinâmica (LH) fez com que novos cenários surgissem, ampliando o número e a complexidade dos casos realizados. O ato anestésico, por sua vez, representa o momento no qual todos os envolvidos devem estar atentos e disponíveis para corroborar com o anestesiologista na finalidade de cumprir o planejamento definido no momento da entrevista pré-anestésica. Toda a equipe envolvida nos procedimentos acompanhados pelo anestesiologista precisa estar preparada para as mudanças de estratégia de acordo com as considerações da equipe médica e gravidade do estado do paciente.

A anestesia na hemodinâmica de qualquer hospital requer uma atenção especial da equipe de enfermagem e um treinamento direcionado às diversas situações que envolvem o ato anestésico fora do ambiente cirúrgico. Isso significa que a enfermagem deve estar preparada para dar atenção especial às condutas praticadas pelo médico anestesiologista no cuidado ao paciente.

A enfermagem deve assumir seu papel de eficiência, resguardando o rigor e a consistência do que estiver planejado, tudo dentro dos protocolos estabelecidos pela sua instituição, haja vista que cada hospital tem sua própria estrutura e infraestrutura montada para atender sua própria demanda.

Nesse sentido, este capítulo visa apresentar o papel da enfermagem nos mais diversos cenários em que o ato anestésico se faz presente dentro do LH e orientar para uma condução eficiente e segura dos procedimentos a serem realizados, baseados nas melhores práticas anestésicas definidas pela literatura atual.

VISÃO GERAL

Historicamente, a anestesia no LH representa uma modalidade inclusa no âmbito das anestesias fora da sala de cirurgia sendo classificada como uma anestesia ambulatorial. Como tal, esses procedimentos se notabilizaram por se aplicarem a pacientes estáveis, procedimentos de curta duração, mais atrelado às condutas diagnósticas e que, geralmente, não exigem internação hospitalar por mais que 24 horas.[1] Já os pacientes internados em unidades de internação (UI), em terapia intensiva (UTI) e unidades de cuidados coronarianos (UCO), alguns instáveis do ponto de vista hemodinâmico, como também submetidos a inúmeras intervenções cirúrgicas e invasivas, cuja possibilidade terapêutica mais plausível venha a ser uma intervenção pela hemodinâmica também estão suscetíveis a acompanhamento anestésico.[2]

Desse modo, a anestesia se tornou uma prática cada vez mais comum no LH e o anestesiologista um profissional mais presente e interlocutor entre as diversas especialidades que ocupam esse ambiente, como: os cardiologistas, cirurgiões cardíacos, cirurgiões vasculares, pediatras, neurocirurgiões, intensivistas, radiologistas intervencionistas e a própria equipe de enfermagem.

AVALIAÇÃO PRÉ-ANESTÉSICA APOIADA PELA ENFERMAGEM

Diante do desafio de anestesiar num ambiente fora do centro cirúrgico, o médico anestesiologista deve considerar como altamente necessário o apoio da enfermagem no momento de planejar a sua anestesia. Isso significa que o anestesiologista conta com informações do histórico de enfermagem e do planejamento diário para sejam levantados dados relevantes para o plano anestésico como, por exemplo, jejum, medicações de uso diário, comorbidades, alergias, entre outros.

Essa etapa se faz importante, pois a quantidade de procedimentos normalmente agendados no LH tem sido cada vez maior e o tempo disponível para uma entrevista minuciosa e completa cada vez mais restrito. A enfermagem tem um papel crucial referente às orientações ao paciente sobre o preparo necessário para submissão aos procedimentos na hemodinâmica, necessidade da presença de um acompanhante/responsável legal, esclarecer dúvidas sobre o ato anestésico e ressaltar informações que possam gerar complicações posteriores.[3]

O paciente e familiar/acompanhamente tem o direito e dever de sanar todas as suas dúvidas a respeito do procedimento anestésico tanto com a enfermagem quanto com o próprio anestesiologista. A Figura 14.1 representa o impresso de pré-avaliação utilizado pelos anestesiologistas do Hospital do Coração (HCor).

MONITORIZAÇÃO ANESTÉSICA PADRÃO

A Sociedade Americana de Anestesiologia (American Society of Anesthesiologists - ASA) constituiu um guia básico de monitorização anestésica fora do centro cirúrgico, porém a depender do tipo de procedimento, alguns equipamentos extras são necessários.[1] De acordo com a resolução do Conselho Federal de Medicina (CFM Resolução 2.174) e a depender do tipo de estabelecimento de saúde classificado pela complexidade do atendimento prestado, temos a necessidade de: aparelho de ventilação mecânica e monitores de ventilação, monitores cardíacos e hemodinâmicos e monitores de profundidade anestésica intraoperatória.

Aparelho de Ventilação Mecânica e Monitores de Ventilação

Independentemente do porte anestésico-cirúrgico do atendimento prestado no LH, da modalidade anestésica escolhida e do quadro clínico do paciente, a presença de um equipamento de ventilação mecânica dentro da sala onde está sendo realizado o procedimento é mandatória. Esse aparelho deve contar com alguns parâmetros ventilatórios básicos que permita visualizar: volume corrente e volume-minuto, pressão de pico, de platô e expiratória final positiva (PEEP), fração inspirada de oxigênio e fluxo de gases.[1,4]

Enfermagem em Cardiologia Intervencionista

Página 1/2

Hospital do Coração
HCor
Associação do Sanatório Sírio

(Preencher quando não houver etiqueta)
Nome: _____
Idade: _____ anos _____ meses
IH: _____ Leito: _____

AVALIAÇÃO PRÉ-ANESTÉSICA

Questionário de avaliação clínica   Data: ___/___/_____   Hora: ___:___

1. Geral:

Tem/teve alergia?   ☐ Não   ☐ Sim – Quais? Especifique abaixo:
_____

Faz uso de hormônios, fórmulas ou medicamentos?   ☐ Não   ☐ Sim – Especifique abaixo:
_____

2. Respiratório:

Tem/teve recentemente tosse com catarro?   ☐ Não   ☐ Sim _____
Tem/teve problemas respiratórios, bronquite ou asma?   ☐ Não   ☐ Sim _____
É ou foi fumante? Há quanto tempo?   ☐ Não   ☐ Sim _____

3. Cardiovascular:

Tem/teve algum problema cardíaco?   ☐ Não   ☐ Sim _____
Tem/teve hipertensão arterial?   ☐ Não   ☐ Sim _____
Tem/teve palpitação ou batedeira?   ☐ Não   ☐ Sim _____

4. Neuro/Osteoarticular:

Tem/teve problemas de coluna e/ou dor?   ☐ Não   ☐ Sim _____
Tem/teve limitação de movimento de braços ou pernas?   ☐ Não   ☐ Sim _____
Tem/teve desmaios, convulsões ou dores de cabeça?   ☐ Não   ☐ Sim _____

5. Gastrintestinal:

Tem/teve problemas como gastrite e/ou úlcera?   ☐ Não   ☐ Sim _____
Tem/teve queimação, azia, hepatite ou icterícia?   ☐ Não   ☐ Sim _____
Faz uso de bebidas alcoólicas ou drogas?   ☐ Não   ☐ Sim _____

6. Geniturinário:

Tem/teve sangramento ou dor ao urinar?   ☐ Não   ☐ Sim _____
Tem/teve infecção renal?   ☐ Não   ☐ Sim _____
Tem/teve problema de próstata?   ☐ Não   ☐ Sim _____

7. Hematológico:

Tem/teve anemia?   ☐ Não   ☐ Sim _____
Tem/teve sangramentos?   ☐ Não   ☐ Sim _____
Já foi submetido à transfusão sanguínea?   ☐ Não   ☐ Sim _____

8. Endócrino:

Tem/teve diabetes ou doença na tireoide?   ☐ Não   ☐ Sim _____

9. Mulheres:

Existe a chance de estar grávida?   ☐ Não   ☐ Sim _____

10. Cirurgia(s)/Anestesia(a) anterior(es)

Cirurgia: _____
Anestesia: _____
Intercorrências: _____

Capítulo 14 • Anestesia no Laboratório de Hemodinâmica

Página 2/2

Cirurgia/Procedimento	Diagnóstico

Prótese dentária: ☐ Não ☐ Sim   Mallampati: ☐ 1 ☐ 2 ☐ 3 ☐ 4   Distanciamento do esterno: ☐ ≤ 12 cm ☐ ≥ 12 cm

Peso: _____ kg   Altura: _____ m   Pressão arterial: ____/____   Pulso: _____ bpm   Temp. _____ °C

Exame físico:

Edema: ☐ Não ☐ Sim   Descorado: ☐ Não ☐ Sim   Dor: ☐ Não ☐ Sim

Icterícia: ☐ Não ☐ Sim   Cianose: ☐ Não ☐ Sim   0 1 2 3 4 5 6 7 8 9 10

Hidratado: ☐ Não ☐ Sim   ☺ 😐 ☹

Cabeça e Pescoço: _____

Pulmões: _____

Coração: _____

Abdome: _____

Membros: _____

Exames laboratoriais: (dados relevantes, se necessário)

_____

_____

_____

ASA: I – II – III – IV – V – VI – E

Orientação: ☐ Anestesia planejada _____ Resultado: ☐ Liberado ☐ Não liberado

☐ Jejum   Data: _____/_____/_____   Hora: _____:_____ horas

Observações:

_____

_____

Anestesista: _____   CRM: _____

TERMO DE RESPONSABILIDADE

Declaro que as informações aqui contidas sobre as quais fui questionado são verdadeiras e de minha inteira responsabilidade, não tendo omitido nenhum fato referente à minha saúde, e que fui informado com clareza sobe os procedimentos anestésicos necessários.

Recebi alguma documentação referente ao procedimento anestésico a ser realizado:

☐ Não ☐ Sim   Qual? _____

Confirmo que recebi explicações sobre as técnicas anestésicas disponíveis, não tendo dúvidas quanto aos procedimentos anestésicos a serem adotados, suas indicações, contraindicações, riscos e concordo com a realização dos mesmos, estando a equipe médica autorizada a realizá-los.

☐ Paciente   ☐ Responsável

Nome legível: _____

Grau de parentesco	Assinatura	RG (Identidade n°)

FIGURA 14.1. Modelo do impresso de pré-avaliação utilizado pelos anestesiologistas do Hospital do Coração (HCor).

Dentre os monitores de ventilação que devemos utilizar, observa-se: os analisadores de gases que permitem considerar quanto de fração de inspiração e expiração de gases estão presentes no sistema paciente-sistema ventilatório, frequência respiratória, gráficos de complacência pulmonar, volume-fluxo, capnógrafo e curva de capnografia. Esse último monitor é preditivo básico em qualquer anestesia geral por se tratar de um parâmetro indireto de débito cardíaco.[5]

Monitorização Cardíacas e Hemodinâmicas

Todas as anestesias dependem desse tipo de monitorização e no LH não seria diferente. O cardioscópio, por exemplo, deve fornecer informações sobre o traçado eletrocardiográfico, no mínimo a partir de duas derivações (normalmente DII e V5), além de monitorar a curva do segmento ST. O oxímetro de pulso e a pressão arterial não invasiva (PANI) completam a monitorização básica.[5,6]

A pressão arterial invasiva (PAI), monitores de débito cardíaco tipo Swan-Ganz e os novos monitores ditos minimamente invasivos estão reservados aqueles casos mais complexos e de acordo com o julgamento médico. De igual modo, existe espaço para a utilização do ecocardiograma transesofágico em procedimentos como implante percutâneo de valva aórtica (TAVI), por exemplo.[5]

Monitores de Profundidade Anestésica Intraoperatória

Essa modalidade de monitores está se tornando cada vez mais comuns, tendo em vista a necessidade de manter o paciente num plano anestésico mais superficial ou mais profundo de acordo com a necessidade e da fase do procedimento. Nesse caso, pode-se monitorar o bloqueio neuromuscular a partir do *train-of-four* (TOF) que ajuda a evitar qualquer tipo de movimento muscular inconveniente ou mesmo garantir que determinado movimento não está sendo comprometido quando, por exemplo, o radiologista intervencionista ou neurocirurgião está embolizando um aneurisma numa região motora do cérebro.[5]

Outro equipamento importante dentro da prática anestésica na hemodinâmica é monitor de consciência intraoperatória como o índice biespectral (BIS) que representa um tipo compacto de eletroencefalograma. Esse aparelho monitora entre outras coisas parâmetros que podem sugerir a falta de alguns dos agentes utilizados na manutenção da anestésica como hipnóticos e/ou anestésicos opioides.[7]

ANESTESIA PARA PROCEDIMENTOS CARDIOLÓGICOS INTERVENCIONISTAS

Angiografia Coronariana e Intervenção Coronariana Percutânea

As angiografias e intervenções coronarianas são os procedimentos mais comuns com a presença do anestesiologista. A angiografia coronariana diagnóstica geralmente é feita com uma sedação leve, trazendo conforto ao paciente, mas mantendo-o cooperativo. Essa cooperação é de extrema importância, já que há momentos em que pode ser solicitado ao paciente que controle sua inspiração facilitando o manuseio e posicionamento do cateter, que faça a ingestão de medicamentos por via oral ou que venha a tossir para reverter uma bradicardia associada à injeção de contraste na coronária.[8]

As angioplastias com implante de *stent* em procedimentos programados ou de urgência também podem ser realizados com uma sedação leve ou moderada. No transcorrer de uma síndrome coronariana aguda, o paciente pode evoluir com instabilidade hemodinâmica, disfunção cardíaca e choque cardiogênico; situações onde pode haver necessidade de intubação orotraqueal e uso de fármacos vasoativos.[9]

Tratamento Percutâneo de Lesões Valvares

Os tratamentos percutâneos de valvas intracardíacas são realizados tanto em ambiente hemodinâmico quanto em sala híbrida. O ideal é um ambiente híbrido, ou seja, com recursos para intervenção cirúrgica aberta caso necessário, inclu-

Enfermagem em Cardiologia Intervencionista

sive com a equipe cirúrgica completa e material para instalação de circulação extracorpórea.

Normalmente, dependendo da experiência da equipe, é usado como técnica anestésica uma sedação moderada ou profunda nos procedimentos onde existe uma colaboração maior dos pacientes e uma equipe de enfermagem bem treinada. Em outros casos, se faz necessário a anestesia geral pelo fato da não colaboração do paciente, ou por determinadas dificuldades técnicas na manutenção das vias aéreas patente, como por exemplo durante o uso de ecocardiografia transesofágica.[10]

Eletrofisiologia

A ablação por cateter é um procedimento invasivo eletrofisiológico que visa eliminar ou obstruir um circuito arritmogênico. A radiofrequência é a forma mais comum de energia usada para realizar a ablação. Aplicando-se uma corrente de energia alternada de alta frequência e baixa potência, é produzida uma lesão tecidual focal e delimitada, mas que transmite uma sensação de desconforto e dor ao paciente durante a sua execução. A grande maioria desses procedimentos é realizada com sedação. Porém, para procedimentos mais demorados e que requerem imobilidade total, a anestesia geral é a escolhida.[11]

O implante de marca-passo permanente ou definitivo é considerado um procedimento minimamente invasivo. O acesso às câmeras cardíacas, em geral, é feito sob sedação e anestesia infiltrativa local pela veia subclávia. O gerador de estimulação costuma ser colocado por via subcutânea na região infraclavicular. É preciso atenção especial à manutenção da estabilidade hemodinâmica e evitar situações como hipóxia, hipercapnia e acidose, que podem interferir no limiar de sensibilidade no local do implante do eletrodo e afetar a segurança do paciente.[12,13]

Cuidados Pós-Procedimento Hemodinâmico

Ao término do procedimento intervencionista, os cateteres e introdutor são removidos na Hemodinâmica. Quando realizado por via femoral, após a compressão manual por 20 minutos para a hemostasia, realiza-se o curativo compressivo no local. No caso do exame ter sido realizado pela artéria radial, utiliza-se o dispositivo tipo pulseira com balão para compressão da artéria. O local será checado periodicamente, para averiguar a presença de sangramento. O tempo mínimo de repouso absoluto e em decúbito dorsal será de 4 a 6 horas (se por via femoral), não fletir o membro cateterizado, avaliar pulso e perfusão periférica do membro e manter a cabeceira do leito num ângulo inferior a 30°.

Do ponto de vista anestésico, o paciente poderá ser encaminhado para:

- recuperação anestésica: na Hemodinâmica, o paciente ficará sob os cuidados de enfermagem e supervisão do anestesiologista, tendo seus sinais vitais avaliados constantemente. O anestesiologista é o responsável pela alta do setor e na maioria dos casos o paciente é encaminhado para o quarto/leito de origem;

- UTI/UCO: os pacientes previamente internados nas unidades citadas retornarão para o local. No decorrer do procedimento hemodinâmico pode haver a necessidade de encaminhamento a unidade fechada seja pela complexidade do procedimento, complicações e intercorrências em geral e comorbidades. O anestesiologista acompanhará o paciente até as unidades críticas.

A Figura 14.2 representa o impresso de monitorização pós-anestésica, modelo do Hospital do Coração (HCor).

Enfermagem em Cardiologia Intervencionista

Página 1/2

Hospital do Coração
HCor
Associação do Sanatório Sírio

(Preencher quando não houver etiqueta)

Nome: _____

Idade: _____ anos _____ meses

IH: _____ Leito: _____

MONITORIZAÇÃO PÓS-ANESTÉSICA/SEDAÇÃO

Data: ____/____/_____	Horário da admissão: _____	Horário da alta: _____

Procedimento realizado: _____

Anestesia realizado: _____

Sinais Vitais Pré-operatórios	Resolução CFM nº1363 – 12 de Março de 1993 – Art. 2º

PANI (mmHg)	FC (bpm)	FR (rpm)	Temp. (°C)

VI – Todo paciente após a cirurgia deverá ser removido para a sala de recuperação pós-anestésica, cuja capacidade operativa deve guardar relação direta com aprogramação do centro cirúrgico.
VII – Enquanto não estiver disponível a sala de recuperação pós-anestésica, opaciente deverá permanecer na sala de cirurgia até a sua liberação pelo anestesista.
VIII – Os critérios de alta do paciente no período de recuperação pós-anestésica sãode responsabilidade intransferível do anestesista.

Índice para Avaliação dos Pacientes no Período Anestésico – Imediato

Intervalo			0"	15"	30"	45"	60"	90"	
Saturação de oxigênio O₂ ☐ Sim ☐ Não (0-2)	100% - 95%	2							
	94% - 90%	1							
	Menor 90%	0							
Frequência cardíaca (0-2)	Entre 90 e 60 bat/min	2							
	Entre 59 e 45 ou 120 e 91 bat/min	1							
	Menor que 45 ou maior que 120 bat/min	0							
Pressão arterial distólica (0-2)	Maior que 60 ou menor que 95 mmHg	2							
	Entre 40 e 60 ou 95 e 120 mmHg	1							
	Menor que 40 ou maior que 125 bat/min	0							
Temperatura (0-2)	Igual ao pré-anestésico	2							
	Entre 37 e 25,5 °C	1							
	Acima de 37 ou abaixo de 35,4°C	0							
Ritmo cardíaco (0-2)	Sinusal	2							
	Arritmias atriais	1							
	Arritmias ventriculares	0							
Dor Escala numérica verbal (0-4)	Zero (0) – Sem dor	4							
	Um a três (1 a 3) – Fraca	3							
	Quatro a seis (4 a 6) – Moderada	2							
	Sete a nove (7 a 9) – Intensa	1							
	Dez (10) – Insuportável	0							
Conciência (0-2)	Desperto totalmente	2							
	Responde a estímulos auditivos	1							
	Não responde a estímulos auditivos e/ou táteis	0							
Comportamento (0-2)	Calmo	2							
	Agitado	1							
	Agressivo ou apático	0							
Náuseas e/ou vômitos	Náuseas e vômitos ausentes	2							
	Apenas náuseas presente	1							
	Náuseas e vômitos presentes	0							
Atividade motora sob comando (0-2)	Capacidade de movimentar 4 membros	2							
	Capacidade de movimentar 2 membros	1							
	Incapacidade de movimentar todos os membros	0							
Curativo (0-2)	Limpo	2							
	Parcialmente embebido de sangue	1							
	Totalmente embebido de sangue	0							
SVD Diurese ☐ Sim ☐ Não (0-2)	Presente ou ausente	2							
	Presente com manobras	1							
	Retenção urinária	0							
TOTAL DE PONTOS									

Intervalo	0'	15'	30"	45"	60"	90"
SPO²						
FC (bpm)						
PANI (mmHg)						
Temperatura (°C)						

O VALOR MÍNIMO PARA ALTA É DE 18 PONTOS

ATENÇÃO: ENQUANTO ALGUM ITEM ESTIVER EM NEGRITO EM ADULTOS, A ALTA NÃO PODERÁ SER LIBERADA. CASO ALGUM ITEM NÃO SE APLIQUE, INDENTIFICAR (NA).

Capítulo 14 • Anestesia no Laboratório de Hemodinâmica

Página 2/2

Plano de Cuidados de Enfermagem

Diagnóstico de Enfermagem	Prescrição de Enfermagem	Horário
1. DÉBITO CARDÍACO diminuído ☐ Arritmia ☐ Mudanças no ECG ☐ Outros	Anotar e comunicar ao enfermeiro(a)	
2. DOR aguda ☐ Relato verbal ☐ Alteração da FC ☐ Agitação	Avaliar referência álgicas e anotar em escala numérica de dor, comunicar ao enfermeiro(a)	
3. ELIMINAÇÃO urinária prejudicada ☐ Retenção urinária ☐ Outros	Comunicar ao enfermeiro(a) para realização de manobras e/ou sondagem vesical de alívio	
4. NÁUSEA ☐ Medicamentos ☐ Distensão gástrica ☐ Outros	Comunicar ao enfermeiro(a) sinais de náuseas e/ou vômitos e anotar (aspecto e volume) de vômitos	
5. Padrão RESPIRATÓRIO ineficaz ☐ Oximetria/SpO$_2$<90% ☐ Outros	Comunicar ao enfermeiro(a) e administrar O$_2$, se cateter nasal, máximo 3 L/min, se máscara, máximo 8 L/min	
6. PERFUSÃO TISSULAR periférica ineficaz ☐ Interrupção do fluxo venoso/arterial ☐ Outros	Avaliar, anotar e comunicar ao enfermeiro(a) sinais de cianose em extremidades	
7. Risco de ASPIRAÇÃO ☐ Traqueostomia ☐ Outros	Comunicar ao enfermeiro(a) para realizar aspiração de vias aéreas superiores e anotar	
8. Risco de INFECÇÃO ☐ Procedimentos invasivos ☐ Trauma	Manter curativos oclusivos, comunicar ao enfermeiro(a) sinais de sangramento, anotar (aspecto e volume)	
9. Risco de INTEGRIDADE DA PELE prejudicada ☐ Alterações no turgor da pele ☐ Sinais flogísticos em AVP e/ou incisão cirúrgica ☐ Outros	Realizar a troca da punção venosa, manter curativo oclusivo e comunicar ao enfermeiro(a) para realizar **Não conformidade (NC)**	
10. Risco de QUEDAS ☐ Condições pós-operatórias ☐ Idade ☐ Outros	Manter grades elevadas	
11. Risco de desequilíbrio na TEMPERATURA CORPORAL ☐ Sedação ☐ Exposição a ambientes frios ☐ Outros	Aquecer com cobertores e/ou manta térmica se temperatura < 37°C	
☐ 12. Avaliar e anotar sondas e/ou drenos (aspectos e volumes)		
☐ 13. Avaliar e anotar, em impressos próprio, irrigação contínua, entrada da solução (quantidade) e saída (aspectos e quantidade).		
☐ 14. Verificar pulseira de identificação e pulseira de risco.		

Enfermeiro (a): _____ COREN/CARIMBO:

Anotações de Enfermagem

Monitorização utilizada

☐ ECG ☐ SpO$_2$ ☐ PANI ☐ Manta térmica ☐ VENAFLOW

☐ Máscara/cateter de O$_2$ _____ (litros/minutos) ☐ Bomba de PCA/VIGON

Responsável pela Alta

Data: _____/_____/_____ Hora: _____ Passado plantão para: _____

Médico: _____ CRM: _____

Téc. de Enfermagem/Enfermeiro(a): _____ COREN/CARMIBO

FIGURA 14.2. Modelo do impresso de monitorização pós-anestésica/sedação do Hospital do Coração (HCor).

REFERÊNCIAS

1. Gross WL, Weiss MS. Non: Operating Room Anesthesia. In: Miller's Anesthesia. 8ed. California; 2015. p. 2646-76.

2. Dickerson DM, Apfelbaum J. Out-Patient Anesthesia Consent. In: Basics of Anesthesia. 7ed. 2018. p.634-57.

3. Wittkugel E, Varughese A. Development of a nurse-assisted preanesthesia evaluation program for pediatric outpatient anesthesia. Paediatric Anaesthesia. 2015.

4. RESOLUÇÃO CFM nº 1.886/2008. Brasília, Brasil; 2008. p.271.

5. Reich DL, Kahn RA, Mittnacht AJC, Leibowitz AB, Stone ME, Eisenkraft JB. Monitoring in anesthesia and perioperative care. Monitoring in Anesthesia and Perioperative Care. 2011.

6. Crimlisk JT, Johnstone DJ, Winter MR. Cardiac Monitoring. Dimensions of Critical Care Nursing. 2015.

7. Bruhn J, Bouillon TW, Shafer SL. Bispectral index (BIS) and burst suppression: Revealing a part of the BIS algorithm. Journal of Clinical Monitoring and Computing. 2000.

8. Watkinson AF, Francis IS, Torrie P, Platts AD. The role of anaesthesia in interventional radiology. British Journal of Radiology. 2002.

9. Braithwaite S, Kluin J, Buhre WF, de Waal EEC. Anaesthesia in the cardiac catheterization laboratory. Current opinion in anaesthesiology. 2010.

10. Van Brabandt H, Neyt M, Hulstaert F. Transcatheter aortic valve implantation (TAVI): risky and costly. BMJ. 2012.

11. Anderson R, Harukuni I, Sera V. Anesthetic considerations for electrophysiologic procedures. Anesthesiology Clinics. 2013.

12. Paglia E, Carter J. Cardiac Pacemakers. Hospital Medicine Clinics. 2017.

13. Tolat A V., Zimetbaum PJ. Pacemaker Implantation and Indications. In: Implantable Cardiac Pacemakers and Defibrillators: All You Wanted to Know. 2007.

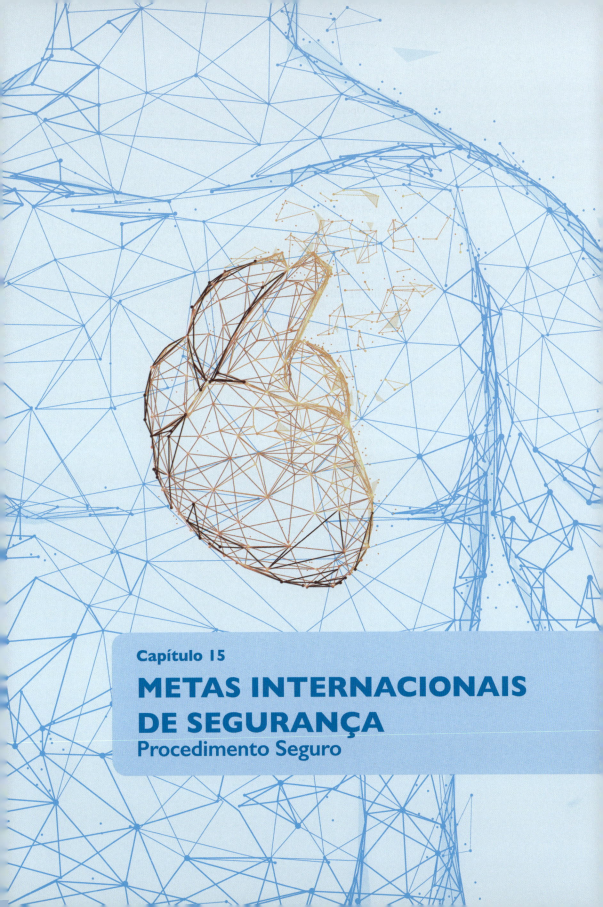

Capítulo 15
METAS INTERNACIONAIS DE SEGURANÇA
Procedimento Seguro

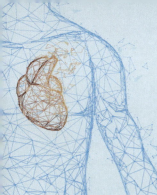

Capítulo 15
METAS INTERNACIONAIS DE SEGURANÇA
Procedimento Seguro

Madalena Monterisi Nunes
Tânia Chapina Migani

INTRODUÇÃO

A percepção pela qualidade e segurança na assistência ao paciente é antiga, a primeira legislação sobre o assunto surgiu 200 anos a.C., escrita pelo imperador da Babilônia (Rei Hamurabi). O contexto dessa legislação denominada Código de Hamurabi era "não causar mal a alguém".[1]

Anos depois Hipócrates (460-377 a.C.) descreve: *Primum, non nocere* (Primeiro, não me cause dano).[2,3]

Pensando naquele período sem recursos com o atendimento à saúde associado a um único profissional (o médico ou curandeiro) o reconhecer em não causar dano, reflete muito às tratativas que eram realizadas no atendimento aqueles doentes.

Ao longo da história outros personagens foram agregando e ampliando a visão quanto ao cuidado, acrescentando fragmentos que compõem o todo relacionado à segurança do paciente que discutimos e nos dão base até hoje. Como por exemplo:

- Florence Nightingale, 1820-1910, enfermeira: introduziu medidas inovadoras melhorando o ambiente de cuidado ao paciente (iluminação, limpeza, o sanitarismo, a ventilação, a temperatura, odores e ruídos), redução do número de leitos por enfermaria, individualização do cuidado e o isolamento para evitar a contaminação cruzada;[6]

- Ernest Codman, 1869-1940, médico cirurgião: propôs o conceito *quality of care*, foi um dos precursores da auditoria hospitalar ao acompanhar o progresso e os resultados da recuperação de pacientes buscando evidências de erros relacionados ao tratamento de forma sistemática. O American College of Surgeons começou então a inspecionar os hospitais em 1918;[4]

- William Edwards Deming, 1900-1993, estatístico: considerado o "pai da qualidade", utilizou informações estatísticas e administrativas, desenvolveu um programa composto de 14 princípios voltados para a melhoria do gerenciamento da qualidade, entre eles o 9° que se refere a eliminar as barreiras entre os departamentos, e o 14° que refere ao engajamento de todos no processo de transformação, pois a transformação é competência de todos. O ciclo de PDCA criado por Walter A. Shewhart em 1930, foi amplamente divulgado e aplicado por Deming e está fundamentado em atividades planejadas e recorrentes para melhorar os resultados e atingir as metas estabelecidas (melhoria continua) tornando os processos mais ágeis, claros e objetivos;[3]

- Avedis Donabediam, 1919-2000, administrador: sistematiza o conhecimento sobre qualidade, propondo nomenclatura e normatização de conceitos, como a tríade de Donabedian (estrutura, processo e resultado). Definiu os sete pilares da qualidade (eficácia, eficiência, otimização, aceitabilidade, legitimidade, equidade e custo);[4]

- Archibald Leman Cochrane, 1909-1988, médico: contribuiu para o desenvolvimento da epidemiologia, enfatizando estudos com ensaios randomizados e foi o pioneiro da medicina baseada em evidências;[2]

- Joseph Moses Juran, 1904-2008, engenheiro: define a qualidade em dois contextos: 1ª qualidade consiste nas características do produto que satisfazem as necessidades do cliente e geram lucros (logo , alta qualidade implica, geralmente, em maiores custos), e 2ª qualidade é a ausência de defeitos ou erros (logo, alta qualidade custa em regra, menos dinheiro para as empresas). Juran defendeu a gestão da qualidade em três aspectos fundamentais denominados trilogia de Juran que compreende: melhoria, planejamento e controle da qualidade;[14]

- John E. Wennberg, 1934, médico: trabalhou com pesquisas voltadas a quantificar as variações da prática clínica, reformulou como o pacientes e os prestadores de cuidados de saúde medem o valor dos cuidados de saúde, os padrões de cuidados no fim da vida, a iniquidade no sistema de reembolso e a subutilização dos cuidados preventivos, para que os pacientes sejam empoderados e participem do seu cuidado. Atualmente, realiza uma pesquisa para a Iniciativa de Prevenção e Rastreamento do Câncer de Pulmão do Maine, financiada pela Bristol-Myers Squibb Foundation.[4]

Com todas as tecnologias e medicamentos desenvolvidos no tratamento de doenças, como cirurgias minimamente invasivas, equipamentos para prolongar a vida, expomos os pacientes aos mais diversos riscos durante seu período de internação.[20] Segundo Vincent e Amalberti, 2016, "a segurança é, em vários aspectos, um alvo em constante movimento. À medida que os padrões de cuidado melhoram e aumentam as preocupações com a segurança dentro de um sistema, mais eventos passam a ser considerados problemas relacionados à segurança. Podemos dizer, de forma muito realista, que a inovação e a melhoria dos padrões de cuidado criam novas formas de dano, uma vez que surgem novas maneiras pelas quais o sistema de saúde pode falhar, prejudicando os pacientes".[20]

O marco sobre segurança do paciente surgiu no ano de 2000 com a divulgação do relatório do Institute Of Medicine (IOM) *To Err is Human* (Errar é Humano) (Figura 15.1), nessa pesquisa retrospectiva identificaram 100 mil mortes ocasionadas por eventos adversos a cada ano nos Estados Unidos.[5]

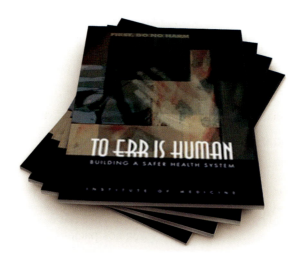

FIGURA 15.1. Relatório do Institute Of Medicine (IOM): To Err is Human (Errar é Humano).
Adaptado de: https://www.google.com.br/imgres?imgurl=http://images.nap.edu/images/cover.php?id%3D9728&imgrefurl=http://www.nationalacademies.org/hmd/Reports/1999/To-Err-is-Human-Building-A-Safer-Health-System.aspx&h=300&w=200&tbnid=Ccn4JP7p7qHgpM:&tbnh=160&tbnw=106&usg=__CB3_3q4GoIgGi7sUpwlBVNzk5M4%3D&vet=1oahUKEwj8mLTs3O7aAhXCgJAKHVQ0CiUQ_B0ItwEwDA..i&docid=ryCqgyiOra2BgM&itg=1&sa=X&ved=0ahUKEwj8mLTs3O7aAhXCgJAKHVQ0CiUQ_B0ItwEwDA.

Pensando na segurança do paciente como uma estratégia para o mundo, em outubro de 2004 a Organização Mundial de Saúde (OMS) criou a Aliança Mundial para a Segurança do Paciente (*World Alliance for Patient Safety*), os objetivos desse programa denominado *Patient Safety Program* foram desenvolver, organizar e definir conceitos sobre segurança do paciente e criar medidas de segurança para o atendimento ao paciente e aumentar a qualidade dos serviços de saúde.[9]

Nas pesquisas realizadas encontraram diferentes definições de erro em saúde e de evento adverso motivando a OMS desenvolver o *International Classification for Patient Safety* (Classificação Internacional de Segurança do Paciente), sendo definido:

- segurança do paciente: reduzir a um mínimo aceitável, o risco de dano desnecessário associado ao cuidado de saúde;

- evento adverso: incidente que resulta em dano ao paciente;

- dano: comprometimento da estrutura ou função do corpo e/ou qualquer efeito oriundo, incluindo-se: doenças, lesão, sofrimento, morte, incapacidade ou disfunção, podendo assim ser físico, social ou psicológico.[9]

Conforme a divulgação do *Patient Safety Solutions Preamble* (Maio/2007): *All patients have a right to effective, safe care at all times* (Todos os pacientes têm direito a cuidados eficazes e seguros em todos os momentos). Em 2005, a OMS em parceria com outras organizações internacionais, como a Joint Commission International (JCI) e The Joint Commission, identificou seis áreas de atuação, desenvolvendo o *Solutions for Patient Safety* (Soluções para Segurança do Paciente). Houve a colaboração de líderes da área da saúde de diversos países para enfrentar as áreas mais problemáticas relacionadas à assistência à saúde desenvolvendo *standardized operating protocols* (SOPs), ou seja, protocolos operacionais padronizados, para minimizar riscos e danos na assistência prestada aos pacientes.[4]

Essa parceria estabeleceu as Metas Internacionais para a Segurança do Paciente (*International Patient Safety Goals*), nas 6 áreas mais críticas:

- meta 1: identificar os pacientes corretamente;

- meta 2: melhorar a efetividade da comunicação entre profissionais da assistência;

- meta 3: melhorar a segurança de medicações de alta vigilância;

- meta 4: assegurar cirurgias com local de intervenção correto e procedimento correto;

- meta 5: reduzir o risco de infecções associadas aos cuidados de saúde;

- meta 6: reduzir o risco de lesões aos pacientes, decorrentes de quedas.[7]

Nesse mesmo ano, foram lançados os Desafios Mundiais para a Segurança do Paciente (*Global Patient Safety Challenges*), sendo os temas retrospectivamente descritos:

- 1º Desafio (2005/2006) – *Clean Care is Safer Care* (Cuidado limpo é cuidado mais seguro): a proposta foi encorajar a adoção de medidas para prevenção de infecção reduzindo infecções associadas ao cuidado à saúde. Esse primeiro tema é composto por 5 elementos:

1. segurança do sangue e hemoderivados;

2. administração segura de injetáveis e imunobiológicos;

3. procedimentos clínicos e cirúrgicos seguros;

4. segurança na qualidade e disponibilidade de água, saneamento básico e gerenciamento de resíduos;

5. higienização das mãos (testar e implementar diretrizes - *guidelines*);[4]

- 2º Desafio (2007/2008) – *Safe Surgery Saves Lives* (Cirurgia Segura Salva Vidas): o foco foi implantar iniciativas para melhorar o cuidado ao paciente cirúrgico:

1. implantar o *checklist* de Cirurgia Segura com as 3 fases estabelecidas (*sign in*: antes da indução anestésica; *timeout*: antes da incisão e *sign out*: antes do paciente sair da sala);

2. registrar os eventos adversos ocorridos na sala operatória;

3. assegurar atendimento seguro ao paciente na recuperação pós-anestésica e no pós-operatório;

4. prevenção de infecções do sítio cirúrgico;

5. anestesia segura;

6. equipes cirúrgicas eficientes;

7. indicadores da assistência cirúrgica;[8]

- 3º Desafio (2009/2010) – *Tackling Antimicrobial Resistance* (Enfrentando a Resistência Microbiana): estabelecer o controle de bactérias multirresistentes nos serviços de saúde e na comunidade. Observou-se que a resistência microbiana está ocorrendo em todo o mundo, rumo a uma era em que as pessoas morrem de infecções simples tratáveis há décadas e que alguns antibióticos não estão sendo efetivos em vários países. E que devido à mutação das bactérias, que têm se tornado imune aos medicamentos devido mal uso, erro na indicação e no tratamento, venda indiscriminada e excesso de dose (tempo prolongado da terapia). No Brasil a

Agência Nacional de Vigilância Sanitária (Anvisa) vem tomando medidas para reverter esse quadro com algumas ações:

1. RDC nº20, de 5 de maio de 2011 institui o Controle de Medicamentos Antimicrobianos – algumas premissas dessa normativa estabelece critérios para prescrição, dispensação, controle, embalagem e rotulagem de medicamentos antimicrobianos. As farmácias e drogarias privadas e as unidades públicas devem dispensar esses medicamentos mediante a retenção de receita e devem manter o controle desses medicamentos.[15]

No Brasil as principais legislações relacionadas à segurança do paciente são:

- Portaria nº 1.660, de 22 de julho de 2009, instituiu o Sistema de Notificação e Investigação em Vigilância Sanitária (VIGIPÓS), no âmbito do Sistema Nacional de Vigilância Sanitária, para monitorar, analisar e investigar eventos adversos e queixas técnicas relacionadas aos serviços e produtos sob vigilância sanitária na fase de pós-comercialização e pós-uso. Sendo o NOTIVISA a ferramenta de notificação do VIGIPÓS;[10]

- RDC nº 63, de 25 de novembro de 2011, dispõe sobre os requisitos de boas práticas de funcionamento para os serviços de saúde;[16]

- Portaria nº 529, de 1 de abril de 2013, institui o Programa Nacional de Segurança do Paciente (PNSP), objetivo geral contribuir para a qualificação do cuidado em saúde em todos os estabelecimentos de saúde do território nacional;[13]

- RCD nº 36, de 25 de julho de 2013, institui ações para a promoção da segurança do paciente e a melhoria da qualidade nos serviços de saúde;[17]

- Portaria nº 1.377, de 9 de julho de 2013, aprova os protocolos de segurança do paciente, incluindo o protocolo de cirurgia segura;[11]

- Portaria nº 2.095, de 24 de setembro de 2013, aprova os protocolos básicos de segurança, incluindo o protocolo de cirurgia segura.[12]

Com a disseminação pela busca da certificação de qualidade pelos hospitais privados e instituições públicas no Brasil por meio das acreditadoras, que se baseiam em critérios e padrões determinados para avaliarem seus serviços, as principais que dispõem esse serviço no Brasil são: Organização Nacional de Acreditação (ONA), Joint Commission International (JCI), Canadian Council on Health Services Accreditation (CCHSA), Accreditation Canada International (ACI), National Integrated Accreditationa for Healthcar Organizations (NIAHO), Heath Services Accreditation (IQG).

Os processos de acreditação favorecem a uma educação permanente e sistemática que qualificam o serviço, baseiam-se em diretrizes, processos e protocolos, favorecendo a disseminação e adesão das metas internacionais de segurança do paciente e melhores práticas assistenciais.

Ao realizarmos o procedimento cirúrgico, entende-se a atender os protocolos promovendo melhorias específicas na segurança do paciente. Os protocolos nacionais e internacionais destacam áreas mais problemáticas nos cuidados de saúde e reconhecendo que uma estruturação de sistemas de alerta é importante à prestação de cuidados de saúde seguros (Figura 15.2).

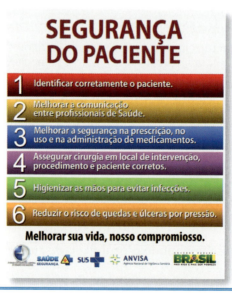

FIGURA 15.2. Metas internacionais de segurança do paciente da Organização Mundial de Saúde (OMS).
Fonte: https://www.google.com.br/search?q=metas+de+seguran%C3%A7a&safe=active&rlz=1C1GGRV_pt-BRBR749BR750&source=lnms&tbm=isch&sa=X&ved=0ahUKEwj-nqTaoo3bAhXKFJAKHWytBTkQ_AUICigB&biw=1280&bih=825#imgrc=UE0t1xTzQQgpYM

PROTOCOLO SEGURO

Identificar Corretamente o Paciente

A qualquer momento, situações podem induzir o profissional ao erro, como: pacientes podem estar sedados, desorientados, não totalmente alertas, podem ser trocados de leito, pacientes com o mesmo nome (homônimos), entre outros; e devem garantir que o cuidado seja realizado no paciente correto. Em todos os momentos do cuidado o paciente deve ser identificado evitando assim a troca de seu cuidado.

O objetivo desse protocolo é destinar o cuidado ou tratamento a pessoa correta e que esse cuidado ou procedimento corresponda aquele indivíduo.[7] Para o cumprimento dessa meta o ideal é criar um processo com dois identificadores, ou seja, duas maneiras de identificar o paciente, como o nome completo do paciente, data de nascimento, código de barra, entre outros. Após definir os dois identificadores, o paciente deve ser identificado antes de qualquer intervenção no seu cuidado, principalmente os invasivos como administração de medicamentos, hemoderivados, procedimentos hemodinâmico e cirúrgico, entre outros.

Melhorar a Comunicação Efetiva

Uma comunicação eficaz, clara, objetiva no cuidado do paciente é de extrema importância para se evitar os erros e eventos adversos ao paciente.

Há momentos no cuidado que a comunicação precisa ser realizada o mais rapidamente possível para a continuidade do cuidado, como em emergências, no caso de um resultado crítico de exames de análises clínicas ou de imagem, em transição de cuidados como passagem de plantão entre turnos ou transferências de unidade.

Como a comunicação verbal e ou telefônica pode levar a entendimentos diferentes do que realmente foram ditos, o ideal é evitar ao máximo esse tipo de comunicação. Mas, não podendo ser evitado, a eficácia da comunicação deve ser realizada com medidas de segurança padronizadas, protocolos descritos e monitoradas no cuidado.

O uso de ferramenta ou de metodologias para assegurar a informação transmitida deve ser utilizado como instrumento facilitador e seguro. Para as transmissões verbais e/ou telefônicas o *read back*, ou seja, a anotação e releitura da informação ajudam a evitarmos condutas erradas. Para a transição do cuidado como passagem de plantões e/ou cuidado é sugerido um instrumento onde se registre as recomendações específicas que aquele paciente necessite e que o profissional que dará continuidade do cuidado precise saber prontamente para evitar danos (Figura 15.3).

Hospital do Coração
HCor
Associação do Sanatório Sírio

TRANSIÇÃO DE CUIDADOS DA HEMODINÂMICA PARA:

( ) UI ( ) UTI ( ) UCO ( ) PS ( ) CC

1. Procedimento realizado: ______________________________
____

2. Intercorrências?
( ) Não ( ) Sim: ______________________________

3. Resultado crítico?
( ) Não ( ) Sim: Caso passado para: ______________________________

- ☐ Insucesso
- ☐ Complicações vasculares
- ☐ Alergia ao meio de contraste
- ☐ Complicações técnicas
- ☐ Dissecção coronária
- ☐ Perfuração coronária

Outras: ______________________________

FIGURA 15.3. Modelo do Hospital do Coração (HCor) para instrumento de registro de recomendações específicas para transição de cuidado ao paciente.

Melhorar a Segurança no Uso de Medicamentos

Erros de medicação são hoje as causas de maior número de eventos adversos causados ao paciente. O processo de medicação é extenso, está presente em várias etapas do cuidado, desde a aquisição até a administração. Pela sua complexidade os profissionais de saúde possuem dificuldade em notificar um evento quando alguma etapa desse processo é quebrada.

Por ser um protocolo complexo, as recomendações é ressaltar o cuidado com medicamentos de alta vigilância, que segundo (Manual da Joint Comission International) "são aqueles medicamentos envolvidos em uma alta porcentagem de erros e/ou eventos sentinela, bem como medicamentos que carregam um maior risco a outros resultados adversos".[27] Outros medicamentos preocupantes são aqueles de aparência, grafia ou som semelhantes. Recomenda-se que uma relação de medicamentos de alta vigilância seja criada por cada instituição de acordo com a relação de medicamentos padronizados e de acordo com as áreas de atuação. Algumas organizações podem contribuir na elaboração de uma listagem como OMS (Organização Mundial de Saúde), ISMP (Instituto para Práticas Seguras no uso de Medicamentos), Ministério da Saúde e na literatura.

É importante também, criar medidas de segurança para o uso desses medicamentos, como embalagem diferente na distribuição, etiquetas de alerta, ou outras formas de diferenciação dos demais medicamentos como forma de alerta.

Cirurgia/Procedimento Seguro

O protocolo para Cirurgia Segura deverá ser aplicado em todos os locais dos estabelecimento de saúde em que sejam realizados procedimentos, quer terapêuticos, quer diagnósticos, que impliquem em incisão no corpo humano ou em introdução de equipamentos endoscópios, dentro ou fora de centro cirúrgico, por qualquer profissional de saúde.[8]

É importante ressaltar que áreas como hemodinâmica, radiologia intervencionista, departamento de endoscopia, entre outros, utilizem esse protocolo. O protocolo visa assegurar ao paciente que a cirurgia proposta seja realizada corretamente, se houver lateralidade no procedimento que o mesmo seja demarcado corretamente e que seja para o paciente certo. Na Figura 15.4, observa-se o impresso de *checklist* utilizado no Hospital do Coração (HCor).

Enfermagem em Cardiologia Intervencionista

Hospital do Coração **HCor** Associação do Sanatório Sírio		**RELATÓRIO DE *CHECKLIST***	

IH: **Nome:** **Data de Nascimento:__/__/____**

Equipe médica:

Cirurgião (ões):

Não se aplica	Sim	Não	*Check-in* – Hemodinâmica
☐	☐	☐	Paciente certo: realizado identificação através do nome completo, data de nascimento/pulseira de identificação?
☐	☐	☐	Procedimento certo: confirmado o procedimento hemodinâmico através do pedido de exame e prontuário?
☐	☐	☐	Confirmado a assinatura do termo de consentimento informado?
☐	☐	☐	Foi realizada avaliação pré anestésica?
☐	☐	☐	Possui algum tipo de alergia?
☐	☐	☐	Possui acesso venoso?
☐	☐	☐	Foi instalado monitorização de sinais vitais (PA, FC) e oxímetro?
☐	☐	☐	Foram checados os equipamentos e materiais para a realização do procedimento?
☐	☐	☐	Materiais consignados/ OPME estão em sala e foram conferidos com toda equipe?
Não se aplica	**Sim**	**Não**	***Timeout* – Hemodinâmica**
☐	☐	☐	Há exames essências disponíveis em sala?
☐	☐	☐	Confirmado o nome do paciente, procedimento a ser realizado e membros da equipe: hemodinamicista e equipe de enfermagem?
☐	☐	☐	Hemodinamicista: Avaliado possíveis situações críticas?
Não se aplica	**Sim**	**Não**	***Checkout* – Hemodinâmica**
☐	☐	☐	Informado verbalmente o nome do procedimento ocorrido?
☐	☐	☐	Identificado adequadamente as peças para exames anátomo - patológico?
☐	☐	☐	Foi identificado algum problema pela equipe médica com algum equipamento/material?
☐	☐	☐	Hemodinamicista, enfermeiro e anestesiologista planejaram cuidados pós-procedimento para a continuidade do cuidado?
☐	☐	☐	Houve dupla checagem de medicamentos de alta vigilância?

Apontamentos:
Check-in – Hemodinâmica
Timeout – Hemodinâmica
Checkout – Hemodinâmica

FIGURA 15.4. Modelo de relatório de *checklist* do Hospital do Coração (HCor).

Capítulo 15 • Metas Internacionais de Segurança: Procedimento Seguro

O Ministério da Saúde do Brasil aderiu à campanha: Cirurgias Seguras Salvam Vidas (OPAS/OMS-MS/SAS–ANVISA e CBC) (Safe Surgery Saves Lives), cujo objetivo é melhorar a segurança do cuidado cirúrgico em todo o mundo, definindo padrões de segurança que podem ser aplicados em todos os países membros da OMS. O Ministério da Saúde/Secretaria de Atenção à Saúde, Agência Nacional de Vigilância Sanitária/Gerência Geral de Tecnologia em Serviço de Saúde e Organização Pan-Americana da Saúde (OPAS)/OMS representação Brasil e Colégio Brasileiro de Cirurgiões (CBC), lançaram oficialmente o segundo desafio mundial para a segurança do paciente por meio do projeto "Cirurgias Seguras Salvam Vidas".

O foco dessa iniciativa é a adoção nos hospitais de uma lista de verificações, um *checklist* padronizado, preparado por especialistas para ajudar as equipes cirúrgicas a reduzirem as ocorrências de danos ao paciente. Consiste de uma avaliação integral do paciente previamente a cada procedimento cirúrgico/procedimentos invasivos. Tentando assim, garantir os padrões de segurança estabelecidos, garantir que os eventos adversos apresentados na sala de cirurgia e recuperação sejam registrados de forma efetiva, garantir adequada atenção do paciente pós-cirúrgico, tanto na sala de recuperação como no leito hospitalar. Alguns materiais estão disponibilizados para ajudar na construção do *checklist*, como a lista de verificação da Organização Mundial de Saúde (OMS) – Cirurgias Seguras Salvam Vidas (Figura 15.5).

Muitos eventos adversos evitáveis acontecem em procedimentos invasivos por não checarmos itens primordiais como a identificação do paciente, o local da incisão e até mesmo algum material de biópsia que pode extraviar.

É importante ressaltar que o protocolo de cirurgia segura deve ser utilizado para procedimentos invasivos realizados dentro ou fora do centro cirúrgico.

Reduzir o Risco de Infecções Associadas aos Cuidados de Saúde

As infecções relacionadas à assistência à saúde constituem um problema grave e um grande desafio, exigindo ações efetivas de prevenção e controle pelos serviços de saúde.[25]

CHECKLIST DA CAMPANHA DE CIRURGIA SEGURA – OMS

Antes da indução anestésica	Antes de iniciar a cirurgia	Antes do paciente sair da sala cirúrgica
☐ Confirmação sobre o paciente • Identificação do paciente • Local da cirurgia a ser feita • Procedimento a ser realizado • Consentimento informado realizado ☐ Sítio do lado correto/ou não se aplica ☐ Checagem do equipamento anestésico OK ☐ Oxímetro de pulso instalado e funcionando O paciente tem alguma alergia? ☐ Não ☐ Sim _____ Há risco de via aérea difícil/broncoaspiração? ☐ Não ☐ Sim e há equipamento disponível Há risco de perda sanguínea > 500 mL (7 mL/kg em crianças)? ☐ Não ☐ Sim e há acesso venoso e planejamento para reposição	☐ Todos os profissionais da equipe confirmam seus nomes e profissões ☐ O cirurgião, o anestesista e a enfermagem verbalmente confirmam • Identificação do paciente • Local da cirurgia a ser feita • Procedimento a ser realizado Antecipação de eventos críticos: ☐ Revisão do cirurgião: há passos críticos na cirurgia? Qual sua duração estimada? Há possíveis perdas sanguíneas? ☐ Revisão do anestesista: há alguma preocupação em relação ao paciente? ☐ Revisão da enfermagem: houve correta esterilização instrumental cirúrgico? Há alguma preocupação em relação aos equipamentos? ☐ O antibiótico profilático foi dado nos últimos 60 minutos? ☐ Sim ☐ Não se aplica Exames de imagem estão disponíveis? ☐ Sim ☐ Não se aplica	A enfermeira confirma verbalmente com a equipe: ☐ Nome do procedimento realizado ☐ A contagem de compressas, instrumentos e agulhas está correta (ou não se aplica) ☐ Biópsias estão identificadas e com o nome do paciente Houve algum problema com equipamentos que deve ser resolvido ☐ O cirurgião, o anestesista e a enfermagem analisam os pontos mais importantes na recuperação pós-anestésica e pós-operatória desse paciente

FIGURA 15.5. Lista de verificação da Organização Mundial de Saúde (OMS): Cirurgias seguras salvam vidas.

Adaptado de: https://www.google.com.br/search?q=check+list+da+OMS&safe=active&rlz=1C1GGRV_ pt-BRBR749BR750&source=lnms&tbm=isch&sa=X&ved=0ahUKEwi8ss_BjJfbAhXCFpAKHVimD3YQ_AUICigB&biw=1280&- bih=825#imgrc=gndPTSM5iY1mjM

As mãos constituem a principal via de transmissão de microorganismos durante a assistência aos pacientes, pois a pele é um reservatório de diversos micro-organismos, que podem ser transmitidos de várias formas durante o cuidado. Portanto, a higienização das mãos é um dos procedimentos, se não o mais importante que nenhum profissional da saúde pode negligenciar no momento do cuidado, desde uma simples higienização até uma antissepsia cirúrgica.

As altas taxas de infecção associadas ao cuidado é uma grande preocupação dos pacientes e profissionais de saúde. A maioria das instituições de saúde, se não todas, possuem controle dessas taxas de infecções comuns em todos os ambientes de cuidados de saúde. A higienização correta das mãos hoje é a mais importante diretriz recomendada e disponível pelas organizações como OMS e US CDC (Centro de Controle e Prevenção de Doenças dos Estados Unidos).[7]

Existem os cinco momentos-chaves, de conhecimento de todos os profissionais da saúde para higienização das mãos:

1. antes de entrar em contato com o paciente;

2. antes de procedimento asséptico;

3. após risco de exposição a fluidos corporais;

4. após o contato com o paciente;

5. após contato com as superfícies próximas ao paciente.

O monitoramento do cumprimento dessa diretriz e campanhas de conscientização aos profissionais da saúde são muito importante.

Reduzir o Risco de Lesões ao Paciente Decorrentes de Quedas

Muitos eventos adversos decorrem de lesões provenientes de queda do paciente. Essas queda podem ser decorrente de fatores de risco extrínsecos e intrínsecos:

• extrínsecos: que não faz parte do conteúdo essencial de alguma coisa; que se encontra no exterior de algo ou de alguém. No caso, em determinado período do dia, uso de calçados inadequados, mudança de ambiente, entre outros;

• intrínsecos: que faz parte da essência de alguém, que é característico, próprio, essencial ou fundamental, inerente, como por exemplo: idade, comprometimento cognitivo, *déficit* sensorial (audição, visão e tato), entre outros.

É importante que a instituição de saúde implemente um processo de avaliação de risco de queda para o paciente e de reavaliação durante seu período de internação. O manual da JCI preconiza que esse cuidado deve ser ampliado ao paciente externo, ou seja, aqueles que circulam nas instituições como em ambulatórios, laboratórios clínicos e de imagem, pronto-atendimento, entre outros.

Atender a esses protocolos de segurança ao paciente, recomendados pela OMS, ANVISA, Ministério da Saúde, Instituições Acreditadoras/Certificadoras de Qualidade, entre outras organizações, é fundamental. Entretanto, é essencial que se crie e estimule uma cultura de segura dentro das instituições de saúde.

Cultura da segurança, segundo a Resolução – RDC nº 36, 25 de julho de 2013, é o conjunto de valores, atitudes, competências e comportamentos que determinam o comprometimento com a gestão da saúde e da segurança, substituindo a culpa e a punição pela oportunidade de aprender com as falhas e melhorar a atenção à saúde.[17]

REFERÊNCIAS

1. Código de Hamurabi, escrito pelo rei Hamurabi aproximadamente 1772 AC. Local Mesopotâmia. Museu do Louvre. Site: https://www.suapesquisa.com/mesopotamia/codigo_hamurabi.htm.
2. Cochrane AL, site: https://www.britannica.com/biography/Archibald-Leman-Cochrane.
3. Deming WE. Qualidade: A Revolução da Administração. Marques Saraiva, Rio de Janeiro, 1990.
4. Gomes AQF. Iniciativas para a segurança do paciente difundidas pela Internet por organizações internacionais: estudo exploratório. Teste de mestrado. Rio de Janeiro: Fiocruz, 2008.
5. Kohn LT, Corrigan JM, DONALDOSN, M.S. To err is human. The National Academies Press, EUA, 2000.
6. Martins DF, Benito LAO. Florence Nightingale e as sua contribuições para o controle das infecções hospitalares. Universitas: Ciências da Saúde, Brasília, 2016.
7. Manual da Joint Commission International – Padrões de Acreditação para Hospitais, 6. ed., 2017.
8. Ministério da Saúde, Fiocruz e ANVISA – Protocolo para cirurgia segura. Brasília, 2013.
9. Ministério da Saúde, Fiocruz e ANVISA – Documento de referência para o Programa de Nacional de Segurança do Paciente. Brasília, 2014.
10. Portaria nº 1.660, de 22 de julho de 2009, instituiu o Sistema de Notificação e Investigação em Vigilância Sanitária (VIGIPÓS), no âmbito do Sistema Nacional de Vigilância Sanitária, como parte integrando o Sistema Único de Saúde (SUS).
11. Portaria nº 1.377, de 9 de julho de 2013, aprova os Protocolos de Segurança do Paciente.

Capítulo 15 • Metas Internacionais de Segurança: Procedimento Seguro

12. Portaria n° 2.095, de 24 de setembro de 2013, aprova os Protocolos Básicos de Segurança do Paciente.

13. Portaria n° 529, de 1° de abril de 2013, Institui o Programa Nacional de Segurança do Paciente (PNSP).

14. Portela OT, Schmidt AS. Proposta de metodologia de avaliação e diagnóstico de gestão hospitalar. Acta Paulista Enfermagem, 2008. https://www.researchgate.net/publication/240771817_Proposta_de_metodologia_de_avaliacao_e_diagnostico_de_gestao_hospitalar.

15. RDC n° 20, de 5 de maio de 2011, dispõe sobre o Controle de Medicamentos à base de substancias classificadas como Antimicrobianos, de uso sob prescrição, isoladas ou em associação.

16. RDC n° 63, de 25 de novembro de 2011, dispõe sobre os requisitos de boas práticas de funcionamento para os serviços de saúde.

17. RDC n° 36, de 25 de julho de 2013, institui ações para a segurança do paciente em serviços de saúde e da outras providências.

18. Silva P. Abordagens dos principais autores relativas ao gerenciamento da qualidade. Site: http://www.ebah.com.br/content/ABAAAfd-UAC/estudiosos-gq

19. Sousa P, Mendes W. Segurança do paciente: conhecendo os riscos nas organizações de saúde. Rio de Janeiro: Editora Fiocruz, 2014.

20. Vincent C, Amalberti R. Cuidado de saúde mais seguro: estratégias para o cotidiano do cuidado. Rio de Janeiro: Fiocruz, 2016.

21. Watchter RM. Compreendendo a Segurança do Paciente. 2.ed. Editora AMGH. 2013.

22. Wennerg J. Site: http://tdi.dartmouth.edu/about/our-people/directory/john-e-wennberg--md-mph.

23. Zambon LS. Introdução – Primum non nocere. Medicina net, 2009. Site: http://www.medicinanet.com.br/conteudos/biblioteca/901/introducao__primum_non_nocere.htm.

Sites de Pesquisa

- Cartilha sobre higienização das mãos, link: http://www.anvisa.gov.br/servicosaude/manuais/paciente_hig_maos.pdf.

- 5 momentos para higienizar as mãos, link: http://www.anvisa.gov.br/hotsite/higienizesuasmaos/produtos/5momentosA3.pdf.

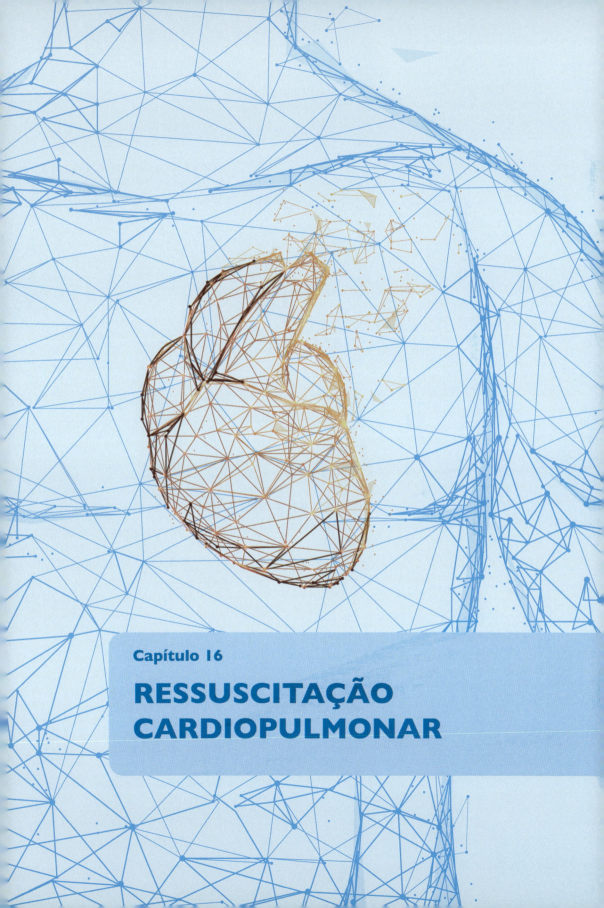

Capítulo 16

RESSUSCITAÇÃO CARDIOPULMONAR

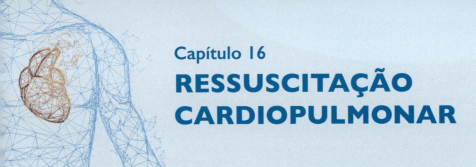

Capítulo 16
RESSUSCITAÇÃO CARDIOPULMONAR

Cássia Regina Vancini Campanharo
Erica Mayumi Guskuma
Priscila Fernandes Barros

INTRODUÇÃO

A parada cardiorrespiratória (PCR) súbita é considerada um importante problema de saúde pública.[1] No mundo, são registradas 135 milhões de mortes por problemas cardiovasculares a cada ano, sendo que a prevalência de doença arterial coronariana, causa significativa de PCR, tem aumentado.[1]

Atualmente, na América do Norte, a PCR súbita é considerada a principal causa de morte, afetando cerca de 350 mil indivíduos por ano. No Brasil, estima-se que ocorram, aproximadamente, 200 mil casos por ano de PCR súbita, sendo metade em ambiente intra-hospitalar.[2,3]

A sobrevida dos pacientes após PCR pode variar, com dados norte-americanos, de 3,4 a 22,0%, sendo que somente uma pequena parcela desses indivíduos recebe alta hospitalar, e, muitas vezes, com dano neurológico persistente, perda da capacidade funcional e intelectual e qualidade de vida ruim.[2]

A PCR pode ser definida como a interrupção da atividade mecânica cardíaca em indivíduo com expectativa de restauração da função cardiopulmonar e cerebral, confirmada pela ausência de responsividade, apneia ou respiração agônica, e pela ausência de sinais de circulação.[4]

As causas mais comuns de PCR podem ser divididas em cardíacas (síndromes coronarianas agudas, arritmias cardíacas, doença valvar cardíaca, miocardiopatias, doença cardíaca congênita e tamponamento cardíaco) e não cardíacas (acidente vascular encefálico, tromboembolismo pulmonar, insuficiência respiratória, obstrução das vias aéreas e abuso de substâncias).

O tratamento da PCR se baseia em uma sequência ideal de ações, que devem ser adotadas imediatamente após o reconhecimento de um mal súbito. A corrente da sobrevivência, como é conhecida essa sequência de prioridades, consiste em etapas fundamentais e inter-relacionadas, que devem ser seguidas para que vítimas de PCR, tanto intra como extra-hospitalar, tenham mais chances de sobreviver e com melhores resultados neurológicos (Figura 16.1).[4,5]

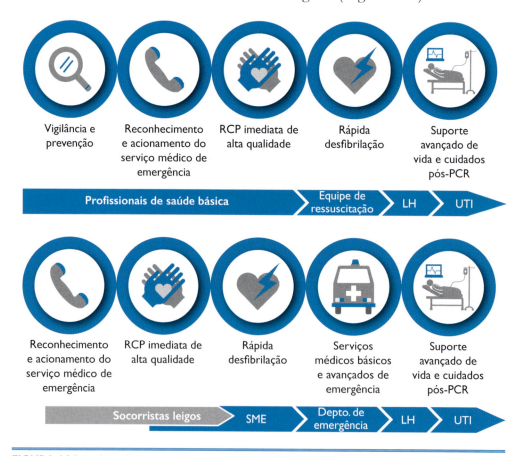

FIGURA 16.1. Cadeias de sobrevivência.
Adaptado de: American Heart Association, 2005.
RCP: ressuscitação cardiopulmonar; PCR: parada cardiorrespiratória; LH: laboratório de hemodinâmica; UTI: unidade de terapia intensiva; SME: serviço médico de emergência.

SUPORTE BÁSICO DE VIDA[5]

O suporte básico de vida é um conjunto de medidas que tem por objetivo manter fluxo sanguíneo para órgãos vitais, até que as medidas de suporte avançado de vida sejam instituídas. O reconhecimento imediato da PCR súbita e ativação do serviço médico de emergência, a realização de ressuscitação cardiopulmonar (RCP) precoce e rápida desfibrilação são fundamentais para o aumento da sobrevida e redução do dano neurológico nesses indivíduos (Figura 16.2).

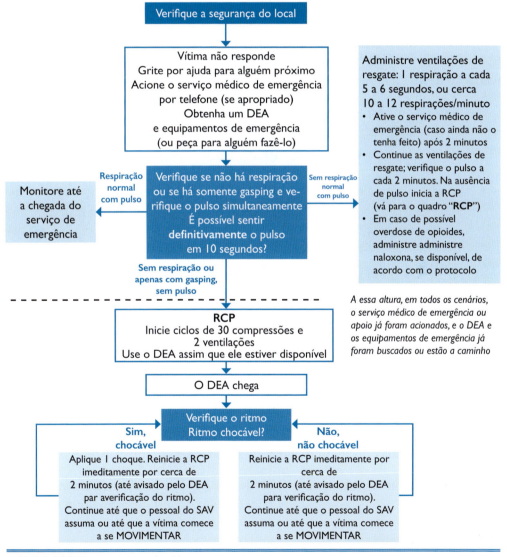

FIGURA 16.2. Suporte básico de vida.
Adaptado de: American Heart Association, 2005.
DEA: desfibrilador externo automático; PCR: parada cardiorrespiratória; RCP: ressuscitação cardiopulmonar; SAV: suporte avançado de vida.

Segurança da Cena

Ao chegar no local da emergência, realize uma rápida verificação do ambiente, a fim de garantir que não haja ameaças físicas iminentes para o socorrista e para a vítima.

Rápido Reconhecimento da PCR e Acionamento do Serviço Médico de Emergência

O rápido reconhecimento da PCR é imprescindível para o sucesso no atendimento, uma vez que a demora na identificação da PCR pode agravar o estado da vítima e atrasar as manobras de ressuscitação. Nessa etapa, faça uma breve avaliação da vítima, respeitando os seguintes passos:

- após verificar a segurança do local, aproxime-se da vítima e cheque se a mesma está consciente: realize toques em seus ombros e pergunte, simultaneamente, em voz alta: "Você está bem?", "Pode me ouvir?";

- ao identificar inconsciência, peça por ajuda. Acione o serviço médico de emergência e obtenha um desfibrilador externo automático (DEA);

- verifique, simultaneamente, se a vítima apresenta pulso e respiração normal. Observe se há movimentação efetiva do tórax do paciente e palpe um pulso central, carotídeo ou femoral, por no mínimo 5 segundos e no máximo, 10 segundos;

- se houver pulso e respiração normal, monitore o paciente até a chegada do serviço médico de emergência;

- se houver pulso associado à respiração anormal, inicie ventilações de resgate, administrando 1 ventilação a cada 6 segundos. Avalie o paciente e cheque o pulso a cada dois minutos, até a chegada do serviço médico de emergência;

- Na ausência de pulso, inicie RCP de alta qualidade imediatamente.

RCP de Alta Qualidade

Realize 30 compressões torácicas externa (CTE) alternadas com 2 ventilações:

- Coloque o paciente em decúbito dorsal horizontal, sobre uma superfície plana e rígida;

- posicione a região hipotenar da mão dominante sobre a metade inferior do esterno da vítima e a outra mão paralelamente sobre a primeira;

- mantenha os cotovelos estendidos, formando um ângulo de 90° com o plano horizontal;

- comprima o tórax em uma profundidade de 5 a 6 cm e a uma velocidade de 100 a 120 compressões por minuto, permitindo o retorno total do tórax após cada compressão;

- limite as interrupções nas compressões em, no máximo, 10 segundos;

- após 30 CTE realize 2 ventilações;

- realize a abertura das vias aéreas antes de aplicar as ventilações – Manobra de hiperextensão da cabeça com elevação do mento (*Head tilt, Chin lift*), para pacientes sem suspeita de trauma cervical e manobra de anteriorização do ângulo da mandíbula (*Jaw thrust*), na suspeita de trauma cervical;

- aplique duas ventilações rápidas, de aproximadamente 1 segundo, com o dispositivo bolsa-válvula-máscara acoplado a fonte de oxigênio, e observe a elevação visível do tórax a cada ventilação;

- alterne ciclos de 30 CTE com 2 ventilações até a chegada do serviço médico de emergência e utilize o DEA, assim que disponível;

- Reveze o socorrista que faz as compressões a cada 2 minutos, evitando assim a fadiga e a diminuição da qualidade da RCP.

Rápida Desfibrilação

A desfibrilação é mais eficaz quando aplicada até o terceiro minuto após o colapso. O DEA é um aparelho capaz de analisar o ritmo cardíaco, identificando a necessidade de choque, e emitir uma descarga elétrica com o objetivo de que o coração retorne ao ritmo cardíaco sinusal.

Passos Universais para Utilização do DEA

Antes da colocação do DEA, certifique-se de que o paciente está inconsciente, sem respiração efetiva e sem pulso. Após ligar o aparelho, siga as instruções abaixo:

- posicione as pás adesivas no tórax do paciente: abaixo da clavícula direita e no ápice do coração;

- encaixe o conector das pás ao aparelho;

- analise o ritmo cardíaco. Durante a análise do ritmo e aplicação do choque, certifique-se de que você e outras pessoas estejam afastadas do paciente;

- após a aplicação do choque, inicie imediatamente a RCP por 2 minutos.

Situações Especiais na Utilização do DEA

Algumas condições podem interferir na análise do ritmo e na aplicação do choque

- Se houver excesso de pelos, retire ou apare os mesmos;

- Se o tórax do paciente estiver molhado, por água, suor ou secreções, seque o local;

- Nos portadores de marca-passo ou cardioversor-desfibrilador implantável, aplique as pás cerca de 2 a 2,5 cm da protuberância na pele;

- Adesivos hormonais ou de medicamentos, quando posicionados no tórax, devem ser retirados.

SUPORTE AVANÇADO DE VIDA[6]

As intervenções de suporte avançado de vida compreendem o estabelecimento de uma via aérea avançada, a identificação e desfibrilação manual dos ritmos de PCR, e o uso de medicações apropriadas para cada ritmo. A sequência das ações são descritas na Figura 16.3.

Capítulo 16 • Ressuscitação Cardiopulmonar

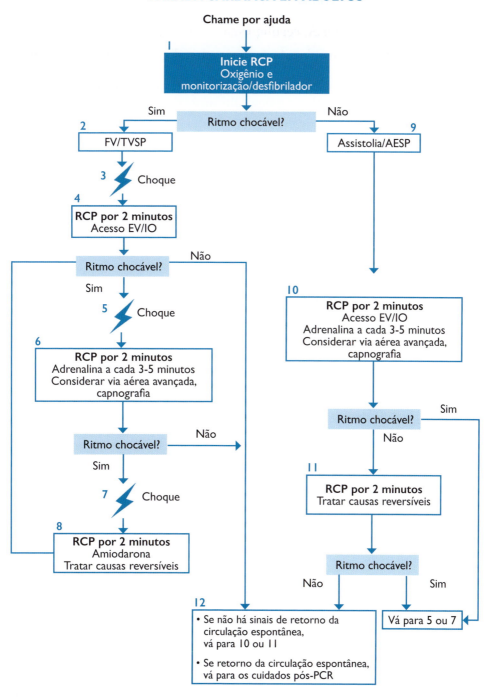

FIGURA 16.3. Suporte avançado de vida.
Adaptado de: American Heart Association, 2005.
DEA: desfibrilador externo automático; PCR: parada cardiorrespiratória; RCP: ressuscitação cardiopulmonar; AESP: atividade elétrica sem pulso; FV: fibrilação ventricular; TVSP: taquicardia ventricular sem pulso.

Abordagem das vias aéreas

Deve ser considerada a obtenção de uma via aérea avançada, por meio de um tubo traqueal ou por dispositivo supraglótico. Recomenda-se que as CTE sejam realizadas de maneira contínua, e que as ventilações sejam a cada 6 segundos, com fornecimento de 100% de oxigênio durante as manobras de RCP.

Controle da circulação

Durante o atendimento avançado é necessária a manutenção de CTE eficazes. Nessa fase, é realizada a monitorização do paciente por meio do desfibrilador manual e dos eletrodos, sendo obtido um acesso venoso; a via de escolha para a administração de medicamentos e reposição volêmica é a venosa periférica.

Em caso de fibrilação ventricular (FV), ritmo desorganizado, com ondas irregulares e de frequência elevada, ou taquicardia ventricular (TV), que corresponde a uma taquicardia de complexos QRS largos, ambas incapazes de gerar contração cardíaca efetiva e pulso, está indicada a desfibrilação com a aplicação de 200 Joules de energia para aparelhos com forma de onda bifásica e 360 Joules para a forma de onda monofásica. Além disso, recomenda-se a administração de 1 mg de epinefrina a cada 3 minutos e de 300 mg de amiodarona, seguida de 150 mg da mesma após 3 minutos.

Após a administração de medicamentos durante as manobras de RCP, recomenda-se a realização de um *flush* de 20 mL de solução fisiológica, seguido da elevação do membro no qual foi a administrado, proporcionando aumento do retorno venoso.

Nos casos de assistolia, que compreende a ausência total de atividade elétrica cardíaca, ou de atividade elétrica sem pulso (AESP), entendida como qualquer ritmo organizado sem a presença de pulso, a desfibrilação não está indicada. Deve-se administrar, precocemente, 1 mg de epinefrina a cada 3 minutos, além de tratar as possíveis causas reversíveis de PCR, sobretudo as não cardíacas, mais comumente associadas a esse ritmo (Tabela 16.1).

Tabela 16.1. Causas de parada cardiorrespiratória e tratamento

Causa	Tratamento	Causas	Tratamento
Hipovolemia	Reposição volêmica	Tamponamento cardíaco	Realização de pericardiocentese
Hipóxia	Oferta de oxigênio	Trombose coronária	Reperfusão
Hipotermia	Medidas de aquecimento	Trombose pulmonar	Reperfusão
Hiper/ hipocalemia	Administração de gluconato de cálcio/ Reposição com cloreto de potássio	Tensão no tórax	Realização de punção de alívio
Acidose	Administração de bicarbonato de sódio	Intoxicação	Administração de antídotos

CUIDADOS PÓS-PARADA CARDIORRESPIRATÓRIA[7]

Após o retorno da circulação espontânea (RCE), definido como a manutenção de contrações miocárdicas capazes de gerar pulso por tempo superior a 20 minutos depois de finalizada a RCP, inicia-se uma síndrome clínica grave (síndrome pós-PCR), que é responsável por cerca de 50 a 70% das mortes nas primeiras 24 a 48 horas após a PCR. A síndrome pós-PCR é decorrente das lesões de hipóxia e da reperfusão, originadas durante a PCR e após o RCE (Figura 16.4).

Os cuidados pós-RCP têm potencial de melhorar a mortalidade precoce, ocasionada por instabilidade hemodinâmica e insuficiência de múltiplos órgãos e sistemas, a morbidade e a mortalidade tardia, que resultam do dano neurológico. Os objetivos principais são melhorar a função cardiopulmonar e a perfusão sistêmica; transportar as vítimas de PCR extra-hospitalar para a sala de emergência ou unidade de terapia intensiva; identificar a causa precipitante da PCR e prevenir a recorrência desse evento; e instituir medidas que melhorem o prognóstico dos pacientes em longo prazo, com função neurológica preservada.

As principais medidas a serem adotadas incluem: o tratamento de reperfusão precoce para os casos de trombose coronariana; a estabilização e manutenção dos parâmetros ventilatórios e hemodinâmicos; manutenção dos valores normais de glicose, o tratamento das convulsões; controle direcionado de temperatura e combate agressivo à febre e estabelecimento do prognóstico do paciente.

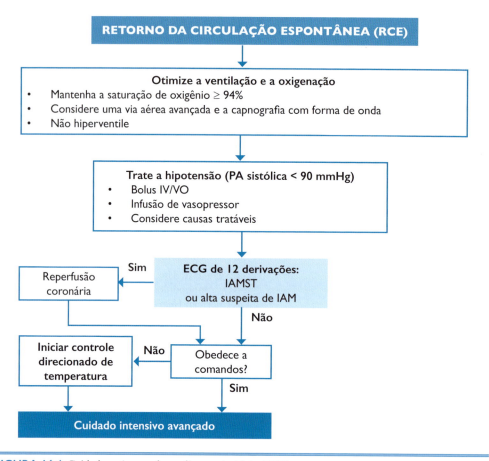

FIGURA 16.4. Cuidados pós-parada cardiorrespiratória (PCR).
Adaptado de: American Heart Association, 2005.
PA: pressão arterial; ECG: eletrocardiograma; IAM: infarto agudo do miocárdio; IAMST: infarto agudo do miocárdio com supradesnível do segmento ST.

A decisão de encerrar os esforços de RCP deve ser baseada num consenso entre os membros da equipe de atendimento. Não há algoritmos específicos a serem seguidos, mas os fatores que devem ser considerados incluem: tempo decorrido entre o colapso e o início da RCP e tempo total de PCR, uma vez que as chances de se obter RCE e sobrevida com prognóstico neurológico razoável diminuem muito com o passar do tempo, comorbidades e capacidade funcional do paciente pré-PCR e o ritmo inicial de PCR.

REFERÊNCIAS

1. Go AS, Mozaffarian D, Roger VL, Benjamin EJ, Berry JD, Borden WB, et al; on behalf of the American Heart Association Statistics Committee and Stroke Statistics Subcommittee.

Heart disease and stroke statistics—2013 update: a report from the American Heart Association. Circulation. 2013;127:e6-e245. Erratum in: Circulation. 2013;127(23):e841; Circulation. 2013;127(1).

2. Benjamin EJ, Virani SS, Callaway CW, Chang AR, Cheng S, Chiuve SE et al on behalf of the American Heart Association Council on Epidemiology and Prevention Statistics Committee and Stroke Statistics Subcommittee. Heart Disease and Stroke Statistics— 2018 Update A Report From the American Heart Association. Circulation. 2018;137(12):e67-e492. doi: 10.1161/CIR.0000000000000558. Epub 2018 Jan 31.

3. Gonzalez MM, Timerman S, Oliveira RG, Polastri TF, Dallan LAP, Araújo S, et al. I Diretriz de Ressuscitação Cardiopulmonar e Cuidados Cardiovasculares de Emergência da Sociedade Brasileira de Cardiologia: Resumo Executivo. Arq Bras Cardiol. 2013;100(2):105-13.

4. Aehlert B. ACLS, Advanced Cardiac Life Support. 3a ed. Rio de Janeiro: Elsivier, 2007.

5. Kleinman ME, Brennan EE, Goldberger ZD, Swor RA, Terry M, Bobrow BJ, Gazmuri RJ, Travers AH, Rea T. Part 5: adult basic life support and cardiopulmonary resuscitation quality: 2015 American Heart Association Guidelines Update for Cardiopulmonary Resuscitation and Emergency Cardiovascular Care. Circulation. 2015;132(suppl 2):S414–S435.

6. Link MS, Berkow LC, Kudenchuk PJ, Halperin HR, Hess EP, Moitra VK, Neumar RW, O'Neil BJ, Paxton JH, Silvers SM, White RD, Yannopoulos D, Donnino MW. Part 7: adult advanced cardiovascular life support: 2015 American Heart Association Guidelines Update for Cardiopulmonary Resuscitation and Emergency Cardiovascular Care. Circulation. 2015; 132(suppl 2):S444–S464.

7. Callaway CW, Donnino MW, Fink EL, Geocadin RG, Golan E, Kern KB, Leary M, Meurer WJ, Peberdy MA, Thompson TM, Zimmerman JL. Part 8: post–cardiac arrest care: 2015 American Heart Association Guidelines Update for Cardiopulmonary Resuscitation and Emergency Cardiovascular Care. Circulation. 2015;132(suppl 2):S465–S482.

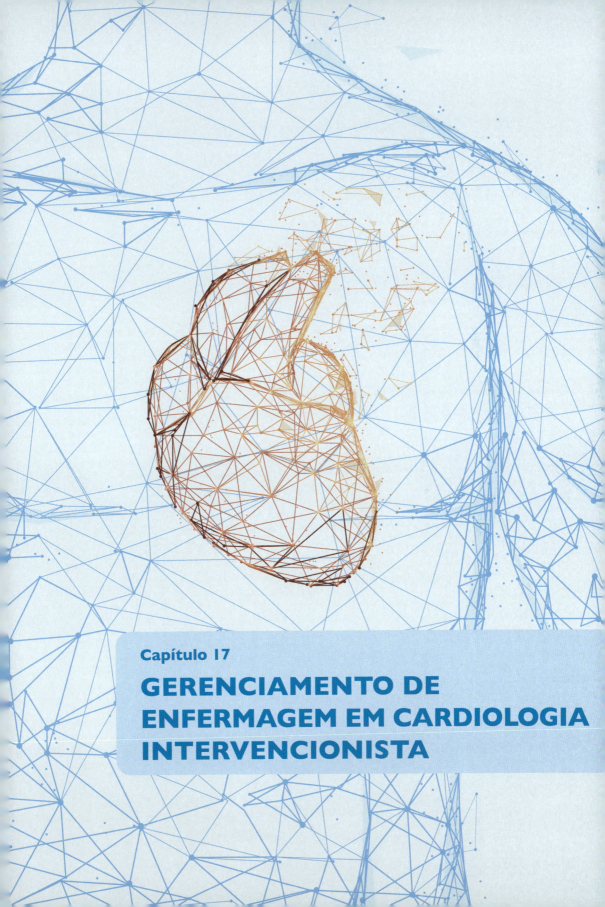

Capítulo 17

GERENCIAMENTO DE ENFERMAGEM EM CARDIOLOGIA INTERVENCIONISTA

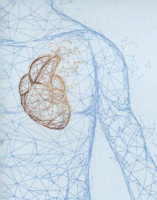

Capítulo 17
GERENCIAMENTO DE ENFERMAGEM EM CARDIOLOGIA INTERVENCIONISTA

Célia de Fátima Anhesini Benetti

INTRODUÇÃO

A gestão de processos significa identificar a produção, os erros, os acertos, os riscos e as características diferenciais dos serviços. Entre outros meios, deve-se valer de registros de atividades e resultados, com especial enfoque em procedimentos de risco, de maior prevalência, e em fatores que efetivamente são responsáveis pelos resultados.[1]

Como em toda prestação de serviços de saúde, a área da cardiologia intervencionista executa atividades complexas, influenciadas por fatores internos e ambientais que podem comprometer seus resultados. Trata-se de um serviço dinâmico que compreende situações de emergências, visto os riscos dos pacientes submetidos a intervenções hemodinâmicas, cujo uso de tecnologias e materiais específicos são importantes para o sucesso de cada procedimento.[2,3]

UNIDADE DE HEMODINÂMICA DO HOSPITAL DO CORAÇÃO (HCOR)

A Hemodinâmica do HCor é um dos maiores serviços em cardiologia intervencionista do país, possui visibilidade internacional, contribui de forma significativa por meio de avanços de novas tecnologias e difusão de conhecimentos, caracteriza-se por ser um setor altamente especializado, no qual são realizados procedimentos das especialidades: cardiologia intervencionista (adulto e pediátrico, nas cardiopatias congênitas), neurologia intervencionista e radiologia vascular intervencionista.

Atualmente, o serviço conta com 4 salas de exames, com equipamentos e tecnologia de última geração. Contabiliza um número expressivo de atendimentos para um hospital privado, cerca de 380 procedimentos/mês, tanto diagnóstico como intervenções.

As inovações nesse campo de atuação são constantes, uma vez que as técnicas de intervenção têm sido continuamente aprimoradas: novos dispositivos são criados e os atuais têm sido aperfeiçoados para assumir possibilidades de intervenção antes só possíveis com técnicas cirúrgicas. Além disso, os dispositivos são modificados para assumir um menor perfil, ou seja, diminui-se o calibre dos mesmos, a fim de reduzir riscos ou danos ao paciente durante sua manipulação.

GERENCIAMENTO DE ENFERMAGEM EM HEMODINÂMICA E CARDIOLOGIA INTERVENCIONISTA

Devido à complexidade da área, os princípios básicos do gerenciamento de enfermagem no laboratório de hemodinâmica (LH), devem estar voltados para qualidade, eficiência, efetividade, confiabilidade e sustentabilidade da área.

Desse modo, compete ao gestor:[2,3,4]

- gerenciar a unidade assistencial do serviço, garantindo o padrão de qualidade da assistência de enfermagem prestada ao paciente e responsabilizando-se pelo planejamento e execução das estratégias da unidade sob sua responsabilidade, levando informações sobre a execução de atividades e resultados, para fins de controle e tomada de decisão;

- promover e divulgar a cultura, valores e princípios institucionais, motivando a equipe na busca por resultados, mediante comunicação aberta e ativa das metas e objetivos alcançados e melhorias realizadas;

- assegurar e contribuir para um bom relacionamento e clima organizacional da equipe de enfermagem, bem como entre equipe multiprofissional;

- promover o constante e permanente estudo e avaliação dos fluxos de documentos e procedimentos, visando mensurar resultados periodicamente, reduzindo custos e eliminando desperdícios e gastos desnecessários da unidade assistencial;

- definir estratégias para o desenvolvimento e acompanhamento de indicadores, e tomada de decisão perante os resultados;

- acompanhar constantemente os processos de atendimento aos clientes e relacionamento entre as equipes, sugerindo *feedbacks* e acompanhando melhorias;

- acompanhar os serviços das áreas de apoio: engenharia clínica, farmácia, tecnologia, central de material e esterilização, almoxarifado, manutenção;

- promover uma abordagem que envolva a equipe em todos os níveis (treinamento global de protocolos, incluindo enfermagem, médicos e administrativo), utilizando de estratégias educacionais em parceria com a educação permanente da instituição;

- administrar fornecimento de materiais e equipamentos necessários para as atribuições de sua equipe, respondendo por eventuais questionamentos da chefia e da diretoria médica;

- coordenar a realização de procedimentos e acompanhar sua rentabilidade;

- assessorar a diretoria na análise e tomada de decisões referentes à inovação tecnológica de equipamentos.

RECURSOS HUMANOS E PAPEL DO ENFERMEIRO DO LH

A atuação do enfermeiro abrange todas as etapas do processo de saúde, seja no campo da assistência, como também em administrar/gerenciar e na área de ensino/pesquisa. Desse modo, o gerenciamento é uma ferramenta do processo de trabalho, no qual irão compreender todas essas habilidades.

À gerência compete trabalhar com os elementos pertinentes como recursos humanos, recursos físicos, financeiros, administrativos e operacionais.[5]

A portaria SAS/MS nº 123 de 28/02/2005, determina que a equipe de Unidades de Assistência em Alta Complexidade Cardiovascular, entre elas, Unidades de Hemodinâmica devem contar com um enfermeiro coordenador, com especialização em cardiologia ou com certificado de residência em cardiologia reconhecido pelo MEC ou com título de especialista em enfermagem cardiovascular, reconhecido pela Sociedade Brasileira de Enfermagem Cardiovascular (SOBENC).[5,6]

Em meio a esses processos, dentre as diferentes funções desenvolvidas no LH, competem ao enfermeiro:[4,5]

- coordenar a equipe de enfermagem e demais equipes (secretária, técnicos de radiologia e demais profissionais) sob sua liderança;

- ter conhecimento técnico-científico;

- realizar treinamento da equipe, promover e incentivar a realização de cursos externos e/ou de aperfeiçoamento institucional;

- ser versátil no desempenho de suas funções;

- apresentar tomada de decisão rápida e precisa;

- ser líder, com capacidade para gerenciar os recursos (materiais, físicos, humanos);

- implantar programas de qualidade e segurança;

- conhecer e cumprir as legislações referentes ao reprocessamento e risco radioativo;

- promover a coesão da equipe em torno dos objetivos, missão e visão da instituição e planejamento estratégico da área.

O enfermeiro também deve promover a interface e a comunicação do setor com as instâncias superiores da instituição por meio de relatórios gerenciais e indicadores relacionados à gestão de pessoas como: rotatividade, treinamento, absenteísmo e controle de banco de horas.

RECURSOS MATERIAIS

Os serviços de intervenções cardiovasculares possuem e utilizam uma quantidade muito grande e variada de materiais de alto custo, que sofrem renovação tecnológica constante. Por isso, a gestão desses materiais deve ser muito criteriosa, pois seu custo tem impacto direto na viabilidade do serviço e sua qualidade tem implicação direta nos resultados operacionais dos procedimentos e em seus índices de sucesso e complicações. Ao enfermeiro cabe o processo de compra, previsão e provisão dos materiais, havendo também uma preocupação em relação à composição dos custos hospitalares, já que os materiais são fatores que mais elevam esses custos após o pessoal (RH).

Nessa perspectiva, o gerenciamento tem como finalidade suprir os recursos materiais necessários para a organização de saúde, com qualidade, em quantidades adequadas, no tempo certo e, ao menor custo.[7,8] É responsável ainda, pelo acondicionamento e armazenamento adequado dos dispositivos e medicamentos, visando manter a integridade dos produtos.

Há um grande volume e variedade de materiais consignados, sendo que os *stents* coronários e vasculares, balões e alguns tipos de guias fazem parte dessa categoria. É constatado que esses são os materiais de mais alto custo do setor.[8] São armazenados também dispositivos e materiais específicos para uso em determinados procedimentos, onde previamente a equipe médica solicita esse materiais, os fornecedores enviam os mesmos com sua grade de tamanho e formatos, e fica à disposição do médico para usar o que for o mais adequado. Os materiais não utilizados são devolvidos ao fornecedor ao término do procedimento, e cabe ao LH a responsabilidade pela guarda desses materiais, em sua maioria, de alto custo.

RECURSOS FÍSICOS

O enfermeiro participa do projeto arquitetônico do LH, propondo maneiras de torná-lo funcional para o atendimento aperfeiçoando a logística, bem como estratégias para diminuir os índices de infecção e propondo um ambiente seguro para o paciente e pessoal que circulam. É uma atividade que exige o conhecimento específico do aparato legal e da política institucional vigente, a fim de que ocorra observância às normas, avaliação criteriosa do ambiente, monitoramento da utilização de EPIs (equipamentos de proteção individual) e atenção ao manejo de resíduos (área limpa x área contaminada).[10,11]

Os recursos físicos devem atender uma lógica de disposição de salas, equipamentos e armários que possibilite o fácil fluxo de atendimento adequado à equipe e pacientes, bem como acesso ao centro cirúrgico e UTI (unidade de terapia intensiva).[10] A estrutura deve contemplar fácil visualização e suporte contínuo a todos os procedimentos. O acondicionamento (temperatura e umidade) de materiais, disposição adequada de equipamentos e mobilário é organizado de maneira a promover uma logística fácil, otimizando o tempo e evitando riscos ergonômicos.

Pelas características invasivas dos exames realizados, é necessário prover o setor com equipamentos e materiais para atendimento de emergências tais como: gerador de marcapasso, desfibrilador cardíaco, equipamentos e acessórios para anestesia, monitores cardíacos, oxímetro de pulso, medicamentos para atendimento de urgências, entre outros.[11,12]

O enfermeiro, junto com a equipe de engenharia clínica, é responsável pelo cuidado, manutenção preventiva e corretiva e integridade de todos os equipamentos do setor. Soma-se a isso o correto direcionamento para quem prestará a assistência técnica, o que demanda conhecimento dos recursos disponíveis na instituição e das empresas parceiras.[11,12]

QUALIDADE E SEGURANÇA

O enfermeiro líder é responsável pelos aspectos referentes à qualidade do atendimento e aos padrões estabelecidos pela instituição. Esses padrões visam estabelecer a uniformidade dos procedimentos, a melhoria contínua e a segurança do paciente.

No setor de hemodinâmica, trabalhamos com protocolos que norteiam toda a assistência de enfermagem de maneira que ela seja igualitária a todos o pacientes. A gestão é feita por meio de indicadores de qualidade institucionais e da área, a seguir alguns deles:

- realização do *timeout*;

- tempo porta-balão;

- complicações vasculares;

- estatística de procedimentos/mês;

- índice de infecção;

- pesquisa de satisfação.

Para atender os critérios de qualidade e segurança, é importante também dispor de um sistema de notificação de eventos adversos, pois estabelece um fluxo de gerenciamento de riscos a fim de utilizar algumas tecnologias da informação para melhoria dos processos gerenciais.

SEGURANÇA PARA O PACIENTE

Conforme comentado anteriormente, todos os pacientes que são submetidos a procedimentos invasivos devem ter o direito assegurado de receber alta qualidade de cuidado, que esse cuidado seja uniforme e esteja disponível 24 horas por dia, todos os dias. A assistência prestada deve ser livre de danos decorrentes de imprudência, negligência ou imperícia e para isso é necessário que o enfermeiro planeje e coordene a assistência de enfermagem.

Os hospitais acreditados devem contemplar metas internacionais de segurança e essas devem ser aplicadas no LH (ver *Capítulo 15*).

Intimamente ligado ao LH, o sistema de *checklist*, *timeout* e *checkout*, é uma ferramenta fundamental para promoção da segurança do paciente, a fim de atender a meta 4 (Cirurgia segura). Trata-se de um modelo adotado por hospitais em todo o mundo e em especial nas instituições acreditadas (com certificação de qualidade seja nacional ou internacional). Consiste na verificação de itens relacionados ao procedimento, como identificação do paciente certo e procedimento certo, verificação da assinatura do termo de consentimento, realização da avaliação pré-anestésica, verificação de antecedentes de alergia prévia, presença de dispositivo de terapia infusional, adequação de materiais e equipamentos dispostos em sala, incluindo materiais consignados e OPME (órteses, próteses e materiais específicos). Todos esses itens são checados com a entrada do paciente em sala (*check-in*). Imediatamente antes do início do procedimento (*timeout*), a equipe médica e de enfermagem novamente confirmam o nome do paciente bem como procedimento programado, se todos os exames e recursos estão disponíveis em sala e avaliação de possíveis situações críticas. Ao término do procedimento (*checkout*), informa-se o procedimento ocorrido, se foi identificado algum problema pelas equipes com equipamento/material, se houve dupla checagem de medicamentos de alta vigilância (principalmente heparina/dimorf) além de estabelecer um planejamento pós-procedimento para continuidade do cuidado integrado e transição do paciente.

SEGURANÇA PARA O COLABORADOR

O Coren cita a Norma Regulamentadora nº 32 (NR-32) como sendo a legislação do Ministério do Trabalho e Emprego que estabelece medidas de proteção voltadas para a segurança e a saúde dos trabalhadores de saúde em qualquer serviço de saúde inclusive os que trabalham em instituições de ensino. Seu objetivo é prevenir os acidentes e o adoecimento causados pelo trabalho desses profissionais, eliminando ou controlando as condições de risco presentes no trabalho. A NR-32 recomenda medidas preventivas diante de situações de risco e a capacitação dos trabalhadores para o trabalho seguro. A norma engloba não só os empregados do setor de saúde, mas também os empregados de empresas terceirizadas, cooperativas, prestadoras de serviço, entre outros e, determina que o cumprimento das ações seja de responsabilidade compartilhada entre contratantes e contratados. Desse modo, todos os trabalhadores de saúde são contemplados pela norma. É fundamental a participação dos trabalhadores, por meio das Comissões Institucionais de caráter legal e técnico, como a CIPA (em instituições privadas), COMSAT'S (instituições públicas), SESMT (Serviço Especializado em Engenharia e Segurança do Trabalho) e a CCIH (Comissão de Controle e Infecção Hospitalar), além dos eventos específicos, como as Semanas Internas de Prevenção de Acidentes de Trabalho (SIPAT's). O descumprimento de normas de segurança e medicina do trabalho poderá provocar a aplicação e o pagamento de multa imposta por auditores fiscais do trabalho e da vigilância sanitária do trabalho.

Sobre a rotina do trabalho da enfermagem, a NR-32 abrange as situações de exposição aos diversos agentes de risco presentes no ambiente de trabalho, como os agentes de risco biológico, químico, risco físico com destaque para a radiação ionizante, risco ergonômico, entre outros. A NR-32 abrange de forma obrigatória a vacinação dos profissionais de enfermagem (tétano, difteria, hepatite B), com reforços e sorologia de controle conforme recomendação do Ministério da Saúde, sendo devidamente registrada em prontuário funcional e com comprovante ao trabalhador. Determina também algumas condições na questão de vestuário e vestiários, refeitórios, resíduos, capacitação contínua e permanente na área específica de atuação, entre outras.[12]

De forma especial, o enfermeiro deve assegurar que as normas de proteção radiológica sejam efetivamente cumpridas no LH. Cumprir normas da NR-32, utilizar EPIs adequadamente, orientar uso de dosímetros para quantificar a radiação recebida durante os procedimentos, cumprir verificação periódica dos equipamentos e dispositivos de proteção radiológica, realizar hemograma semestral de todos os funcionários expostos à radiação devem ser prioridade para o gestor.[13,14]

NORMAS DE PROTEÇÃO RADIOLÓGICA

O principal objetivo da proteção radiológica é fornecer ao homem um padrão adequado de proteção contra os efeitos nocivos da radiação, sem inibir as atividades humanas benéficas à sociedade ou ao indivíduo do uso da radiação.[12,13]

Enfermagem em Cardiologia Intervencionista

O trabalhador que realize atividades em áreas onde existam fontes de radiação ionizante deve:[14,15,16]

- permanecer nessas áreas o menor tempo possível para a realização do procedimento;

- ter conhecimento dos riscos radiológicos associados ao seu trabalho;

- estar capacitado de forma continuada quanto a proteção radiológica, utilizando os EPIs adequados (aventais de chumbo, protetores de tireoide, óculos plumbífero) e estar sob monitoração individual de dose de radiação ionizante (por dosimetria), nos casos em que a exposição seja ocupacional;

- as áreas da instalação radioativa devem estar devidamente sinalizadas em conformidade com a legislação em vigor, em especial quanto aos seguintes aspectos:

  1. utilização do símbolo internacional de presença de radiação nos acessos controlados;

  2. valores das taxas de dose e datas de medição em pontos de referência significativos, próximos às fontes de radiação, nos locais de permanência e de trânsito dos trabalhadores;

  3. identificação de vias de circulação, entrada e saída para condições normais de trabalho e para situações de emergência;

  4. localização dos equipamentos de segurança:

  5. sistemas de alarme e plano de abandono dispostos em local de fácil visualização;

  6. Brigada de Incêndio (equipe treinada);

  7. mapa de riscos (biológico, ergonômico, físico, químico).

MODELO DE GESTÃO À VISTA

O modelo Gestão à vista proporciona divulgação ágil de dados para a conscientização dos colaboradores sobre os resultados da área e a obtenção de *feedback* adequado. Garante a uniformidade dos dados apresentados em toda a instituição, pois esse modelo facilita o entendimento e estimula a utilização da ferramenta institucional na visualização dos planos de ação realizados para indicadores fora da meta estabelecida.[9,10,14]

CONCLUSÃO

O enfermeiro por assumir o gerenciamento e coordenar toda a atividade assistencial, tem papel preponderante no gerenciamento de recursos físicos, humanos e de materiais. Exige o conhecimento específico da política institucional vigente e do aparato legal, a fim de que ocorra observância às normas, implantação dos processos e melhoria da assistência, qualidade e segurança dos serviços prestados.

Ser enfermeiro em LH constitui sem dúvida, um desafio para o desenvolvimento de competência profissional. Ele deve estar preparado para gestão desde o controle de materiais (alto custo) até o desenvolvimento específico de recursos humanos que a área exige. Ter processos bem definidos, uma equipe preparada e indicadores para o controle de qualidade e segurança, auxiliam nesse processo intenso que mesclam alta tecnologia e procedimentos de alta complexidade.

REFERÊNCIAS

1. Gubolino LA, Mangione JA, Silva SS, Marin-Neto JA, et al. Diretrizes da Sociedade Brasileira de Cardiologia sobre Qualidade Profissional e Institucional, Centro de Treinamento e Certificação Profissional em Hemodinâmica e Cardiologia Intervencionista (II Edição - 2008). RevBrasCardiolInvas. 2008;16(supl.3):8-32.

2. Linch GFC. Estresse de enfermeiros em unidade de hemodinâmica. Dissertação. [Mestrado em Enfermagem] – Universidade Federal de Santa Maria, Santa Maria (RS); 2009.

3. Martinez Filho EE, Mattos LAP, Caramori PRA, Caixeta AM, Mandil A, Alves CMR, et al. Diretrizes para Habilitação de Centros de Treinamento e para Obtenção de Certificado em Hemodinâmica e Cardiologia Intervencionista. Sociedade Brasileira de Hemodinâmica e Cardiologia Intervencionista e Sociedade Brasileira de Cardiologia. RevBrasCardiolInvas. 2004;12(1):6-12.

4. Nincoletti G. O fazer do enfermeiro em unidade de hemodinâmica. Monografia. [Graduação em Enfermagem] – Universidade Regional do Noroeste do Estado do Rio Grande do Sul – UNIJUÍ, Ijuí (RS), 2011.

5. BRASIL. Ministério da Saúde – Portaria nº 123, de 28 de Fevereiro de 2005. Disponível em: <http://bvsms.saude.gov.br/bvs/saudelegis/sas/2005/prt0123_28_02_2005.html> Acesso em: 18 set.2018.

Enfermagem em Cardiologia Intervencionista

6. Souza MT, Silva MD, Carvalho R. Revisão integrativa: o que é e como fazer. Einstein, 2010; 8(1):102-106.

7. Pinto GLA. Logística de suprimentos em saúde. Apostila do curso de MBA em Gestão de Organizações Hospitalares e Sistemas de Saúde. São Paulo: FGV; 2004.

8. Vecina Neto G, Reinhardt WF. Gestão de recursos materiais e medicamentos. São Paulo: Faculdade de Saúde Pública da USP; 1998.

9. Castilho V, Leite MMJ. Gerenciamento de Recursos materiais. In: Gerenciamento em enfermagem: Kurcgant P (Coord.). Rio de Janeiro: Guanabara Koogan, 2005, p.157-170.

10. Kurcgant P. Gerenciamento em Enfermagem. 2.ed. Rio de Janeiro: Guanabara Koogan, 2010.

11. Santos PR. Estudo do Processo de Trabalho da Enfermagem em Hemodinâmica cargas de trabalho e fatores de riscos à saúde do trabalhador. Dissertação. 145f. 2001.[Mestrado em Saúde Pública] – Escola Nacional de Saúde Pública – Fundação Oswaldo Cruz, Rio de Janeiro, 2001.

12. NR-32 – Coren portal.coren-sp.gov.br/sites/default/files/livreto_nr32_0.pdf

13. Scremin SCG, Schelin HR, Jr Tilly JG. Avaliação da exposição ocupacional em procedimentos de hemodinâmica. Radiol Bras. 2006;39(2):123-126.

14. Sehnem EF, Aliti G. Perfil do enfermeiro de unidade de hemodinâmica do: habilidades e competências. Dissertação. 2009. [Pós-graduação em Enfermagem em Cardiologia], Rio Grande do Sul; 2009.

15. Oliveira MF. Enfermagem em Laboratório de Hemodinâmica: prática clínica de diagnosticar e intervir fundamentada em Callista Roy. Dissertação. [Mestrado em Enfermagem] Universidade Federal do Ceará, Fortaleza-Ceará; 2009.

16. Peres AM, Ciampone MHT. Gerência e Competências Gerais do Enfermeiro. Texto Contexto Enferm, Florianópolis. 2006;15(3):492-9.

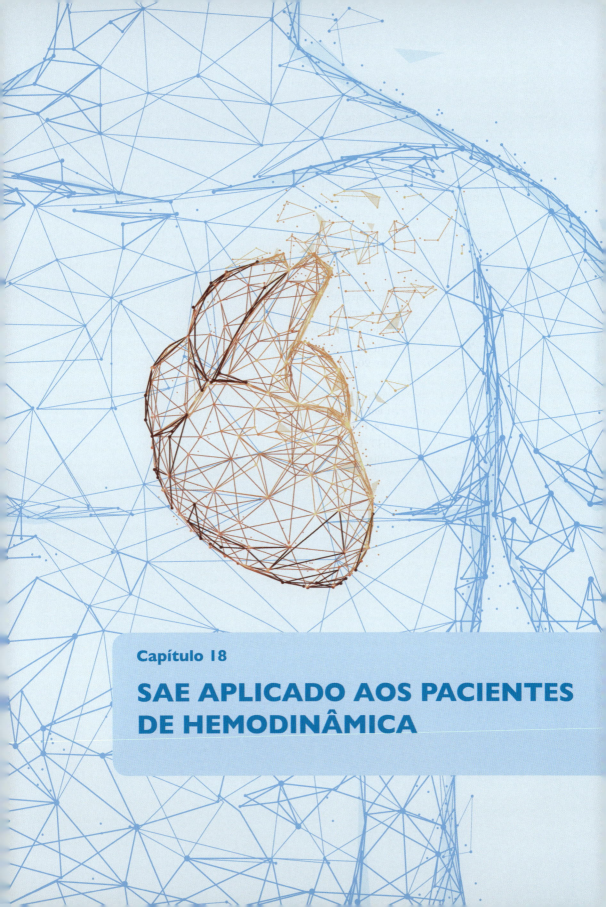

Capítulo 18

SAE APLICADO AOS PACIENTES DE HEMODINÂMICA

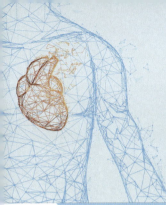

Capítulo 18
SAE APLICADO AOS PACIENTES DE HEMODINÂMICA

Adriana Fátima Dutra
André Luiz Peres Nicola
Lilian Aparecida Sousa
Siomara Tavares Fernandes Yamaguti

No setor de hemodinâmica as manifestações agudas da aterosclerose podem comprometer gravemente o estado geral do paciente, de modo a reverter suas instabilidades clínicas e alcançar condições de recuperação e, posterior, reintegração social.

Nesse ambiente, os pacientes cardiopatas precisam de avaliações acertadas e rápidas, planos de cuidado abrangentes, serviços bem coordenados com outros profissionais de cuidado de saúde, além de um efetivo e conveniente planejamento de admissão e transferência para outro setor.

A nossa prática tem demonstrado que a observação de forma sistematizada e objetiva, com bases científicas concretas, assim como o registro de todas as informações referentes ao paciente, é um dos meios mais eficazes para a melhoria da assistência de enfermagem.[1]

Na tentativa de ser clinicamente competente nos mais diversos cenários do cuidado de enfermagem, o enfermeiro demonstra habilidades para organizar, planejar e coordenar as complexas demandas da clientela por ele assistida e produzir resultados desejáveis sob circunstâncias variadas. Como observado, a atual demanda por eficiência na área da saúde tem levado a enfermagem a buscar estratégias com vistas a contribuir para a qualidade do cuidado em saúde. Para acompanhar a demanda assistencial dos pacientes coronariopatas atendidos na Hemodinâmica, o enfermeiro deve refinar conhecimentos, habilidades e competências, aprimorando sua metodologia de trabalho com estratégias como o processo de enfermagem e a Sistematização da Assistência de Enfermagem (SAE).[2]

A SAE é um método científico de trabalho que direciona e organiza as ações dos profissionais de enfermagem. Seu principal propósito é oferecer estrutura que atenda às necessidades individualizadas do cliente, família e comunidade, devendo existir relação interativa entre o foco principal e o enfermeiro. De acordo com a Resolução COFEN nº 358/2009, a SAE organiza o trabalho profissional quanto ao método, pessoal e instrumentos, tornando possível a operacionalização do processo de enfermagem.[3]

Também é importante lembrar que, segundo a legislação de enfermagem, é obrigatória a implantação da SAE em todos os serviços que dispõe de serviço de enfermagem.

A lei do exercício profissional, publicada na década de 1980, estabelece que o enfermeiro deve assumir a responsabilidade sobre as ações da equipe de enfermagem, e por isso, cabe a esse profissional determinar os cuidados necessários ao paciente e que serão prestados por toda a equipe, amparada pela lei 944.606/87 e pelas resoluções nº 272/2002 e nº 358/2009, do Conselho Federal de Enfermagem.[4]

Na linguagem profissional de enfermagem, o conceito conhecido como processo de enfermagem foi introduzido nos anos 1950 com influências do método científico de observação, mensuração e análise de dados. No Brasil, a assistência de enfermagem planejada se iniciou com os trabalhos acadêmicos de Horta (1979), fundamentando-se na Teoria das Necessidades Humanas e conceituando o Processo de Enfermagem (PE) como sendo a dinâmica das ações sistematizadas e inter-relacionadas, visando o cuidado ao paciente. Por ter origem nas práticas de enfermagem, possui fases interdependentes e complementares; quando realizadas concomitantemente, resultam em intervenções satisfatórias para o paciente.[5]

Na Teoria de Roy são desenvolvidos conceitos-chave de pessoa, ambiente, saúde e enfermagem, os quais são continuamente inter-relacionados. Cada ele-

Capítulo 18 • SAE Aplicado aos Pacientes de Hemodinâmica

mento do modelo está redigido de tal forma que identifica e analisa conhecimentos substanciais em enfermagem para a prática clínica.[12]

A prática de enfermagem sistematizada toma por base o processo de enfermagem para ser implementada e, para a operacionalização do processo de enfermagem em todas as suas etapas, é necessário utilizar os sistemas de classificação. Alguns dos sistemas mais conhecidos e adotados na nossa realidade são a Classificação Norte-Americana dos Diagnósticos de Enfermagem (NANDA), a Classificação de Intervenções de Enfermagem (NIC) e a Classificação dos Resultados de Enfermagem (NOC). Sistemas de classificação ou taxonomias consistem na estruturação de conhecimentos de uma disciplina em grupos e classes com base em suas similaridades; utilizá-los é uma forma de unificar a linguagem desenvolvida na assistência de enfermagem, uma vez que ela seja executada de maneira sistematizada e organizada.

Embora o processo de Enfermagem seja dividido em etapas, o mesmo não pode ser desenvolvido de forma isolada, mas sim de maneira inter-relacionada e concomitante.

O processo de enfermagem é composto por 5 fases, a saber:

1. coleta de dados e exame físico;

2. diagnóstico de enfermagem;

3. planejamento dos resultados esperados;

4. implementação da assistência de enfermagem através da prescrição de enfermagem;

5. avaliação da assistência de enfermagem[8,9,10]

COLETA DE DADOS DE ENFERMAGEM (OU HISTÓRICO DE ENFERMAGEM

É constituído por entrevista e exame físico. A entrevista investigará a situação de saúde do cliente ou da comunidade, identificando os problemas e neces-

Enfermagem em Cardiologia Intervencionista

sidades de intervenções. Já o exame físico consiste na inspeção, palpação, percussão e ausculta, que necessita de conhecimento teórico e habilidades técnicas apropriadas para sua realização.

DIAGNÓSTICO DE ENFERMAGEM

Nessa fase, o enfermeiro analisa os dados coletados e o estado de saúde do indivíduo por meio da identificação e avaliação de problemas de saúde presentes ou em potencial.

Os diagnósticos serão elaborados com base na taxonomia da NANDA e a sua padronização de acordo com a CIPE.

PLANEJAMENTO DE ENFERMAGEM

Determina os resultados esperados, de maneira específica e identifica as intervenções necessárias para alcançar os resultados.

As intervenções elaboradas devem ser direcionadas para alcançar os resultados esperados e prevenir, resolver ou controlar as alterações encontradas durante o histórico de enfermagem e diagnóstico de enfermagem.

Existem diversos sistemas de classificação para intervenções de enfermagem, mas os mais utilizados no Brasil são a NIC, baseado no julgamento clínico e conhecimento do enfermeiro para melhorar os resultados do cliente, e também a NOC, para a classificação padronizada dos resultados dos clientes, que avalia o estado, comportamento ou percepção do cliente ou família, permitindo a qualificação do seu estado.

IMPLEMENTAÇÃO DA ASSISTÊNCIA DE ENFERMAGEM

Realização das ações ou intervenções, determinadas na etapa de planejamento de enfermagem por meio da prescrição de enfermagem.

AVALIAÇÃO DA ASSISTÊNCIA DE ENFERMAGEM

Processo deliberado, sistemático e contínuo de verificação de mudanças nas respostas da pessoa, família ou coletividade humana em um determinado momento do processo saúde doença, para verificar se as ações ou intervenções de enfermagem alcançaram o resultado esperado; e de analisar a necessidade de mudanças ou adaptações nas etapas do processo de enfermagem. Essa etapa contempla a evolução de enfermagem, que é a avaliação do paciente a cada 24 horas.[10,15,16]

Portanto, os enfermeiros que trabalham nesse setor precisam desenvolver uma reflexão crítica sobre sua funcionalidade, para que se sintam estimulados a se apropriarem das tecnologias, as quais facilitarão seu trabalho e proporcionarão a prestação de um cuidado humanizado e de qualidade, como a SAE e os Modelos Teóricos de Enfermagem.

O enfermeiro que trabalha em hemodinâmica desenvolve atividades assistenciais, gerenciais, de ensino e de pesquisa. Parte de sua atuação o cuidado direto ao paciente, sendo responsável pela assistência integral. Durante a realização dos procedimentos, o enfermeiro deve estar atento a possíveis intercorrências. Posteriormente às intervenções, fazem-se as orientações e o encaminhamento dos pacientes para a recuperação e realizando o processo de enfermagem.[8]

À medida que os enfermeiros investigam e coletam os dados sobre os indivíduos, identificam os sinais e sintomas ou as características definidoras dos conceitos dos diagnósticos de enfermagem. Os fatores ou variáveis que influenciam os diagnósticos são interligados à história, aos relatos e a outras evidências.

Essas variáveis oferecem ao contexto os "fatores relacionados" que são combinados com as características definidoras para compor os diagnósticos de enfermagem.[7]

Quando é necessário prevenir um problema em potencial, os enfermeiros tratam os fatores relacionados de risco com intervenções para a prevenção ou redução do seu impacto, e assim, contribuem para uma melhor adaptação dos pacientes que vivenciam condições de adoecimento.

Assim, com os achados aqui apresentados, espera-se despertar reflexões futuras nos enfermeiros, acerca do processo de adaptação do paciente com coronariopatia atendido em Laboratório de Hemodinâmica (LH), bem como das possibilidades de utilização das tecnologias próprias da enfermagem, como as Teorias de Enfermagem e aSAE, com vistas à melhoria do cuidado oferecido.[8,13]

APLICABILIDADE DA SAE NO LABORATÓRIO DE CARDIOLOGIA INVASIVA (HEMODINÂMICA)

Os diagnósticos do Laboratório de Cardiologia Invasiva (LCI) compreendem os diagnósticos dos padrões mínimos de enfermagem, os específicos e os de risco.

- diagnósticos dos Padrões Mínimos de Enfermagem (PME): representam o conjunto de diagnósticos comuns a um grupo de pacientes de uma mesma unidade;

- diagnósticos específicos: diagnósticos particulares de cada paciente, que são levantados em decorrência de uma manifestação própria, complementando os PME;

- diagnóstico de risco ou de alto risco: Segundo definição da NANDA, é um julgamento clínico sobre a maior vulnerabilidade que um indivíduo, família ou comunidade, apresenta para desenvolver um problema, comparando-se com os outros em situação igual ou similar.[4,15]

DIAGNÓSTICOS E INTERVENÇÕES PRÉ-INTERVENÇÃO[7,11,19]

O paciente, bem como seus familiares, deve receber informações claras, objetivas e compreensíveis sobre os riscos, benefícios e inconvenientes das medidas diagnósticas e terapêuticas propostas.

Na Tabela 18.1 se descreve os principais diagnósticos de enfermagem e as intervenções propostas no período pré-intervenção.

Capítulo 18 • SAE Aplicado aos Pacientes de Hemodinâmica

Tabela 18.1. Principais diagnósticos de enfermagem e as intervenções propostas antes da realização do procedimento			
Diagnóstico de enfermagem	Características definidoras	Fator relacionado	Intervenções de enfermagem
Ansiedade/Medo	Verbalização do paciente	Ameaça ao estado de saúde, incerteza quanto ao prognóstico	Orientar o paciente de maneira clara, de forma a reduzir ansiedade
Risco de Infecção		Procedimento Invasivo, ambiente hospitalar	Verificar temperatura; Cuidados com o local de incisão/ punção
Risco de Sangramento		Efeitos secundários ao tratamento	Precauções contra sangramento, verificar uso de anticoagulantes, checar resultados de exame

Durante o procedimento, o Enfermeiro deve estar atento à ocorrência de possíveis complicações e preparado com sua equipe, para atuar de forma eficiente e organizada, de forma a prestar uma assistência de qualidade.

Na Tabela 18.2, estão descritos os resultados esperados, relacionados aos diagnósticos e intervenções citados anteriormente.

Tabela 18.2. Principais resultados esperados antes da realização do procedimento	
Diagnósticos de enfermagem	Resultados esperados
Ansiedade	Que o paciente consiga lidar com suas preocupações e incertezas, por meio da mudança de comportamento
Risco de Sangramento	Não apresentará sinais de sangramento ativo, apresentará resultados de exames laboratoriais dos tempos e fatores de coagulação, dentro da normalidade
Risco de Infecção	Paciente demonstrará entendimento sobre as intervenções necessárias para reduzir o risco de infecção

CUIDADOS DE ENFERMAGEM NA SALA DE EXAMES[11,19]

Durante o procedimento realizado na sala de exames, toda a equipe de enfermagem deve trabalhar em conjunto objetivando proporcionar um atendimento de alto nível ao paciente sob sua responsabilidade.

A equipe como um todo é responsável por desempenhar as ações abaixo relacionadas que transcorrem de forma dinâmica e sistematicamente interligadas:

- checar identificação do paciente;
- observar seu estado emocional intervindo quando necessário;
- colocar paciente em posição dorsal e com conforto;
- monitorar o paciente e observar o traçado do ECG comunicando ocorrência de arritmia importante;
- supervisionar queixas e intervir quando necessário;
- orientar sobre o procedimento e algumas manobras a serem realizadas;
- auxiliar com rapidez nas intercorrências;
- realizar assepsia prévia no local a ser feito a punção;
- cobrir o paciente de forma estéril;
- explicar sobre início e fim do exame;
- realizar curativo compressivo no local da punção ao término do procedimento;
- fazer devidas anotações no prontuário e fazer folha de sala.

Na sequência, descreveremos os principais diagnósticos de enfermagem, intervenções e resultados esperados sugeridos durante a intervenção na Hemodinâmica.

Nas Tabelas 18.3 e 18.4, estão descritos os principais diagnósticos de enfermagem, as intervenções e resultados esperados durante o procedimento.

Tabela 18.3. Principais diagnósticos de enfermagem e as intervenções propostas durante o procedimento			
Diagnóstico de Enfermagem	Características Definidoras	Fator Relacionado	Intervenções de Enfermagem
Dor em sítio de punção, ou dor precordial	Relato verbal do paciente	Punção arterial, cateterização coronária, Tempo prolongado de exame	Orientar ao paciente a comunicar a presença de dor; medicar conforme prescrição médica

Continua ››

Capítulo 18 • SAE Aplicado aos Pacientes de Hemodinâmica

›› Continuação

Tabela 18.3. Principais diagnósticos de enfermagem e as intervenções propostas durante o procedimento

Diagnóstico de Enfermagem	Características Definidoras	Fator Relacionado	Intervenções de Enfermagem
Risco de perfusão tissular cardíaca diminuída		Hipóxia cardíaca, secundária a interrupção fluxo sanguíneo	Monitoração dos sinais vitais; Cuidados cardíacos fase aguda
Risco de alteração na perfusão tissular cerebral		Desagregação de êmbolos, ou trombos	Observar sonolência, agitação, desvio de rima, alterações motoras
Risco para reações alérgicas		Uso de contraste iodado	Observar presença de espirros, prurido e eritemas na pele; medicar conforme prescrição médica
Risco de arritmias (FV ,TV)		Estimulação por cateter ou drogas	Observar palidez, sudorese e queixas de palpitação; medicar conforme prescrição médica, ligar/carregar desfibrilador conforme solicitação médica

Tabela 18.4. Principais resultados esperados durante o procedimento.

Diagnósticos	Resultados esperados
Risco de perfusão tissular cardíaca diminuída	Perfusão cardíaca adequada, sinais vitais estáveis, ausência de dor ou desconforto torácico
Dor	Paciente informará quando a dor foi aliviada
Risco de alteração na perfusão tissular cerebral	Paciente apresentará parâmetros neurológicos dentro da normalidade
Risco de reação alérgica	Não apresentará reação alérgica ao contraste
Risco de Arritmia	Paciente apresentará frequência cardíaca dentro da normalidade

CUIDADOS DE ENFERMAGEM NA SALA DE RECUPERAÇÃO[12,19]

Os cuidados de enfermagem na sala de recuperação estão relacionados a prevenção de complicações, acompanhamento e controle de sinais vitais e orientações pós-procedimento:

- transportar o paciente com conforto e segurança até a sala de recuperação e, após o tempo necessário, encaminhá-lo para seu leito hospitalar de origem;

Enfermagem em Cardiologia Intervencionista

- explicar sobre a importância de: repouso no leito, ingesta líquida e alimentação leve;

- orientar e prevenir quanto a possíveis complicações;

- orientar sobre os cuidados com o curativo. Se for punção femoral, orientar a imobilizar membro (não movimentar, não apoiar, não dobrar); se punção radial orientar a não fletir o punho, e evitar esforço/peso com o membro superior direito (MSD);

- verificar SSVV anotando no prontuário;

- observar incisão (curativo), hematoma e possíveis sangramentos;

- checar pulso periférico (no membro manuseado);

- observar coloração e temperatura da mão ou pé (no membro manuseado);

- observar reações alérgicas;

- atentar para queixas e intervir quando necessário;

- administrar medicamento conforme prescrição médica;

- realizar devidas anotações no prontuário.

Na Tabela 18.5 estão descritos os principais diagnósticos de enfermagem e as intervenções propostas pós-procedimento.

Tabela 18.5. Principais diagnósticos de enfermagem e as intervenções propostas pós-procedimento			
Diagnóstico de Enfermagem	Características Definidoras	Fator Relacionado	Intervenções de Enfermagem
Risco de débito cardíaco diminuído		Arritmia cardíaca	Monitorar sinais vitais, alterações do nível de consciência, regulação hemodinâmica
Mobilidade física prejudicada		Repouso absoluto pós-procedimento (via femoral)	Auxiliar na alimentação e eliminações fisiológicas
Risco de queda		Pós-procedimento	Orientar medidas preventivas para quedas, solicitar ajuda à equipe de Enfermagem sempre que necessário

Continua ››

Capítulo 18 • SAE Aplicado aos Pacientes de Hemodinâmica

›› Continuação

Tabela 18.5. Principais diagnósticos de enfermagem e as intervenções propostas pós-procedimento			
Diagnóstico de Enfermagem	Características Definidoras	Fator Relacionado	Intervenções de Enfermagem
Risco de inibição na cascata de coagulação		Uso de anticoagulante e antiagregante plaquetário, prévio ao procedimento	Observar e comunicar presença de sangramento, orientar e supervisionar tempo de repouso do membro cateterizado
Risco de diminuição de perfusão tissular periférica.		Interrupção do fluxo arterial e/ou venoso por trombos, êmbolos ou espasmos arterial	Verificar pulso arterial, sensibilidade tátil e térmica, parestesia e coloração da pele
Integridade da pele e tecidos prejudicada (local)	Hematoma Equimose / solução de continuidade da pele	Procedimento, reação alérgica a adesivos	Observar e comunicar presença de hematoma / equimose em sítio de punção

A Tabela 18.6 demonstra os resultados esperados, relacionados aos diagnósticos e intervenções citados na Tabela 18.5.

Tabela 18.6. Principais resultados esperados após o procedimento	
Diagnósticos	Resultados esperados
Risco de débito cardíaco diminuído	Fluxo sanguíneo livre de obstruções e com pressão adequada nos grandes vasos e circulação do sistema pulmonar
Mobilidade física prejudicada	Paciente apresentará melhora da capacidade de se movimentar
Risco de quedas	Paciente não apresentará quedas
Risco de inibição na cascata de coagulação	Paciente não apresentará sangramento
Risco de diminuição de perfusão tissular periférica	Paciente apresentará pulso arterial e sensibilidade presentes, e ausência de parestesia
Integridade da pele e tecidos prejudicada (local)	Paciente apresentará cicatrização da ferida operatória por primeira intenção

Enfermagem em Cardiologia Intervencionista

CUIDADOS DE ENFERMAGEM NA ALTA DA HEMODINÂMICA[11,19]

A equipe de enfermagem tem grande importância no processo de decisão de alta do paciente junto ao médico hemodinamicista fornecendo informações úteis e confiáveis quanto ao estado geral do paciente, visto que está sempre presente e vigilante durante sua recuperação pós-procedimento.

O planejamento do cuidado integrado já começa em sala, e se dá continuidade ao realizar a orientação do paciente sobre questões como repouso, retirada do curativo e deambulação. Ainda são observadas as condições do curativo compressivo, ocorrência de complicações e queixas.

Curativo Compressivo e Retirada de Introdutor

De acordo com o parecer normativo nº 001/2015 do COFEN, conclui-se que o enfermeiro deverá possuir competência e habilitação técnica-científica para executar a retirada do introdutor, seja arterial ou venoso. Desse modo, o enfermeiro tem capacidade legal para tal atividade; cabe à instituição determinar políticas e protocolos para que a prática seja feita com qualidade e segurança.

O curativo compressivo é um procedimento rotineiro no laboratório de hemodinâmica, ele auxiliará na hemostasia no local da punção depois da retirada do cateter, prevenindo o sangramento local excessivo, evitando o aparecimento de infecção e promovendo a cicatrização, proteção e segurança ao paciente.

Os principais cuidados de enfermagem na realização do procedimento são:

- realizar lavagem e antissepsia das mãos antes e após o procedimento, usar luvas estéreis para a retirada do introdutor;

- após identificação do correto posicionamento da artéria femoral, pressionar firmemente acima do local de inserção do introdutor, retirar introdutor em movimento único e pressionar ininterruptamente a artéria por tempo variado conforme lúmen do introdutor. Atenção ao horário da administração de heparina no procedimento;

- observar queixa de dor excessiva no local do curativo;

- observar presença de sangramento no local do curativo;

- observar queixa de formigamento no membro que recebeu o curativo;

- checar coloração, temperatura e pulso periférico na extremidade do membro que recebeu o curativo compressivo;

- caso haja contaminação utilizar outro pacote de curativos;

- na abertura do pacote de curativo, observar sempre as técnicas assépticas para que não haja contaminação;

- ao remover o curativo, observar sempre sinais de infecção tais como hiperemia, edema, calor e dor, se presença de abaulamento e equimose.

Se a via de acesso utilizada for a radial, a retirada do introdutor será realizada pelo médico, onde poderá dispor de pulseira de compressão radial (e aí seguir protocolo de desinsuflação padronizado pela instituição) ou a realização de curativo compressivo com gaze e micropore.[19]

CUIDADOS DE ENFEFERMAGEM EM LABORATÓRIO DE HEMODINÂMICA

Angiografia[11,12,19]

- Conferir todos os exames como coagulograma, creatinina sérica, hemograma e glicemia. Para pacientes com distúrbios renais deve-se verificar o *cleareance* de creatinina. Em pacientes com comprometimento renal usar o mínimo possível de contraste, usar contraste diluído e com bomba injetora;

- conferir a identificação do paciente, procedimento correto, fazer uma história e exame físico sucinto e completo, verificar se o paciente assinou o consentimento informado e orientá-lo de maneira clara e segura sobre os riscos do exame invasivo;

- conferir se o paciente apresenta alergias, principalmente ao contraste iodado;

Enfermagem em Cardiologia Intervencionista

- após o procedimento, todos os pacientes devem ser observados por 24 horas no leito;

- monitorar o local da punção e a clínica vascular do paciente;

- monitorar o estado hemodinâmico e avaliação laboratorial da função renal de 24 a 48 horas;

- o início da deambulação do paciente deve ser supervisionado. Perfusão vascular, mobilidade e local da punção devem ser avaliados;

- quando o tratamento ou acesso vascular requerem manipulação da aorta torácica ou vasos braquiocefálicos, o estado neurológico deve ser avaliado periodicamente;

- orientações devem ser dadas ao paciente para diminuir os fatores de risco na alta, tabagismo, controle de PA, perda de peso e atividade física regular.

Preparo do Paciente para Procedimentos Endovasculares

Além de todos os itens citados anteriormente deve-se, com relação ao procedimento endovascular, verificar os exames angiográficos, tomográficos ou de ressonância magnética feita previamente. Conferir previamente todos os materiais que serão utilizados no procedimento como: fios-guia, balões, endopróteses e outros materiais necessários, bem como reserva de vaga em UTI.[17]

Tratamento de Emergência para Reações à Substância de Contraste[11,19]

Antes do início do procedimento é fundamental rever a história clínica verificando antecedentes de reação ao contraste, conferir drogas e materiais de emergência. Na presença de reações alérgicas prévias ou distúrbios nefropáticos é importante verificar risco-benefício da realização do procedimento, recomenda-se utilizar contraste de baixa osmolaridade ou isosmolar, atentando-se em utilizar a mínima quantidade possível de substância de contraste. Em alguns pacientes com antecedentes alérgicos pode-se realizar preparo com utilização de corticosteroides e antialérgicos ingeridos por via oral, 3 dias antes do procedimento. As reações alérgicas podem ser classificadas em:

- menores: náuseas, vômitos, arrepios, mal-estar e urticária leve;

- intermediárias: desmaios, urticária importante, edema facial e de laringe, broncoespasmo leve;

- graves: choque, broncoespasmo severo, insuficiência respiratória grave, edema de glote e arritmia. Na emergência solicitar auxílio de outros membros da equipe, aperfeiçoar eficiência e rapidez. Importante ter as medicações e carro de emergência de fácil acesso e com os itens conferidos e na quantidade necessária.

CONCLUSÃO

Na Hemodinâmica, o enfermeiro realiza as etapas da sistematização da assistência de enfermagem, mas os resultados esperados serão monitorados na unidade de destino do paciente. Assim, ao planejar o cuidado de enfermagem na hemodinâmica, é preciso atender não somente aos requisitos de conhecimento tecnológico ou científico sobre patologias específicas, mas também possuir uma visão humanizada fundamentada em teorias.

Os índices epidemiológicos alarmantes das doenças cardiovasculares e coronariopatias levam invariavelmente, à necessidade de uma intervenção invasiva e/ou cirúrgica, em um serviço hospitalar especializado e, desse modo, o papel do enfermeiro especializado em hemodinâmica e radiologia intervencionista fica cada vez mais evidente e necessário no cenário atual.

REFERÊNCIAS

1. Cruz AMP, Almeida MA. Competências na formação de Técnicos de Enfermagem para implementar a Sistematização da Assistência de Enfermagem. Rev. Esc. Enferm. USP, São Paulo, v. 44, n. 4, Dec. 2010.

2. Chaves LD. SAE – Considerações Teóricas e Aplicabilidade. Editora: Martinari, 2009.

3. Conselho Federal de Enfermagem. Resolução COFEN nº 358 de 15 de outubro de 2009. Dispõe sobre a Sistematização da Assistência de Enfermagem – SAE – nas Instituições de Saúde Brasileiras. Rio de Janeiro: Conselho Federal de Enfermagem; 2009.

Enfermagem em Cardiologia Intervencionista

4. Castilho NC, Ribeiro PC, Chirelli MQ. A implementação da sistematização de enfermagem no serviço de saúde hospitalar do Brasil. Texto Contexto Enferm. 2009;18(2):280-9.

5. Conselho Regional de Enfermagem de São Paulo – COREN. Processo de Enfermagem: Guia para a Prática. [on line]. São Paulo; 2015. [26 out 2016].

6. Conselho Federal de Enfermagem de São Paulo – COFEN. Guia de recomendações para registro de enfermagem no prontuário do paciente e outros documentos de enfermagem. (on line). São Paulo; 2016. [26 out 2016].

7. Nóbrega MML, Garcia TR. Perspectivas de incorporação da Classificação Internacional para a Prática de Enfermagem no Brasil. Revista Brasileira de Enfermagem, vol. 58. núm. 2, marzo-abril. 2005. p.227-230.

8. Cunha SMB, Barros ALBL. Análise da implementação da sistematização da assistência de enfermagem, segundo o modelo conceitual de Horta. Rev Bras Enferm. 2005;58(5):568-72.

9. Johnson M, Bulechek G, Butcher H, Dochterman JM, Maas M, Swanson E. Tradução Regina Machado Garcez. Ligações entre NANDA, NOC e NIC, 2.ed. Porto Alegre: Artmed, 2009. pp.172,182-339,343-403,410.

10. Doenges MM, Diagnóstico de enfermagem: intervenções, prioridade e fundamentos. Rio de Janeiro: Guanabara Koogan, 2012. p.307-311,507-510,593-596.

11. Linch GFC. Enfermeiros de Unidades de Hemodinâmica do Rio Grande do Sul: Perfil e satisfação profissional. Florianopolis, 2010. Revista Texto Contexto Enferm. Jul-Set;19(3):488-95.

12. Oliveira MF, Silva LF. Enfermagem em laboratório de hemodinâmica: diagnóstico e intervenção fundamentados na Teoria da Adaptação de Roy. Rev. Eletr. Enf. [Internet]. 2010;12(4):678-85.

13. Krauzer IM, BrocardoD, Scarsi T. A metodologia Callista Roy aplicada em clientes submetidos à intervenção hemodinâmica. Revista Enferm. UFSM 2011 Mai/Ago;1(2):183-193.

14. Nóbrega MML, Silva KL. Fundamentos do cuidar em enfermagem. João Pessoa: Imprima, 2007. p.242.

15. Garcia TR, Nóbrega MML. Processo de enfermagem e os sistemas de classificação dos elementos da prática profissional: instrumentos metodológicos e tecnológicos do cuidar. In: SANTOS, I. dos et al. Enfermagem assistencial no ambiente hospitalar: realidade, questões e soluções. São Paulo: Atheneu, 2004, vol. 2, cap. 3, p37-63.

16. Leopardi MT. Teoria e método em assistência de enfermagem. 2.ed, Florianópolis: Editora Soldasaft, 2006. p.178.

17. Kleinbeck SVM. PNDS @ work "Building a perioperative patient record". Denver: AORN Inc.; 2004.

18. Horta WA. Processo de enfermagem. São Paulo: EPU, 1979.

19. Assunção M, Oliveira APL. Manual de normas e rotinas de procedimentos endovasculares extracardíacos do serviço de hemodinâmica do Hospital Getúlio Vargas. Teresina: (s.n.), 2012.

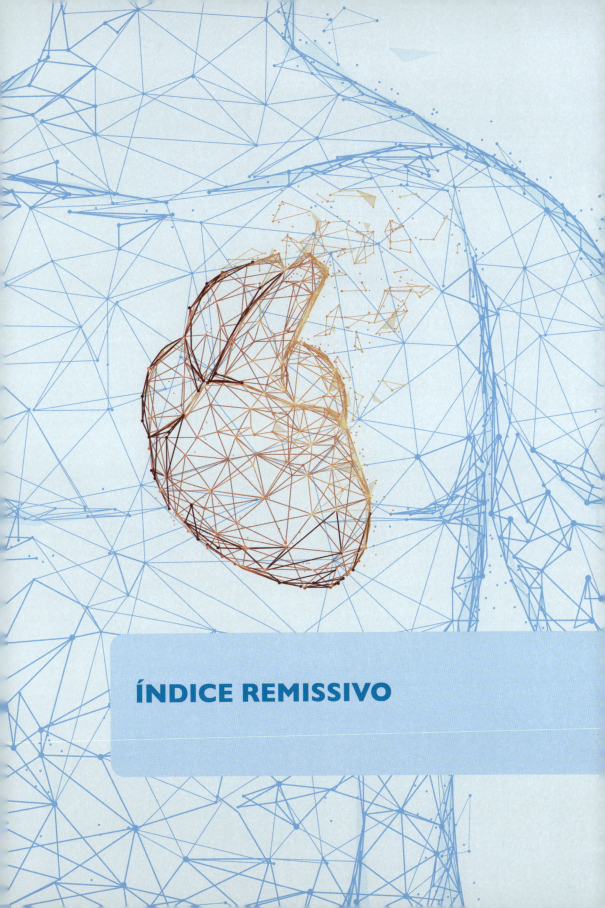

ÍNDICE REMISSIVO

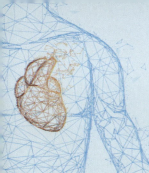

ÍNDICE REMISSIVO

A

Acesso venoso,
- arterial, 67
- calibroso, 189
- femural, 67
- periférico, 76
- trans-hepático, 45

Acidente vascular cerebral, 43, 159
- risco de, 43
- isquêmico (AVCI), 249
    - fluxograma de trombólise/trombectomia mecânica, 256
    - indicadores de qualidade, 249
    - preparo para o tratamento trombolítico intravenoso, 254
    - tratamento, 252

Acidose, 268, 303

Adenosina-difosfato, 150, 151

Adrenalina, 301

Allen, teste de, 112

Anatomia,
- câmaras cardíacas, 9

ciclo cardíaco, 6

coronárias, 13

e fisiologia cardiovascular, 1

sistema e regulação, 8

tecido cardíaco, 5

valvas cardíacas, 11

vasos sanguíneos, 20

Anestesia

geral, 201, 223, 268

local, 55, 201, 238

raquidiana, 223

tipos de anestesia, 201

Anestésico, 261, 266

cardíaco, 124

índice para avaliação dos pacientes no período, 270

Aneurisma cerebral, 253

Angiotensina, 140

Antissepsia, 288, 334

Antibióticos, 42,280

Anticoagulação, 109, 114, 155

Anti-inflamatórios não esteroides, 229

Aorta, 4, 11

ascendente, 5

descendente, 4, 56

transversa, 59

coartação da, 59

pressão da, 66

tratamento percutâneo das doenças da, 215

Arritmias, 46, 106, 202

Artéria(s), 3

aorta descendente, 4

coronárias, 8

coronária direita, 14

coronária esquerda, 17

circunflexa e ramos, 15

descendente anterior e ramos, 15

perfusão das, 8

padrão de dominância, 17

axilar, 45

braquial, 45

pulmonares, 5, 11

radial, 45

femoral, 46

Asma, 162,

Átrios,

direito, 3, 4, 10

esquerdo, 8

pressão dos, 7

Autópsia, 92, 142

B

Balão, 55, 236

insuflação de balão de alta complacência, 48

de angioplastia coronária, 56, 126

para valvoplastia, 56

tipo Berman, 67

de PVC, 105

de contrapulsação aórtico, 135

expnasível, 201

Bloqueio neuromuscular, 266

Broncoespasmo, 81, 118, 337

C

Câmara(s),

cardíacas, 9, 47

Enfermagem em Cardiologia Intervencionista

inferiores, 9

superiores, 9

Carbono, dióxido de, 9

Catecolaminas, 8

Cateter(es), 51

cateter-balão, 27, 65

cateter-guia, 75

troca de, 44

Cateter de artéria pulmonar,

Cateterismo cardíaco, 39

conceitos, 106

indicações, 107

contraindicações, 108

complicações vasculares, 113

fístula arteriovenosa, 115

hematoma, 114

hematoma retroperitoneal, 114

infecção, 116

isquemia do membro e/ou síndrome compartimental, 114

neuropatia, 115

pseudoaneurisma, 115

sangramento, 113

diagnóstico, 39

diagnóstico e intervencionista em pacientes pediátricos, 45

eletivo, 39

intervencionista, 53

terapêutico, 58

vias de acesso, 111

femoral, 111

radial, 112

cuidados de enfermagem pós-cateterismo, 118

Cateterização, 103, 125

Cefaleia, 43, 242, 250

Índice Remissivo

Células endoteliais, 139, 150

Choque, 108, 301

   anafilático, 161

   cardiogênico, 133, 267

Ciclo(s), 6

   cardíaco, 6

   celular, 139

Ciclo-o-xigenase-1, 151

Circulação, 7

   colateral, 60, 74

   coronariana, 61, 76, 106

   extracorpórea, 50, 206, 268

   de transição fetoneo-nato, 41

   pulmonar, 8

   sistêmica, 8, 20

   venosa coronária, 18

Cirurgia(s), 26, 171, 200

   cardíaca, 175

   de Blalock-Taussig, 62

   de emergência, 136

   de revascularização miocárdica, 24, 29

Clearance de creatinina, 164

Clopidogrel, 157

Colágeno, 112, 139, 150, 216

Complacência ventricular, 62

Complicações vasculares, 206

Congestão pulmonar, 201

Contrastes, 91

   iodados, 91, 116

Coração, 3, 4, 58, 109

   bombeamento do, 17

Corticosteroides, 337

Crânio,

Enfermagem em Cardiologia Intervencionista

tomografia computadorizada de, 244

trauma de, 253

Curva(s),

de capnografia, 266

de aprendizagem do intervencionista, 111

do segmento ST, 266

oximétricas, 51

pressóricas, 56

D

Débito cardíaco, 7, 160, 266

Dextran, 91

Diástole, 6, 52

Disfunção, 50, 58, 91

Dissociação, 161

Dobutamina, 65, 77

Doença(s),

aterosclerótica coronária, 14

ateromatosa, 83

aterotrombótica, 159

cardíacas congênitas, 39

da artéria coronária crônica, 23

coronária multiarterial, 25

multiarterial, 57

pulmonares crônicas ou agudas, 43

pulmonar vaso-oclusiva, 51

vascular do enxerto, 88

vascular do aloenxerto, 91

valvar, 109, 174

Dopamina, 77

Doppler, 53, 234

Drogas vasoativas, 42, 190

E

ECMO (oxigenação por membrana extracorpórea), 176

Ecocardiografia, 40, 48, 65, 170

Eletrólitos, 20, 40

Embolia, 133, 243

Embolização,

de trombo, 133

distal, 135

Enchimento,

cardíaco, 8

ventricular, 6

Espaço, 4

extravascular, 116

intercostal, 4

intravascular, 116

subintimal, 136

Estenose, 23

aórtica, 57

coronária, 25

mitral, 44

valval, 53,54

F

Falência, 62, 94, 131

do tratamento, 74, 85

vetricular, 62, 108

renal, 228

Fibra,

do miocárdio, 8

de carbono, 172

musculares, 5

Fibrilação, 105

atrial, 177

ventricular, 302

Fio-guia, 86, 124, 128

Fisiologia cardiovascular, 3

Fluidos, 42,93

Fluxo, 4, 11, 216

coronário, 138

pulmonar, 52, 56, 62

pulsátil distal, 115

residual, 48

sanguíneo, 7, 113

venoso, 67

Frequência cardíaca, 7, 9, 75, 239

G

Gás carbônico, 3

Gelfoam, 137

Glicose, 303

Glicoproteína, 125

H

Hematoma, 46, 83, 109, 114

Hemoglobina, 42, 116

Hemorragia, 111, 158, 242

Heparina, 46, 125

Hiperinsuflação pulmonar, 44

Hipertensão, 114

arterial, 49

pulmonar, 39

venocapilar pulmonar, 43

Hipotermia,42, 303

Hipovolemia, 303

Índice Remissivo

Hipóxia, 42, 268

Hormônios, 264

I

Impella, 114

Infarto, 23, 77, 183

    agudo do miocárdio, 23, 79, 140, 183

        com supradesnivelamento de segmento ST, 134

    não fatal, 77, 78

    programa de cuidados clínicos, 181

        indicadores de qualidade e suas metas, 189

        fluxograma de atendimento ao paciente, 188

        mapeamento dos processos, 183

Infecção(ões), 45, 108, 116

    risco de, 271, 329

Inibidores de glicoproteína IIb/IIIa, 125, 137, 159

Inotrópicos, 44

Ivovações tecnológicas, 169

    planejamento da sala híbrida, 170

Insuficiência(s), 23

    aórtica, 49, 58

    cardíaca, 28, 88, 137

        congestiva, 108

        descompensada, 108

    coronária crônica, 24

    de múltiplos órgãos e sistemas, 303

    pulmonar, 56, 62

    mitral, 175, 199, 207

    renal, 46, 91, 108, 125

    respiratória, 296, 337

Intervenções hemodinâmicas, 309

Isoproterenol, 57, 65

K

Kinking, formação de, 236

Kit básico, 235

L

Lesões, 49

    ateroscleróticas, 83

      avaliação qualitativa das, 91

    coronárias coexistentes, 170

    intermediárias, 74, 84, 93

      avaliação das, 92

    isquêmicas, 84

    não isquêmicas, 78

    reestenóticas, 84

    valvares, 59, 267

      tratamentos percutâneos das, 267

    vasculares, 243

    reduzir o risco de lesões ao paciente decorrentes de quedas, 289

Ligamento inguinal, 45, 111

Lúmen, 59, 127

    da aorta, 59

    vascular, 73, 88

M

Manobra(s), 110

    de Allen, (*ver testes*)

    de anteriorização do ângulo da mandíbula, 299

    de hiperextensão da cabeça com elevação do mento, 299

    de ressuscitação cardiopulmonar, 298, 302

    de tosse, 110

Marca-passo, 177, 202, 268

Mecanismo de Starling, 8

Índice Remissivo

Metabolismo, 42

Método(s), 14

adjuntos de imagem e avaliação funcional invasiva, 71

princípios básicos da reserva de fluxo fracionada, 75

obtenção da hiperemia máxima na microcirculação,

ultrassom intracoronário, 82

avaliação clínica do, 83

ultrassonografia com radiofrequência, 87

tomografia de coerência óptica, 89

aplicação clínica, 91

de revascularização, 30

diagnóstico, 40

Microcirculação coronária, 76

Miocárdio, 5, 19

contração das fibras do, 8

infarto agudo do, 23, 181

MitraClip®, 197

complicações, 210

indicações, 208

aspectos técnicos do reparo valvar mitral com, 209

Monitoração, 45, 173

da pressão arterial invasiva, 45

Monitoração hemodinâmica, 242, 266

Mortalidade, 25, 154, 215

cirúrgica, 47

Músculo, 5

cardíaco, 8, 23

papilares, 11

N

Neuropatia, 115

Nitroglicerina, 76, 126

Nitroprussiato, 135, 223

Noradrenalina, 8

O

Óbito, 24, 45, 161

Oclusão, 45

    arterial, 114, 134

    coronária aguda, 133

    de artéria carótida, 252

    percutânea, 48, 53

    vascular, 225

Onda(s), 7, 80

    de despolarização, 7

    de ultrassom, 91

    Q, 30

Órgãos, 5, 42

    insuficiência de múltiplos, 303

    vitais, 297

Osmolaridade, 46, 116, 201

Óxido nítrico, 44, 152

Oxigenação do coração, 13

Oxigênio, 3

    consumo de, 23

    fração inspirada de, 41

    saturação de, 109

Oximetria de pulso, 254

P

PEEP, 44, 263

Peso molecular, 46, 126

Posição dorsal, 330

Posicionamento do cateter, 238, 267

Índice Remissivo

Prasugrel, 157, 159

Pressão, 11, 20

    aferição da, 126

    da aorta, 66

    dos átrios, 7

    média, 8

      distal,75

      aórtica, 75

    positiva expiratória final, (*ver PEEP*)

    venosa central, 7

    ventricular, 7

Pressão arterial, 45, 117, 244

    pulmonar, 49

    sistêmica,

    sistólica, 63

Pressurização, 225

Proteína, 139

Pseudoaneurisma, 115, 125

    carotídeos, 243

Pulso, 46, 112

    oxímetro de, 115, 266

    periférico, 332, 335

Punção, 39, 46, 59

    arterial, 252

    femoral, 111

    septal, 111

    transepta, 110

    venosa, 109

    sangramento pós-punção percutânea, 114

Q

Quadros sindrômicos, 55

Enfermagem em Cardiologia Intervencionista

Queda, 43

    no débito cardíaco, 58

    de hemoglobina e hematócrito, 116

    dos marcadores cardíacos, 142

R

Ramo(s), 13

    atriais, 17

    descendente posterior, 18

    diagonalis, 17

    marginais e diagonais, 17

    pulmonares, 63

    septais, 17

    bloqueio do ramo esquerdo, 206

Receptores, 156

Reestenose, 63,106, 137

    definição, 138

    mecanismo, 138

    remodelamento arterial, 138

    hiperplasia neointimal, 139

    padrões de, 140

    fatores envolvidos na ocorrência de, 140

Relaxamento ventricular, 6

Reposição volêmica, 135, 302

Reserva de fluxo fracionada, 25, 74

    aplicação clínica, 77

    princípios básicos, 75

Reserva de fluxo instantânea, 80

    aplicação clínica, 80

    princípios básicos, 80

Resistência vascular pulmonar, 43

Ressuscitação cardiopulmonar, 295

cadeias de sobrevivência, 296

Retorno venoso, 8,61

Risco cirúrgico, 48, 200

Ritmo cardíaco, 299

Road map, 238

Rotura da artéria pulmonar, 216, 218

S

Sala híbrida, planejamento da,
    procedimentos realizados na, 174

Sangramento, 44, 158
    efeitos adversos ao uso de AAS, 156
    retroperitoneais de difícil controle, 45
    risco de sangramentos, 111
    pós-punção percutânea, 114

Sedação, 41, 201,

Shunts, 56, 109

Síndrome(s), 50
    coronárias, 79, 86
    de Alagille, 62
    de Eisenmenger, 50
    da hipoplasia do coração esquerdo, 68
    de Marfan, 216
    de Noonan, 55
    de Williams, 62

Sístole, 3
    atrial, 6
    ventricular, 7, 57

Starling, mecanismo, 8

Suporte
    básico a vida,
    avançado a vida,

Swan-Ganz, 266

T

Tamponamento cardíaco, 111, 136

Taquicardia, 108

TAVI, 199

    aspectos técnicos do procedimento de, 201

    complicações, 205

    próteses aórticas percutâneas disponíveis, 200

    seleção de pacientes e indicações, 202

Teste de Allen, 112

Trendelemburg, 172

    reverso, 172

Ticagrelor, 158

Tomografia computadorizada, 103, 170

Trato gastrintestinal, 156

Trauma(s), 218

    cervical, 299

    crânio encefálico, 253

Trombina, 137, 152

Tromboembolismo,

    venoso, 227

    pulmonar, 296

Trombose, 32, 118, 141

    definição, 141

    preditores/mecanismos, 143

    tratamento, 143

U

Ultrassom, 234

    intracoronário, 82

Índice Remissivo

avaliação clínica do, 83

ondas de, 91

V

Valsalva, seios de, 15, 54

Valva(s), 4

    cardíacas, 11

    mitral, 4, 12

    tricúspide, 4, 12

    fechamento da, 7

Vasodilatadores, 80, 135

Vasopressoras, 242

Veia(s), 3, 15

    braquial, 104

    cavas superior e inferior, 4

    femoral, 55, 67

    jugular, 104

    pulmonares, 4

    subclávia, 268

    umbilical, 42

Ventilação,

    mecânica assistida, 41

    monitores de, 263

Ventrículo, 4

    direito, 5,11, 104

    esquerdo, 5,11, 57

Via(s),

    aéreas, 268, 299, 302

    de acesso, 11

      femoral, 111

      radial, 112

Volume de contraste, 85, 117